河北省人文社会科学研究重大课题攻关项目
"20 世纪以来河北省医疗卫生体系变迁与当前发展路径研究"（ZD201817）
河北大学历史学院中国史学科经费资助

河北近代医疗卫生事业

发展史略

范铁权　乔艳华　著

社会科学文献出版社
SOCIAL SCIENCES ACADEMIC PRESS (CHINA)

目　录

上　编

下　编

绪　论

　　河北省地处华北平原北部，环绕京津，东临渤海，西靠太行山与山西省相毗邻，西北、北部与内蒙古自治区相接，东北与辽宁省相连，东南、南部与山东、河南两省交界，① 地理位置较为优越。河北省简称"冀"，别称"燕赵""畿辅"等。

　　河北古称冀州。公元前 11 世纪，周武王封召公之子于燕国，封周公之子于邢国，河北成为燕、邢之地。春秋时期，河北北部属于燕国，南部属于中山国、赵国和魏国，西北部属代国。秦始皇时，河北属巨鹿郡、邯郸郡、恒山郡、齐郡、济北郡、上谷郡、代郡、渔阳郡、右北平郡。西汉至隋代，均属幽州、冀州。唐代时属河北道、河东道。北宋、金代，属河北东路和河北西路。元代河北为中央直属的中书省，辖保定路、真定路、顺德路、广平路、大名路、河间路、永平路、大都路、上都路南部、兴和路南部、大宁路等。明属北直隶，仍属中央直辖。北直隶辖顺天府、永平府、大名府、顺德府、广平府、保定府、真定府、河间府、宣化府等。清承明制，顺治初称北直隶，领顺天、永平、河间、广平、大名、顺德、保定、真定八府，延庆、保安两个直隶州和宣府镇。清顺治二年（1645）改称直隶。清康熙八年（1669），直隶开始称为省，保定府为直隶省会。② 民国肇兴，地方行政区划仍沿袭清朝，实行省、府、县三级制。直隶省统领 12 府、

---

　　① 　河北省地方志编纂委员会编《河北省志·建置志》第 2 卷，河北人民出版社，1993，第 1 页。

　　② 　牛平汉主编《清代政区沿革综表》，中国地图出版社，1990，第 1 页。

7 直隶州、3 直隶厅，共辖 158 州县。1913 年 1 月，北洋政府废除府一级行政建置，直隶州、直隶厅及散州等均划为县。1914 年 6 月，北洋政府成立了察哈尔、热河特别区域。至此，直隶省所领共 4 道 119 个县。① 1928 年直隶省改称河北省，此后北平、天津、保定皆曾作为河北省省会，平、津与河北省有着极为密切的关系。抗日战争时期，河北省全境基本被日军占领。八路军深入敌后，在华北建立了广泛的革命根据地。解放战争时期，河北省全境分为解放区和国民政府管辖区两大部分。1949 年初，河北省全境解放。新中国成立后，河北省迎来了其发展的新时期、新阶段。

与政区更迭相伴随的是，河北省在政治、经济、文化、教育、医疗卫生、社会生活等方面亦经历了丰富而复杂的历史变迁，呈现出多维的历史样貌。河北历史发展变迁中的一些规律、特色以及经验教训，尤值得今人总结与借鉴。

一　选题来源及意义

医疗卫生，是社会公共服务体系的重要组成部分，也是社会变迁的重要推动力。中国古代在医疗卫生方面有突出的成就，但当时对卫生的认识大多限于个人卫生、自我防护，公共卫生意识相对淡薄。晚清以来，随着"西医东渐"的日益深入，这种局面有所改变，中国的医疗卫生事业开始了其充满艰辛、坎坷的近代化历程。

河北省素有"京畿要地"之称，有着悠久的历史和辉煌灿烂的文化。河北医疗卫生之发展也有其自身轨迹、特色，其中有成绩、经验，亦有失败、不足，而学界以往对这一问题缺乏关注。进入 21 世纪，SARS、H7N9、埃博拉等疾病的全球传播与蔓延引发严重的公共卫生危机，医疗社会史的研究愈发受到关注。习近平总书记在十九大报告中提出要实施健康中国战略："人民健康是民族昌盛和国家富强的重要标志。要完善国民健康政策，为人民群众提供全方位全周期健康服务。深化医药卫生体制改革，全面建

---

① 《河北省志·建置志》第 2 卷，第 181～182 页。

立中国特色基本医疗卫生制度、医疗保障制度和优质高效的医疗卫生服务
体系，健全现代医院管理制度。加强基层医疗卫生服务体系和全科医生队
伍建设。全面取消以药养医，健全药品供应保障制度。坚持预防为主，深
入开展爱国卫生运动，倡导健康文明生活方式，预防控制重大疾病。实施
食品安全战略，让人民吃得放心。坚持中西医并重，传承发展中医药事业。
支持社会办医，发展健康产业。"① 2020 年伊始，新冠肺炎疫情的发生和蔓
延，使得公共卫生问题研究的重要性和迫切性日益凸显。本书以河北省为
个案，旨在通过科学考证、细致研究，展示 20 世纪以来河北省医疗卫生事
业发展变迁的历史图景，揭示其在中国医疗卫生事业发展史上的地位。在
此基础上，就河北医疗卫生史的经验教训进行总结，为当下河北医疗卫生
建设提供一定的参考与借鉴。

二　学术史回顾

国内学者对于中国医学史的研究起步很早，民国时期就有相关论著出
版，如陈邦贤《中国医学史》（1920），王吉民、伍连德《中国医史》
（英文版，1932），李涛《医学史纲》（1940）等。改革开放以来，医疗
卫生史越来越受到学界的关注，各类成果层出不穷。以下，择其要者进行
绍介。

（一）医疗卫生史研究

论著方面。国内已出版的代表性著作，如余新忠《清代江南的瘟疫与
社会——一项医疗社会史的研究》（中国人民大学出版社，2003）和《清代
卫生防疫机制及其近代演变》（北京师范大学出版社，2016），曹树基、李
玉尚《鼠疫：战争与和平——中国的环境与社会变迁（1230～1960 年）》
（山东画报出版社，2006），杨念群《再造"病人"——中西医冲突下的空
间政治（1832～1985）》（中国人民大学出版社，2006），张大庆《中国近代

① 《习近平谈治国理政》第 3 卷，外文出版社，2020，第 38 页。

疾病社会史（1912～1937）》（山东教育出版社，2006），张泰山《民国时期的传染病与社会——以传染病防治与公共卫生建设为中心》（社会科学文献出版社，2008），张仲民《出版与文化政治：晚清的"卫生"书籍研究》（上海书店出版社，2009）等。其中，余新忠《清代江南的瘟疫与社会——一项医疗社会史的研究》一书考察了清朝江南地区瘟疫流行状况及成因、社会与政府的应对，揭示了疾病与社会之互动关系。《清代卫生防疫机制及其近代演变》一书从"卫生"概念的演变入手，对清代防疫和城市环境卫生等问题展开探讨，展现中国近世社会的变动与特质及中国人有关身体的认识，探究传统在中国社会近代转型中的影响与作用，以及展开对现代化过程和"现代性"的省思。曹树基、李玉尚《鼠疫：战争与和平——中国的环境与社会变迁（1230～1960年）》一书从鼠疫史的方法论、鼠疫流行模式、环境变迁与国家医学等角度，探讨了鼠疫流行与中国环境变迁之关系。杨念群《再造"病人"——中西医冲突下的空间政治（1832～1985）》一书力求在"情境化写作"的状态下探讨晚清以来政治演变与传统医疗因素之间的互动关系。张大庆《中国近代疾病社会史（1912～1937）》一书从疾病的构成、疾病观念的转变、医学建制化、医疗卫生体系的建构、卫生知识的大众化等角度，考察了疾病的社会文化意义。张仲民《出版与文化政治：晚清的"卫生"书籍研究》从书籍史和阅读史的角度切入，考察晚清生理卫生特别是生殖医学书籍的出版与传播，探讨时人卫生观念的变化。以上这些著作或探讨卫生体制的构建，或集中于传染病的防治，或揭示疾病与卫生环境、政府与社会之互动关系。

亦有不少学人从区域角度出发考察公共卫生建设。彭善民《公共卫生与上海都市文明（1898～1949）》（上海人民出版社，2007），胡成《"不卫生"的华人形象：中外间的不同讲述——以上海公共卫生为中心的观察（1860～1911）》（《中央研究院近代史研究所集刊》第56期，2007年）与《检疫、种族与租界政治——1910年上海鼠疫病例发现后的华洋冲突》（《近代史研究》2007年第4期），苏智良等《公厕变迁与都市文明——以近代上海为例》（《史林》2006年第3期），何小莲《冲突与合作：1927～1930年上海公共卫生》（《史林》2007年第3期）等论著，探讨了近代上海的公共卫生，揭示了华界、租界在公共卫生体系建构中的冲突与合作。何江丽、杜丽红等学人探讨了北京的公共卫生。如何江丽《民国北京的公共卫生》（北京师范大学出版社，2016）探讨了近代公共卫生观念、设施、实践对北京传统卫生的影响，论述了近代公共卫生对北京民众生活的改变，以及对城市由传统向近代转型的推动。杜丽红发表了《1930年代的北平城市污物管理改革》（《近代史研究》2005年第5期）、《知识、权力与日常生活：近代北京饮水卫生制度与观念嬗变》（《华中师范大学学报》2010年第4期）等多篇论文，涉及北京的环境卫生、饮水卫生、传染病防治等。美国学者史明正在《走向近代化的北京城——城市建设与社会变革》一书的第三、第五两章聚焦污水排放系统的修整和现代供水系统的构建，对清末和民国时期北京公共卫生事业进行了探析。① 另有论文考察山西、陕西、江西、四川、武汉、厦门等地的公共卫生事业，不再一一列举。②

港台地区及海外学人的研究成果亦颇为丰硕，如梁其姿《面对疾病——传统中国社会的医疗观念与组织》（中国人民大学出版社，2012），皮国立《近代中西医的博弈——中医抗菌史》（中华书局，2019）和《虚弱史——近代华人中西医学的情欲诠释与药品文化（1912～1949）》（台湾商务印书馆，2019），罗芙芸《卫生的现代性——中国通商口岸卫生与疾病的含义》（江苏人民出版社，2007），饭岛涉《鼠疫与近代中国——卫生的制度化和社会变迁》（社会科学文献出版社，2019）等。罗芙芸《卫生的现代性——中国通商口岸卫生与疾病的含义》一书着重探讨了近代公共卫生观念是如何引进天津，

---

① 〔美〕史明正：《走向近代化的北京城——城市建设与社会变革》，王业龙、周卫红译，北京大学出版社，1995。

② 如曹树基《国家与地方的公共卫生——以1918年山西肺鼠疫流行为中心》，《中国社会科学》2006年第1期；岳谦厚等《山西省稷山县农村公共卫生事业述评（1949～1984年）——以太阳村（公社）为重点考察对象》，《当代中国史研究》2007年第5期；刘俊凤《近代公共卫生体系的建立与社会生活变迁——以民国时期陕西防疫处的活动为考察中心》，《社会科学评论》2008年第3期；吴郁琴《公共卫生视野下的国家政治与社会变迁——以民国时期江西及苏区为中心》，中国社会科学出版社，2012；黄虹《抗战时期重庆的公共卫生法规研究》，《江西社会科学》2011年第3期；张玲《抗日战争与西部内陆省份公共卫生事业的现代化——以四川省为中心的考察》，《抗日战争研究》2011年第2期；李娇娇《抗战期间贵州现代医疗卫生事业的发展》，《徐州师范大学学报》2009年第5期；李忠萍《民国时期合肥城市公共卫生事业述论》，《安庆师范学院学报》2011年第4期；等等。

卫生近代化过程中各社会阶层、利益集团是如何相互协调的。梁其姿《面对疾病——传统中国社会的医疗观念与组织》跳出传统的医史研究，侧重考察医学知识的建构与传播、医疗制度与资源的发展、疾病观念的变化与社会的关系。《虚弱史——近代华人中西医学的情欲诠释与药品文化（1912～1949）》一书以虚弱、欲望、疾病和药品为核心，从医学典籍至医药广告、图像等各式的材料中探讨性与身体的关系，勾勒出新式情感成形、知识系统变迁，乃至对国族、社会、文化想象改变的历程。饭岛涉《鼠疫与近代中国——卫生的制度化和社会变迁》一书利用大量档案和统计调查资料，考察19世纪末至20世纪初鼠疫的流行与卫生的政治化，揭示了中国卫生的"制度化"进程。这些研究成果，对国内开展公共卫生史的研究有着很好的借鉴与参考作用。

（二）河北医疗卫生史研究

关于在华传教士医疗活动之研究。李晓晨、陈婉燕《近代西方传教士在河北地区的医疗卫生活动》注意到，近代西方传教士在河北开展了一些医疗卫生活动，救治了大批病患，促使民众卫生观念发生转变，推动河北地区医疗卫生向近代化转型。但由于自身及社会历史原因，传教士开展的医疗卫生活动带有一定局限性。[①] 马广全《略论近代以来基督教在华北兴办的社会事业——以直隶省为中心进行考察》一文指出，基督教会积极开办医院等机构，大力开展社会公益活动，不仅弥补了政府和民间机构在社会管理方面的漏洞与不足，而且为直隶带来新的机构设置、慈善理念和管理方式，对当时直隶的社会服务体系起到了一定的示范作用。[②] 张德明《教会大学与民国乡村建设——以燕京大学清河实验区为个案的考察》全面梳理了清河试验区在经济、调查、社会、卫生四股的工作情形及成就。[③]

医学教育。白金艳《清末直隶西医教育研究》一文认为，清末直隶的

---

① 李晓晨、陈婉燕：《近代西方传教士在河北地区的医疗卫生活动》，《河北学刊》2012年第5期。
② 马广全：《略论近代以来基督教在华北兴办的社会事业——以直隶省为中心进行考察》，《河北广播电视大学学报》2013年第3期。
③ 张德明：《教会大学与民国乡村建设——以燕京大学清河实验区为个案的考察》，《北京社会科学》2013年第2期。

西医教育在李鸿章和袁世凯担任直隶总督时期得到迅速发展，创办了一系列医学校，同时派遣大批留学生赴日本、美国等地学习西医。清末直隶西医学堂培养了众多的卫生行政、医学教育、公共卫生等方面的各级各类人才，同时支援了东北的医疗需要，带动了周边地区教育的发展，改善了公共卫生环境。① 张静《晚清北洋女医学堂研究》以 1907 年开创于天津的北洋女医学堂为视角，考察了该学堂在教学管理、师资力量、学生培养等方面的特色，认为其开了直隶女子医学教育的先河，对晚清直隶乃至全国的女子教育起到了推动作用。② 冯志平的《保定医学堂的初创》一文指出，保定医学堂是中国医学教育中较早的一所中西医结合院校，该校的建立为中西医结合的发展起到了积极的作用。③ 左家文在《近代天津西医群体研究》一文中指出，民国时期天津的医学教育发展迅速，各类医学校相继建立，医学毕业生数量快速增长，天津西医群体逐渐形成，他们利用自身的专业知识和医疗技术，积极参与社会事务，推动近代医疗、公共卫生等领域的发展，对晚清民国时期河北医疗卫生事业的发展起到了重要推动作用。④

　　传染病防治。尤敬民的《1911 年直隶鼠疫防治研究——以媒体的相关报道为中心》一文利用大量报刊论述了政府、民间社会、新闻媒体等对此次鼠疫的应对情况。⑤ 张静、李慧慧《1911 年保定城市鼠疫防治研究》指出，鼠疫发生后地方政府建立起专业的防疫机构，调集各方力量参与防疫，并利用报刊等媒介对民众进行防疫知识普及，防疫措施已呈现出近代色彩。⑥ 郝红暖《1918 年流感的中国疫情初探——以直隶获鹿县为中心》一文探讨了直隶获鹿县应对流感疫情的具体做法。文章提到，因对发病原因认识不足、医疗手段落后，北洋政府未能采取统一的防疫措施，导致个别地区流

① 白金艳：《清末直隶西医教育研究》，硕士学位论文，河北大学，2010。
② 张静：《晚清北洋女医学堂研究》，《教育评论》2011 年第 5 期。
③ 冯志平：《保定医学堂的初创》，《中华医史杂志》1995 年第 2 期。
④ 左家文：《近代天津西医群体研究》，硕士学位论文，天津师范大学，2017。
⑤ 尤敬民：《1911 年直隶鼠疫防治研究——以媒体的相关报道为中心》，硕士学位论文，河北师范大学，2012。
⑥ 张静、李慧慧：《1911 年保定城市鼠疫防治研究》，《河北广播电视大学学报》2014 年第 6 期。

感死亡率偏高。① 贾鸽《1946～1948 年河北的疫情及其防治》一文从环境、灾害、战争、难民、生活习俗等五个方面分析了致疫的原因，又从制定防疫制度、设立防疫组织、修建卫生院、防疫宣传、开展夏令卫生运动、加强公共场所卫生、接受美国援助等七个方面阐述了政府和社会的应对。②

民间团体的医疗卫生事业。庞向南《近代河北红十字运动研究》一文指出，中国红十字会成立后，在河北陆续建立了分会。在战地救护、灾害救济、医疗卫生与社会服务等方面，河北红十字会取得了显著成绩，成为河北慈善事业的重要组成部分。③《壬申医学社与〈壬申医学〉研究》一文以河北医科大学的前身河北省立医学院的医疗卫生社团——壬申医学社，及该社发行的《壬申医学》杂志为视角，论述了其在探讨中西医学理论，宣传有关医疗平民化、军事医疗改革等方面的主张。④ 王丽歌、秦国攀的《学生群体的抗日宣传与抗战救护活动——以〈壬申医学〉为中心的考察》聚焦九一八事变后河北省立医学院学生的抗日爱国活动，他们在《壬申医学》杂志上撰文宣传抗战爱国，自发成立医疗救护队，赴前线参与抗战救护，在华北地区学生群体中树立了光辉榜样。⑤

学界对定县医疗卫生事业，以往关注颇多。张海英的《乡村建设中的卫生保健工作——定县实验中建立的模式》分析了定县乡村保健制度建立的依据、三级保健网的构成，以及定县乡村保健制度对当代农村卫生保健制度的启示。⑥ 刘仲翔《20 世纪 30 年代定县的卫生保健运动》探讨了定县卫生保健运动的缘起，以及卫生运动中的主要工作，认为定县卫生保健运动具有借鉴意义，如制定农村医疗卫生制度应立足农村现实，改善农村医

---

① 郝红暖：《1918 年流感的中国疫情初探——以直隶获鹿县为中心》，《安徽史学》2015 年第 5 期。
② 贾鸽：《1946～1948 年河北的疫情及其防治》，硕士学位论文，河北大学，2008。
③ 庞向南：《近代河北红十字运动研究》，硕士学位论文，苏州大学，2016。
④ 范铁权、秦国攀：《壬申医学社与〈壬申医学〉研究》，《医学与哲学》（人文社会医学版）2010 年第 8 期。
⑤ 王丽歌、秦国攀：《学生群体的抗日宣传与抗战救护活动——以〈壬申医学〉为中心的考察》，《山西档案》2016 年第 3 期。
⑥ 张海英：《乡村建设中的卫生保健工作——定县实验中建立的模式》，《北京航空航天大学学报》2002 年第 3 期。

疗卫生应以提倡公平性为首要目标，提高农村医疗卫生水平以改善农村公共卫生为基础。① 孟文科《平教会定县实验中的农村卫生工作之考察》及其硕士学位论文《民国时期河北省定县的卫生保健制度研究》探查了定县的三级卫生保健网，并探讨了定县卫生保健工作及保健制度的经验教训。② 张照青、赵颖《论定县农村卫生实验及其历史地位》一文考察了定县卫生实验的缘起、内容、历史地位等。③ 张永刚、杨红星《近代视野下的定县卫生实验区》重点评析了卫生实验区的工作及其历史意义。④ 王丽君等《定县模式村卫生员运行机制探讨》对定县三级保健网中村卫生员的产生背景、运行机制、历史地位及现实价值等进行了简要论述。⑤ 孙诗锦《现代卫生观念在乡村的移植——以 20 世纪 20、30 年代平教会的定县卫生实验为例》依据相关史料，从卫生观念角度出发，展示了现代卫生观念在植入定县乡村社会过程中的实际境遇。⑥

　　抗日根据地、解放区医疗卫生事业之研究。邵丹丹《1937～1949 年晋察冀边区疫病问题研究》一文从社会史的角度考察了晋察冀边区疾病发生的社会因素及其影响，探析了晋察冀边区政府和民众在面对疫情时的举措。⑦ 侯永乐《抗战时期晋察冀边区医疗卫生事业研究》一文指出，处于抗战前线的晋察冀边区疫病流行，严重危害了边区军民的健康，对抗日战争的进展也极为不利。边区政府和军区通过制定颁布医疗卫生法规方针，设立相关卫生机构，培养引进专业医务人员等措施，降低了边区军民的死亡

---

① 刘仲翔：《20 世纪 30 年代定县的卫生保健运动》，《河北学刊》2006 年第 4 期。
② 孟文科：《平教会定县实验中的农村卫生工作之考察》，《西华大学学报》2006 年第 1 期；《民国时期河北省定县的卫生保健制度研究》，硕士学位论文，北京师范大学，2006。
③ 张照青、赵颖：《论定县农村卫生实验及其历史地位》，《保定师范专科学校学报》2007 年第 3 期。
④ 张永刚、杨红星：《近代视野下的定县卫生实验区》，《历史教学》2008 年第 3 期。
⑤ 王丽君等：《定县模式村卫生员运行机制探讨》，《医学与哲学》（人文社会医学版）2010 年第 7 期。
⑥ 孙诗锦：《现代卫生观念在乡村的移植——以 20 世纪 20、30 年代平教会的定县卫生实验为例》，《广东社会科学》2013 年第 6 期。
⑦ 邵丹丹：《1937～1949 年晋察冀边区疫病问题研究》，硕士学位论文，河北师范大学，2006。

率。① 张美莹等《抗战时期晋察冀边区疾病流行原因及防治措施探析》、张瑞静《抗日战争时期晋察冀边区的医疗卫生工作》和《晋察冀边区医疗卫生工作体系及其完善》等文也肯定了晋察冀边区政府在医疗卫生工作方面所做的努力。② 李洪河、程舒伟《抗战时期华北根据地的卫生防疫工作述论》一文提到，抗战时期华北根据地疾疫流行，边区政府和军队积极建立各级卫生组织，颁布卫生防疫法规，开展卫生防疫宣传和广泛的群众性卫生运动，实施各种防疫办法，有效预防和控制了各种疾疫的流行，巩固了根据地的社会稳定，而且转变了根据地民众的卫生观念，增进了广大民众对边区政府和军队普遍的政治认同，为其后的卫生防疫工作尤其是新中国的疾疫救治和卫生防疫体系的建立提供了丰富的经验。③ 吴云峰《华北抗日根据地与陕甘宁边区的医疗卫生事业研究》一文认为，华北抗日根据地和陕甘宁边区医疗卫生事业的特点是中西医的合作与交流，坚持为人民服务的群众路线，廉价医疗，坚持公益性，注重疾病预防，加强对医务人员的监管。医疗卫生事业的发展，改变了根据地农村落后的医疗条件，提高了军队的健康水平，融洽了党政军民关系。④

新中国成立以来的医疗卫生事业。对新中国早期医疗卫生的研究，何燕《华北乡村医疗卫生事业的起步——以河北省昌黎县为例（1949～1968）》一文提到，针对新中国成立初期农村疫病流行、医药资源匮乏的局面，当地政府采取了多种措施发展农村卫生事业，在乡村医疗卫生事务的引导和管理上逐步发挥积极作用。⑤ 王胜《河北农村医疗卫生与合作医疗制度研究（1949～1984）》利用大量的原始档案，力图返回历史现场，

① 侯永乐：《抗战时期晋察冀边区医疗卫生事业研究》，硕士学位论文，河北大学，2011。

② 张美莹等：《抗战时期晋察冀边区疾病流行原因及防治措施探析》，《继续医学教育》2017年第1期；张瑞静：《抗日战争时期晋察冀边区的医疗卫生工作》，《军事历史研究》2014年第2期；张瑞静：《晋察冀边区医疗卫生工作体系及其完善》，《重庆社会科学》2013年第10期。

③ 李洪河、程舒伟：《抗战时期华北根据地的卫生防疫工作述论》，《史学集刊》2012年第3期。

④ 吴云峰：《华北抗日根据地与陕甘宁边区的医疗卫生事业研究》，《西北工业大学学报》2014年第4期。

⑤ 何燕：《华北乡村医疗卫生事业的起步——以河北省昌黎县为例（1949～1968）》，《河北广播电视大学学报》2012年第6期。

还原 1949～1984 年河北省农村医疗卫生与合作医疗制度的历史事实。① 曾雪兰《1964～1965 年河北副霍乱流行与社会应对研究》从疾病社会史角度对河北的副霍乱疫情进行研究，分析了疫情与社会之间的互动。② 王宝芝《1952～1953 年河北省爱国卫生运动述论》探讨了这一时期河北省爱国卫生运动开展的背景、概况、作用以及存在的问题，总结了开展爱国卫生运动的经验。③ 张宗光《河北省卫生资源配置现状、存在问题与发展对策》结合编制《河北省卫生资源配置标准》过程中的体会，分析了河北省卫生资源配置现状、存在问题与发展对策。④ 李素枝等《农村医疗卫生保障体系构建中的公共投入问题——以河北省为例》重点分析了河北省农村地区医疗卫生事业存在的主要问题，指出要想从根本上解决这些问题，就必须将财政职能定位于满足社会公共需要上，构建公共财政的基本框架，解决政府在农村医疗卫生服务供给中存在的"越位"、"缺位"和"错位"问题。⑤

通过以上梳理不难发现，尽管学术界对清末民国以来河北省的医疗卫生事业进行了广泛探讨，但以往研究或为某个专题研究，或局限于某一阶段，还有许多待拓展的空间：其一，缺乏长时段的整体研究；其二，未能注意到不同主体在医疗卫生建设中的不同角色及彼此间的关系；其三，医疗卫生发展史有重要的借鉴意义，对近现代河北医疗卫生史发展中积累的经验教训，未进行系统总结。结合 20 世纪以来河北医疗卫生体系发展中曾行之有效的方式、方法，结合省情，制定切实可行且适合河北省的医疗卫生政策，实属刻不容缓。

可喜的是，近年来学界整理、出版了大量的医疗卫生史料，这为医疗

---

① 王胜：《河北农村医疗卫生与合作医疗制度研究（1949～1984）》，社会科学文献出版社，2018。
② 曾雪兰：《1964～1965 年河北副霍乱流行与社会应对研究》，硕士学位论文，河北师范大学，2010。
③ 王宝芝：《1952～1953 年河北省爱国卫生运动述论》，硕士学位论文，河北大学，2008。
④ 张宗光：《河北省卫生资源配置现状、存在问题与发展对策》，《中国卫生事业管理》2001年第 4 期。
⑤ 李素枝、于向辉：《农村医疗卫生保障体系构建中的公共投入问题——以河北省为例》，《人民论坛》2012 年第 35 期。

卫生史的纵深开展创造了条件。其中大型资料有段逸山主编、上海辞书出版社 2012 年出版的《中国近代中医药期刊汇编》（1～5 辑，共 205 册），选编清末至 1949 年出版的重要中医药期刊 47 种，分 5 辑影印出版，具有较高的学术价值。余新忠主编《中国近代医疗卫生资料汇编》（30 册，2018）、《中国近代医疗卫生资料续编》（30 册，2020）、《近代卫生防疫史料汇编》（50 册，2020）、《中国近代医疗卫生资料三编》（30 册，2021）陆续由国家图书馆出版社出版。兼之，"晚清民国期刊全文数据库""大成老旧刊全文数据库"等数据库的陆续建成使用，也极大地便利了研究者。上海大学历史系 2016 年创办了《医疗社会史研究》（*Journal of Social History of Medicine*）集刊，每年两期，设有"圆桌讨论""专题研究""档案文献""学术评论""学术书评"等栏目，该刊成为专门刊发医疗社会史研究成果的一个平台，至今已出版了 13 辑。2021 年 7 月 2～4 日，在南开大学召开的中国社会史学会医疗社会史专业委员会成立大会暨首届学术年会上，选举产生了第一届中国社会史学会医疗社会史专业委员会，该委员会的成立为医疗社会史研究搭建了又一重要平台。大量资料的整理出版、研究平台的陆续涌现，为医疗社会史研究的纵深开展创造了重要条件，未来医疗卫生史的研究值得期待。

三　研究思路与主要框架

本书以历史学为本位，充分借鉴医学、社会学、统计学、文化传播学等学科的相关知识和理论，注重实证分析，纵横交叉、宏观研究和个案解析相结合，考察不同历史时期、阶段医疗卫生体系的建构，试图全面呈现河北近代医疗卫生事业发展变迁的立体空间图景，揭示政府和民间社团、医疗教育机构、医家等不同主体在河北医疗卫生事业发展过程中的角色和作用，最后对河北近代医疗卫生事业进行总结，既肯定成绩，也指出不足，为当今社会提供可资借鉴的经验与教训。在史料的运用上，以原始报刊、档案等为主，辅以文集、日记、地方志、回忆录等其他相关资料。

全书除绪论、结语外，分上下两编，共八章。上编第一至四章，纵向呈现河北近代医疗卫生事业的发展历程；下编第五至八章，横向呈现历史上的民间组织、学校、名家等在河北医疗卫生建设中的不同角色及多维互动。各章内容具体如下。

上编

第一章"清末民初直隶的医疗卫生"。鸦片战争前后，来华西方传教士目睹"脏乱不堪"的卫生状况后，在当地创建医院、诊所等卫生机构，向大众宣传医疗卫生知识；与此同时，他们开展了防疫救灾、卫生治疗等活动，客观上推进了直隶的医疗卫生事业。清政府设立卫生司、内外城官医院，对当时混乱不堪的医疗卫生状况进行整治。随后成立的天津卫生局，在直隶开展了多项防疫活动。直隶地方，还有警察系统负责医疗卫生。北洋时期，中央防疫处、北洋防疫处等承担卫生防疫的主要职责，直隶未设有独立的卫生防疫机构，出现疫情主要由前者就近管控。

第二章"南京国民政府时期河北的医疗卫生"。南京国民政府成立后，着手筹建各级组织机构，卫生机构也是政府建置中的重要组成部分。南京国民政府力图建立完备的卫生行政系统，推行各项卫生法令、制度，开展各项卫生工作，以推动医疗卫生事业的长足发展。河北省积极贯彻南京国民政府的政策要求，相应地在医疗卫生方面也开展了一系列工作，包括制定实施卫生法规、宣传医学知识、举办卫生运动、卫生防疫等。抗战结束后，河北省进一步组建卫生机构，出台医疗卫生法规，开展医疗卫生工作，但成效不佳。

第三章"抗日根据地、解放区的医疗卫生事业"。抗战全面爆发后，中国共产党着手建立抗日根据地，河北省主要隶属于晋察冀抗日根据地和晋冀鲁豫抗日根据地。根据地在自然灾害频发、疾病肆虐等背景下制定卫生法规、开展卫生知识宣传、构建医疗卫生体系、培训医护人员、派遣医疗队、自主生产药品药材、救护伤病等，取得了一系列的成绩，支援了抗战。边区政府向民众普及医疗卫生知识，改变了民众原有的价值观念。作为保障军民健康的一项重要举措，边区医疗卫生工作经历了由表及里、由思想到行动的过程，政府和民众的互动日趋密切。医疗卫生工作之所以能有条不紊地展开，与各级政府和广大群众的共同努力密不可分。

第四章"河北医疗卫生事业的新探索"。新中国成立后，河北省政府把改善本省环境卫生条件、建立相关组织部门列为全省工作的重点，积极发展医疗卫生事业，使全省卫生环境有了较大的改善，医疗水平显著提高。十一届三中全会后，我国进入以改革开放为鲜明时代特色的社会主义事业发展新时期，河北医疗卫生事业也随之进入新的发展阶段，医疗卫生体系进一步完善，各项事业快速发展。

下编

第五章"民间组织与河北医疗卫生"。近代河北医疗卫生的发展，与民间组织在河北进行的卫生活动与卫生救济密不可分。本章选取平教会、壬申医学社及河北红十字会，探讨其发展演变，考察其在河北医疗卫生发展过程中开展活动概况及所担当的角色。

第六章"河北的医学教育"。19世纪以后，西方医学传入中国，外国教会在各地陆续办起医院，招收学徒，创办医学校，西方新医学教育也引入中国。作为畿辅之地的直隶，医学教育在当时的各省中开展较早，影响也较大。本章从清末民初、民国时期、新中国成立初期三个时期入手，纵向考察近代河北医学教育的发展历程及其轨迹，聚焦其在医学人才培养方面的成绩。

第七章"近代河北的名医"。河北医学在转型发展的过程中，涌现出一大批医学名家，也产生了不少蜚声中外的名作。中医名家如张锡纯、时之藩、袁鹤侪、盛子章、岳美中、郭可明、邢锡波等，西医名家如吴肇春、朱宪彝、马文昭等。不论是传统医学的中医还是西医，他们都为近代国人的身体健康做出了自己的贡献，对国内外的医学发展产生了积极的影响。

第八章"多力量、多手段合力防疫——以张家口市鼠疫防治为例"。本章以张家口市鼠疫防治为例，呈现政府、媒体、民间组织、民众之间的微妙关系。1949年察北鼠疫蔓延至张家口，张家口在中央和察哈尔省政府领导下，建立健全防疫网络体系，采取封锁隔离、检诊治疗、消毒解剖、预防注射等一系列措施，并运用多种方式宣传、动员广大群众参与到防治鼠疫运动中。察北鼠疫防治过程中，各方力量密切配合，互相监督，成绩显著。

结语，对河北医疗卫生史进行总结。首先对 20 世纪河北医疗卫生史进行系统总结，梳理当中的经验教训，剖析制约发展的主因。在此基础上，展望未来。

上　编

第一章　清末民初直隶的医疗卫生

中国古代，河北地区在医疗卫生事业上已有突出的成就。战国时期河北地区最有影响的是名医扁鹊，他反对巫术治病，创立了望、闻、问、切"四诊法"，编著了《扁鹊内经》《扁鹊外经》等多部作品，对中国医学理论的形成和医学的发展做出了突出贡献，代表了当时河北乃至全国的最高水平。1972 年河北满城西汉中山靖王刘胜墓出土的文物中，已有金银医针、灌药银壶、医工盆等医用器具。后魏、北齐、隋代，河北相继出现了养生、本草、针灸类著作，如《食经》《药录》《黄帝明堂经解》等。唐代河北医学有了新发展，而且开始了对医经《伤寒论》的研究。宋代河北医学进一步发展，不仅出现了内科、儿科专著，而且对咽喉病能进行手术治疗，并可开展全身麻醉。金元时期，河北医学有了新的飞跃，学术气氛空前浓厚，河间、易水学派出现，河北成为中国北方的医学中心，对我国医学的发展起了巨大的推进作用，对后世产生了深远影响。① 明清时期，河北的医疗卫生事业继续发展。明初，朱元璋在中央设立太医院，各地州县也开始陆续创办惠民药房。据明《永平府志》载，1368～1398 年河北永平府设有医学正科，昌黎、抚宁、临榆等设医学训术，负责管理医疗卫生事业。② 清袭明制，在中央设立太医院，地方上也有较为完善的地方医政体系，并配置了阴阳学官，医学体系得以进一步完备。清初直隶地方设立了众多诸如普济

---

① 张妥主编《河北科学技术志》，中国科学技术出版社，1993，第 659～660 页。
② 靳冬、于铁成：《战国至清代河北医学的发展概况》，《中国民族民间医药》2010 年第 16 期。

堂、救济院、育婴堂等慈善机构，为社会上的灾民以及鳏寡孤独者提供相应的救治。清康熙、雍正年间，民办善会善堂开始在直隶个别地区出现，比如唐县设立了仁育堂、育婴堂等。① 此类慈善机构或由县令倡导商民筹办，或由民间自办。《畿辅通志》记载："直省州县境内，凡有鳏寡孤独残疾无告之人，照收养定额，收入养济院，给予养赡银米。人多于额，以额外收养。……或患疾病，官为拨医调治，若病故给棺掩埋，所遗名缺，照额顶补。"② 朝廷对于孤寡贫困患病者都会给予一定的救治，并妥善安置病故者。由上可以看出，中国古代河北地区不乏医学机构、团体，既有官方的，也有民间的。

中国早期对疾病的认识，多与鬼神致病观念相关。从殷墟出土的甲骨卜辞看，殷商的疾病观是比较简单的，认为所有疾病起源于天神所降、祖先作祟或蛊毒为害。之后，又有"六气"病因学说，认为自然界中存有六气——阴、阳、风、雨、晦、明，任何一种自然现象的失常都会引发疾病。与此相应的是各种驱逐疫鬼之法。汉代流行用符咒法来驱鬼避邪，符咒多种多样，有的贴于门上，有的抄写在黄纸上，还要焚化冲服，呈现出极为浓厚的迷信色彩。中国古代的许多书中有关于在传统节气、节日举行驱避疫鬼仪式的记载，这种情况一直沿袭至明清时期。不可否认，对鬼神致病和驱逐疫鬼之法，后世多有批判，也产生了许多进步的医学理念，但似乎一直未能占据当时社会的主流。中国传统的养生术中，不乏某些与医疗卫生观念相关的内容，但不同于现代意义的防疫观念。可以说，中国古代虽不乏医药官制，但其重点在"帝室"，很少惠及民众。时人缺乏公共卫生意识，"不干不净，吃了没病"等不卫生的观念较为普遍，当然其中有经济方面的原因，更多的还是观念问题。中国古代疫病之流行非常严重，据张志斌统计，从东周到清代共发生了557次疫灾；再据李文波的统计，从周代以前到1949年，发生瘟疫的年数达753年，其中大疫年数337年。③ 疫病流行

---

① 《唐县志》卷2《建置志·坊表》，清乾隆五十二年刻本，第18页。
② 光绪《畿辅通志》（三），商务印书馆，1934，第4323页。
③ 张志斌：《古代疫病流行的诸种因素初探》，《中华医史杂志》1990年第1期；李文波编著《中国传染病史料》，化学工业出版社，2004，第1页。

之因素错综复杂，在马伯英看来，"政府重视、医药进步时，常对疫病有所遏制。不过，对于传染性疫病，毕竟缺乏现代科学的预防知识及方法，不可能有大作为"。①

一　传教士东来与直隶近代医疗卫生事业的滥觞

鸦片战争后，西方传教士以条约为"护符"，陆续进入中国。他们来到中国境内，看到的是中国各地不卫生的场景。英国传教士阿绮波德·立德在《穿蓝色长袍的国度》一书中就介绍了他所目睹的通州的卫生状况："通州的大街凌乱不堪，到处是垃圾，印满了杂乱的车辙。马车走在街上颠个不停，像大海中的一叶孤舟。"② 美国传教士阿林敦 1879 年冬来到天津，其在《青龙过眼》一书中提到："中国所有的城市，即使在目前，甚至是逐步现代化的广州以及其他像广州这样的城市，或多或少还是脏。在 1879 年，肮脏和舒适同时并存，尤其在北部中国。"③ 美国社会学家罗斯于 1910 年来到中国，他注意到中国城市的街道"大都窄小不平，弯弯曲曲，脏兮兮的路面还时不时地散发出一股难闻的臭味"。④ 近代直隶是传教士较为集中的地区，天主教、基督教⑤等宗教陆续传入。目睹"脏乱不堪"的卫生状况后，来华传教士在当地创建医院、诊所等医疗卫生机构，借医传教；与此同时，他们开展了防疫救灾、疾病诊治、卫生知识宣传等医疗活动，客观上也推进了直隶的医疗卫生事业。

（一）天主教在直隶地区的医疗卫生活动

天主教亦称"公教"，它与东正教、新教并称为基督宗教的三大派别。据史料记载，天主教于明末开始传入河北地区。明万历二十九年（1601），

---

① 马伯英：《中国医学文化史》，上海人民出版社，1994，第 576 页。
② 〔英〕阿绮波德·立德：《穿蓝色长袍的国度》，王成东等译，时事出版社，1998，第 6 页。
③ 〔美〕阿林敦：《青龙过眼》，叶凤美译，中华书局，2011，第 40 页。
④ 〔美〕E. A. 罗斯：《变化中的中国人》，公茂虹、张皓译，时事出版社，1998，第 3 页。
⑤ 本书中"基督教"一词专指新教，以"基督宗教"作为广义的基督教概念。

意大利耶稣会士利玛窦开始在河北安肃县安家庄、师家庄、遂城等地传播天主教，这些地区也由此成为河北最早有村民信奉天主教的村庄。① 清初对各种宗教实行较为宽容的政策，因而天主教在这一时期发展较快，顺治年间直隶保定府、河间府、永平府、真定府以及蓟县的大濮甸、卢龙县的建昌营、滦县的田家台、魏县的张家庄等多个地方建立起天主教堂。② 据统计，截至清康熙三年（1664），直隶有教堂35所，教徒19153人；截至1701年，直隶有耶稣会士11人，住所6处。③

早在明清鼎革之际，天主教耶稣会士利玛窦、汤若望、南怀仁等将西学作为进入中国的突破口，深入中国内地传播其信仰。其间，他们发现当地民众在生活卫生方面较落后，遂在中国广泛设立慈善院和医院。

中西"礼仪之争"触怒了康熙皇帝。康熙帝于1721年宣布，"以后不必西洋人在中国行教，禁止可也，免得多事"。雍正即位后，沿袭旧有的禁教传统，从此开始了长达百余年的教禁。清道光二十六年正月（1846年2月），这一禁教政策被废除，天主教在直隶地区再度活跃起来。在此期间，北京天主教区进行了重新划分，之前存在的北京教区一分为三，成立了直隶北部宗座代牧区、直隶西南宗座代牧区、直隶东南宗座代牧区。直隶北部宗座代牧区以北京为中心，其管辖范围包括宣化府、保定府、永平府、天津府，由法国的教会遣使管理，第一任主教是孟振生。直隶西南宗座代牧区的管辖范围是正定府、顺德府、赵州、定州，其主教公署设在正定府，1858年董若翰成为该教区宗座代牧。直隶东南宗座代牧区掌管河间府、广平府、大名府以及冀州、深州、景州、开州等几个州，郎怀仁为其首任宗座代牧。④ 在三位宗座代牧的苦心经营下，三个代牧区发展迅速，每年的教徒人数呈上升趋势，教区网络得以不断扩展。

以此为基础，天主教会得以在直隶地区进行巡回医疗、开办诊疗所和

---

① 河北省地方志编纂委员会编《河北省志·宗教志》第68卷，中国书籍出版社，1995，第203页。
② 《河北省志·宗教志》第68卷，第203页。
③ 任继远：《河北天主教史》，宗教文化出版社，2016，第102页。
④ 陈婉燕：《近代直隶（河北）天主教会医疗卫生事业研究》，硕士学位论文，河北师范大学，2011，第12～14页。

建立医院等。巡回医疗的方式极为简便，既不需要病床和房舍，也不需要坐诊的医生，只需要这些传教士提着药箱和医疗工具，四处奔走，尽可能地为各类病人治疗即可。1862 年，法国的仁爱会修女进驻天津，正值当地发生霍乱，这些修女便将所存的医药给患者治病，取得了较好的治疗效果，也借此得到了当地民众的认可。①

尽管开展巡回医疗简便易行、成效显著，但由于传教士需要四处奔波，前往各地救治病人，多有不便。由此，开办固定的诊疗所成为这一时期巡回医疗的重要辅助方式。在罗马教廷的支持下，天主教开始在直隶兴办诊疗所。据统计，共创办 24 所诊疗所，分布于保定、张家口、西湾子、高家营、大名城、安国县、高邑县、宣化城、卢龙县、高阳城、成安县等多个地区。② 直隶地区天灾不断，民众贫困潦倒，诊疗所成为免费给病人诊治的重要场所。诊疗所的优势是规模小，易于兴建，长久经营。③ 这些诊疗所多延请西医，使用当时较为先进的医疗技术给病人医治。基于传教的目的，医疗诊所往往免费为病人医治。在众多诊所当中，西湾子教区的诊所在当时的影响力较大，其兴建于清光绪二十五年（1899），地点设在崇礼县西湾子村。西湾子教区有两个出名的诊所，一个是高家营诊所，另一个为南壕堑诊所。南壕堑诊所由方济格会修女创办经营，每月的就诊病人达千人以上，育婴堂孤儿的医治也是由该诊所负责。高家营诊所每年就医人数也有万余名，出诊 800 多次，并且还给孤寡老人和孤儿进行治疗。④ 这些诊疗所的资金主要来自教徒和天主教会的捐助，其经费常捉襟见肘，规模一般也难以扩大。

创办医院是当时传教士在直隶开展的又一项事业。随着诊治人数越来越多，扩大诊所规模成为亟待解决的问题。这些诊所后演变为医院，能容纳更多的病人。当时传教士在直隶创建的医院共有 7 所，分别为西湾子教区

① 宋乐山：《仁爱会修女的事业》，天津宗教志编辑室编印《天津宗教资料选辑》第 1 辑，1986，第 17 页。
② 《河北省志·宗教志》第 68 卷，第 293~296 页。
③ 李晓晨、陈婉燕：《近代西方传教士在河北地区的医疗卫生活动》，《河北学刊》2012 年第 5 期。
④ 《河北省志·宗教志》第 68 卷，第 293 页。

公教医院、宣仁医院，献县教区圣若瑟医院、普济医院，正定教区公教医院，保定教区医院，顺德教区公教医院。其中，西湾子教区公教医院始创于 1899 年，地点在崇礼县西湾子村。医院聘请上海复旦大学医学博士舒兆勋主持医院事务，院内人员皆为仁爱会修女，经费由教区供给。除医治病人外，该医院还给教会学校学生以及育婴堂的孤儿进行诊治。顺德教区公教医院始建于 1904 年，地点设在邢台，又名仁慈医院。该医院最初仅有两间小的门诊部，1930 年波兰眼科专家宜蔚仁来到邢台，在此基础上创办了道济所，1932 年又扩建成顺德公教医院，设有院长 1 人，医生 2 名，护士 22 名，病床 30 张。①

近代直隶地区的传教士借医传教的方式，的确带有功利主义，但他们在直隶所办的诊疗所和医院，开展巡回医疗，客观上将先进的医疗卫生技术带进了直隶，一定程度上改变了直隶地区落后的医疗卫生状况。

（二）基督教在直隶地区的医疗卫生活动

基督教又名"新教""耶稣教"，也是基督宗教的三大教派之一。鸦片战争后，基督教传教士开始在中国境内传教。1861 年，伯亨利在天津城厢建立了直隶公理会的第一座基督教堂。1864 年，美国公理会的传教士唐可夫人出资在北京建造了灯市口教堂，并在北京附近各县创办教会。次年，美国公理会传教士孺理夫妇一行至张家口传教，皮以撒、屈德到保定府传教，由此逐渐形成了天津、北京、张家口、保定和临清华北公理会 5 个众议会（教区）。② 随后，英国、美国等国的许多教会组织陆续在直隶设立教会区，将其势力深入直隶。

19 世纪六七十年代，教会的医疗卫生活动主要集中于沿海城市，其后逐渐往内地扩展。1876 年，美国基督教公理会传教士在保定唐家胡同设立医院。1906 年，福音医院在河北邢台建立，并有患者赠送匾额。之后，传教士陆续在直隶地区开设医院，救治病人，传教布道。

---

① 《河北省志·宗教志》第 68 卷，第 293、296 页。
② 《河北省志·宗教志》第 68 卷，第 381 页。

基督教会在直隶的医疗卫生活动主要分为两部分，一是设立医院、诊所，二是开展慈善救灾活动。首先是设立医院、诊所。直隶最早的基督教医院是清光绪二年（1876）由美国基督教公理会传教士在保定唐家胡同设立的，名为"公理会医院"。之后，各基督教派开始在直隶开办医院诊所，以医疗救治的名义扩大教会组织的影响。截至光绪二十六年（1900），基督教会建立了包括保定公理会医院、同仁医院、戴德生医院、张家口养病医院等在内的十几所医院和诊所。① 进入 20 世纪，基督教会利用庚子赔款在直隶地区广建医院和诊所，扩大原有规模，增加医疗设备，逐渐在直隶建立起医疗卫生网络。这里仅以几个重要医院为例，加以说明。

（1）惠济医院。清光绪元年（1875），美国卫理公会传教士马维廉在张家口西豁子教会创办养病院。庚子之际，义和团的战火燃遍直隶境内，一些传教士和医院也难以幸免。光绪二十七年（1901），英亨利、韩以卿两位医生将之前被毁的养病院恢复，在深沟成立了医院。1912 年，范蔚芝大夫将其迁至张家口新华街肉房巷 8 号，改名为惠济医院。惠济医院的经费每年由基督教外洋布道会筹拨，每天就诊人数约 10 人，设男、女两部，分内、外两科。

（2）保定福音医院。清光绪十一年（1885），美国长老会传教士罗著志、侯得启在保定北张庄设立了一家医院。义和团运动期间，两位传教士被杀。为了纪念这两位传教士，美国长老会于光绪二十七年在保定西关设立了两所医院：一所男医院，名为思罗医院；一所女医院，名为思侯医院。1934 年，两家医院合并，改名为"福音医院"。在吴佩孚和冯玉祥的支持下，福音医院不断扩大规模，增加医疗手术设备，逐渐成为门类齐全的综合性医院。

（3）博施医院。建于清光绪十六年（1890），由伦敦会传教士路大夫在沧州创建。义和团运动中，医院遭到了严重破坏，之后英国伦敦会传教士利用庚子赔款重新修建，并不断改进设施，增加各项医疗器械，每年就诊人数达万余人。1937 年，博施医院遭到日军破坏被迫停办。抗日战争结束

---

① 《河北省志·宗教志》第 68 卷，第 467 页。

后，博施医院又重新开办。

（4）邢台福音医院。始建于清光绪三十二年（1906），由美国长老会传教士韩国耘、陆三在邢台创建。医院当时分为男、女两部，男医院称为福音医院，女医院称为德泽医院。1927 年，两所医院合并，统称"邢台福音医院"，恒琪、刘瑞夫分任正、副院长。医院规模较大，拥有门诊、病房、生活楼，设有内科、外科、妇产科、小儿科、口腔科、结核病科等多种科室及手术室、化验室、X 光室等。床位有 100 张，工作人员达百人之多，是一所大型综合性医院。[1]

基督教会除了开办医院之外，还在直隶地区举办了多种慈善救济活动。清末民初，直隶灾荒不断，民众苦不堪言。基督教传教士通过开展慈善救济赈济灾民，以此扩大教会的影响。在慈善救灾方面，基督教会有灵活多样的方式，比如以工代赈，由教会出资，吸引民众修筑一些工程，开办一些难民收容所、学校等。基督教派之间为了使工作协调一致，经常成立一些联合性质的救济机构，最为典型的便是中国赈灾基金委员会。清光绪二年至五年，直隶、山东等省份发生了千年未遇的特大旱灾，史称"丁戊奇荒"。为了赈灾抗灾，光绪四年（1878），传教士、商人和各国在华外交官一起在上海组织了中国赈灾基金委员会。直隶地区的伦敦会、公理会和圣道堂等教堂也先后参加了该委员会的救灾活动。传教士郝韪廉、理一视、王山达等一行人到达沧州、衡水、肖张、庆云、盐山等地开展救灾工作，将重要的食品、衣物、医药设备投放到灾区。这次救灾活动吸引了大批灾民入教，这一时期也成为基督教会在直隶地区大发展的重要时期。[2]

不难看出，西方传教士在直隶开展了多项医疗卫生活动，为该地区落后的医疗卫生状况增添了一些生机。不论是天主教传教士还是基督教传教士，其来华的目的无疑主要是传教布道，但他们所举办的各项医疗、慈善事业在一定程度上促进了直隶医疗卫生事业的发展。

---

[1] 《河北省志·宗教志》第 68 卷，第 468～470 页。
[2] 《河北省志·宗教志》第 68 卷，第 471 页。

二　清末医疗卫生机构的创建

（一）卫生司与官医院的建立

在经历了庚子之乱以后，清政府如梦方醒，将往日抛却的"旧政"重新拾起，进行全面改革，改革内容涉及政治、经济、文化教育等领域。清政府苦于没有一个掌管全国卫生的机构，又正处于新政的关键阶段，因此考虑设立一个掌管全国卫生的机构。光绪三十一年（1905），清政府设立巡警部，管理京城内外工巡事务，下设警政、警法、警保、警学、警务五司，警保司又下设保安科、卫生科、工筑科、营业科。其中，卫生科负责"考核医学堂之设置，卫生之考验、给凭，并洁道、检疫、计划及审定一切卫生保健章程"。① 次年，巡警部改为民政部，卫生科升格为司，掌管全国的卫生事务，职员有 12 名，名单如下：总办兼掌印郎中唐坚、保健科主稿员外郎游敬森、方术科主稿主事王荃善、方术科帮稿署主事张维勤、保健科帮稿学习员外郎何洞仁、学习员外郎华堪、候补主事魁莹、候补员外郎刘盛芾、学习郎中陈继鹗、工部裁缺司务李廷璋、学习主事吴之瀚、行走蒋崇谦。② 卫生司的办事权限章程大体如下：

　　一、本司郎中有总理本司一切事务之责；

　　一、本司员外郎主事有辅佐郎中核办本科一切事务之责；

　　一、本司遇有公事，郎中与各科员外郎主事会同妥协，由本科员外郎拟稿送郎中核定呈堂请示办理；

　　一、本司行走人员有收发废文件清理案牍之责；

　　一、本司八九品录事受本司长官指挥专司抄写，亦有收废清理之责；

---

① 《巡警部奏酌拟本部管制并变通工巡局旧章改设实缺折》，《南洋官报》第 34 册，光绪三十二年正月二十九日，第 2 页。

② 《民政部所属各厅司衔名单》《卫生司司员名单》，中国第一历史档案馆藏，卷宗号：21/002/013。

一、本司收文以承政庭送到之日为收文之日。①

卫生司设立后不久，清政府又在京师设立了官医院，分内、外城官医院，并制定了明确的官医院章程（5 章 26 条），对医院性质、官员任属、房屋设置、医院管理等方面都予以明确规定，这是清政府设立最早的中央医院或者官医院。章程规定，医院属于官立性质，"所有来院诊治之人概不收取费，惟住院诊治者饭食费需由本人自备"，医院诊治人数需要定期向民政部汇报，医院所有的事务由内外城巡警总厅厅丞指挥监督。医院设总理 1 人，由卫生处佥事兼任；管理员 1 人，厅员兼任；稽查员 2 人，厅员兼任；医长 2 人，医官 8 人。医官以下设看护生 10 人，司药 6 人，司书 6 人，药工 8 人。医院设有办公室、管理员稽查员室、医长室、医官室、看护室、书记室、诊治室、手术室、敷药室、发药处、接待处、挂号处、养病室、传染病室、癫痫病室等，其中传染病室、癫痫病室与其他房间相隔离。诊治者先到挂号处挂号，按照号牌次序进入男、女候诊室。医官诊断完毕给予药方，患者持药方到发药处领药。医院经费按月由卫生厅拨给，月终报销一次；除了总理无薪水外，管理员、稽查员酌给车马费，医长、医官、看护生、司书、药工等每月给予薪水，雇员则临时酌给。② 内外城官医院设立后，"择方审慎，用药精良"，故而就诊人数很多。据统计，在内外城官医院开办的最初 5 个月里，就医者就达 34000 余人。③

清政府设立卫生司、内外城官医院后，对当时京师及其周边地区混乱不堪的医疗卫生状况进行了整治，且收到了一定效果。虽然内外城官医院的设立并未能完全解决京师的医疗卫生难题，但其确实开了中国公立医院的先河。

（二）天津卫生局及其防疫实践

清末直隶总督坐镇保定、天津，在诸总督中居首位，权力最大。清光

---

① 《本司办事权限章程》（光绪三十三年正月初九日），中国第一历史档案馆藏，卷宗号：21/317/060。

② 《内外城官医院章程》，中国第一历史档案馆藏，卷宗号：21/0155/0003。

③ 《官医院渐著成效设法推广并将就医人数缮单具陈折》，徐世昌《退耕堂政书·奏议》卷 7，沈云龙主编《近代中国史料丛刊》第 23 辑，台北：文海出版社，1968，第 390 页。

绪二十八年（1902），直隶总督将府衙迁往天津。在这一背景下，天津卫生局应运而生。提到天津卫生局，要从"临时政府卫生局"说起。

1. "临时政府卫生局"的设立

光绪二十六年（1900）夏，英、法、俄、美、德、日、意、奥组成的八国联军攻下天津城后，在城内进行烧杀抢掠。为了及时遏止这些恶行，联军各国统帅开始考虑如何"管理"天津城。经过一番商议，终于在 7 月 30 日正式组建了"临时政府"。

"临时政府"成立后，设立了一系列机构，包括总秘书处、巡捕房、卫生局、库务司、军事部、司法部及公共粮食供应署等。①《天津城行政条例》明确了"临时政府"的管辖区域和职权，其中第 2 条规定，"临时政府"所管辖区域及其周围地区采取卫生防疫措施，以预防发生流行性疾病和其他疾病。②"临时政府"卫生局的人员构成较为混杂，中西方人士皆有，其中三任局长皆为西医，即德博施（Depasse，法国驻华公使馆的医生）、乌隆（Houillon，法国医生，医学博士出身）、梅斯尼（Mesny，法国海军的二级医生），另有中外医师多人，还配有卫生监察员、卫生巡捕若干协助医师工作。自组建至光绪二十七年（1901）十月，共有卫生人员 12 名，计划扩充到 30 名。③ 在管理卫生方面，"临时政府"在天津城内配有焚尸炉、蒸馏水房等先进设备，还对周边的妓院进行了卫生整治。"临时政府"此举打破了由巡警部掌管卫生事业的传统，使西式的环境卫生、饮食卫生、卫生统计、疾病防疫等政策开始在中国实行，客观上对直隶医疗卫生事业的发展起到了积极作用。

2. 天津卫生局的防疫活动

《辛丑条约》签订后，八国联军撤出中国。光绪二十八年，"临时政府"正式将天津城的管理权移交直隶总督，其中卫生局及相关卫生政策得以保

① 汪寿松等编校《八国联军占领实录——天津临时政府会议纪要》上册，倪瑞英等译，天津社会科学院出版社，2004，第 2 页。
② 汪寿松等编校《八国联军占领实录——天津临时政府会议纪要》上册，第 1 页。
③ 路彩霞：《天津卫生局裁撤事件探析——清末中国卫生管理近代转型的个案考察》，《史林》2010 年第 3 期，第 12 页。

留。收回天津之初，天津卫生局附设于津海关道署。次年，天津卫生局又迁至大王庙，隶属于直隶总督管辖。天津卫生局总办是北洋医学堂总办屈永秋，总医官是法国医生梅斯尼。外籍医生有裴志理，还有华人医官关景贤、关景星、萧杞栩、经亨咸、朱振仪、汤富礼、王文藻、梁景昌、黎树贵等。① 天津卫生局还在大沽、北塘各海口建立医院，人员主要来自北洋医学堂的高等毕业生和中国女医。天津卫生局的主要职责是清洁城内道路、饮食检疫、每年夏秋两季的牛痘施种等，其下设附属机构三个：一是育黎堂，主要给贫民提供衣食，堂内还专设一员负责给患病百姓开药救治；二是妇婴医院，主要负责诊治妇女、婴儿的各种杂症，院内专设医官在每日午前免费诊治；三是时症医院，对患有天花、霍乱、瘟疫等时疫症患者施医诊治。②

光绪二十八年，天津各地出现严重的霍乱疫症，致疫原因为居民食用不洁之物，"盖不熟之物食之最易致霍乱症"。③ 卫生局出示章程进行防疫，在章程中规定："一、凡饮水饮茶须用开水；二、菜疏水果等项必须煮熟方可食用；三、身躯并手指切宜洁净不可污秽，至于食用各物尤应清洁；四、遇有此症，无论何时须速报知本段武员以便派医诊视，以免染及家属邻里人等，倘隐匿不报，一经查出，立即严究不贷；五、居民人等所有厕所并堆积秽物，地方均须倾撒白灰筋，可赴各段巡捕官处领取，不取分文。"④ 但霍乱传染较速，很快便向周边传播开来。在天津城隍庙一老妇因感染疫症而死亡，巡捕很快将其埋葬，并用白灰封固房门，且将和老妇同住人员封闭在院内，不许出入，以一礼拜为限。⑤ 在津西门外刘家店内也出现某旅客染疫的情况，经专员调查后将其送往医院诊治，并将所住的房屋封闭。⑥

① 天津图书馆、天津社会科学院历史研究所编《袁世凯奏议》下册，廖一中、罗真容整理，天津古籍出版社，1987，第1157～1158页。
② 甘厚慈辑《北洋公牍类纂正续编》第2册，罗澍伟点校，天津古籍出版社，2013，第981～985页。
③ 《译件》，《大公报》（天津）1902年6月22日，第3版。
④ 《天津防疫》，《选报》第20期，1902年，第27页。
⑤ 《封门避疫》，《大公报》（天津版）1902年6月19日，第2版。
⑥ 《因病查封》，《大公报》（天津版）1902年7月20日，第2版。

由于"直隶境内亢旱数月无雨",加之"霍乱转筋等症",保定一带传染尤甚,城厢内外每日死亡数十人。①

在霍乱如此肆虐之际,天津本地士绅孙仲英首先邀集宁馨圃等士绅筹划创设保卫医院11所,很快便于张公祠、文昌府、天津府、卫生局、河东建成5所,方便各地居民就近医治。因经费尚未筹足,孙氏本人垫数万金,其余"惟钱业公捐七千六百金不敷尚巨,本埠洋商素称巨富,想此次必能量力筹捐,赞襄善举,毋令他人专美于前也"。②医院延请名医住局施治,"除助善诸君不领取薪水,其余均给予优俸,免其讹索",明确规定"如查出办事上下人等有向病人与及交易店铺需索分文,本医院必禀请都宪重惩不贷。若查出病人与及交易店铺私相授受,其罪亦按律办理"。③

保卫医院成功开办后,卫生局订立章程22条且刊印成本,于23日下午分送各处,要求每日上报病死情况,"据实登报,俾众周知"。④同时,卫生局还四处散发传单,广而告之,要求"各段绅董有稽查该段之责,倘段内有病人,必须报明该处相近之分院。如敢匿不举报,一经卫生局查出,总局既有失察之咎,而该绅董亦责无旁贷也"。⑤河东绅董王广仁举报称,河东医院的所有医生均属庸劣之员,因此就诊者寥寥无几。卫生局传谕该绅前来询问,王氏不敢前去对质。基于此,卫生局认定他"显系捏名妄禀,扰乱是非",予以严肃处理。⑥为防止疫病扩散,卫生局发出告示,告诫居民切勿贪吃水果、生菜、冷水等,"但现届瓜熟之时,该民人等竟将前次诰诫语言遗忘,故霍乱病症又复日见增添。合再出示晓谕,尔等居民人等知悉,切不可多食各项瓜果。如欲食用,必须格外加意,瓜皮万不可食"。⑦

在官绅通力合作下,直隶天津一带的疫情很快有所好转,卫生局遂建议将各保卫医院陆续裁撤。在此次防疫中,地方绅商积极参与其中,其创

① 《宫保祈雨》,《大公报》(天津版)1902年7月9日,第2版。
② 《见义勇为》,《大公报》(天津版)1902年6月21日,第2版。
③ 《开局施医施药》,《大公报》(天津版)1902年6月27日,第4版。
④ 《医院再纪》,《大公报》(天津版)1902年6月30日,第2版。
⑤ 《医院传单》,《大公报》(天津版)1902年7月19日,第2版。
⑥ 《捏名妄禀续闻》,《大公报》(天津版)1902年8月5日,第2版。
⑦ 《卫生局示》,《大公报》(天津版)1902年7月26日,第2版。

办的保卫医院发挥了重要作用。在疫病消散后，天津卫生局为避免疫症再现，出台了《天津卫生总局现行章程》，就改良天津城的卫生现状提出了一些要求和办法。如在春暮和冬初，城内男女老幼引种牛痘；夏令时节对沟渠、厕所进行熏蒸，防止毒虫的滋生，同时准备黑油、石灰等物泼撒消毒；家庭院落要经常打扫潮湿地方，撒白灰以免毒虫滋生，在厕溺桶等处也要多洒石灰水清洁；各种瓜果必须切皮去蒂，猪羊牛畜已死者不得宰卖；等等。① 鉴于天津各埠小巷"太不洁净，秽气郁蒸，最易酿疫"，卫生局人员少且"不能照顾周密"，监督天津巡警工程捐务各局事宜的刘承恩上禀总督，请求设立扫除科，并专派一员管理，"由卫生局督率筹划，巡警局节制稽查"。② 随后制定了《天津扫除科章程》，规定扫除科由卫生局督率筹办，并由巡警局节制稽查，该科委员一律由卫生局遴选，并和巡警局监督会同办理各项事宜。巡警局与扫除科有节制稽查之责，"凡查有应行事宜，须饬科员遵照者，应知照卫生局转饬遵办"。③ 卫生局还颁布清洁章程，谕令巡捕告诫百姓遵守章程，做好防疫准备。④

　　天津卫生局自成立以来，参与了多次疫病防治工作。光绪二十九年（1903）六月，营口等地区鼠疫横行，北塘患疫者颇多。袁世凯派军医会同法国提督雷福禄和德国提督裴策前往查验，又札复津海关道添派司员和华洋医生前往北塘、大沽、秦皇岛各处查验。接着，在营口、前所、北塘、新河四地设立医所，专门查验铁路疫情，并在营口建造医院施治病人。几个月后，瘟疫基本消散殆尽。⑤

　　光绪三十四年（1908）八月，唐山等处鼠疫开始肆虐，津海关道与法医士梅斯尼、医官严汝麟、检疫员许盛虞前往实地查验。经调查，当地五天之内有 70 人患病，情况较为严重。于是，天津卫生局通晓当地民众全力做好防疫工作，还调派林基、屈家瑨以及医学生 9 名，分赴唐山设立的治疫

---

① 甘厚慈辑《北洋公牍类纂正续编》第 2 册，第 981～982 页。
② 甘厚慈辑《北洋公牍类纂正续编》第 2 册，第 986 页。
③ 甘厚慈辑《北洋公牍类纂正续编》第 2 册，第 987 页。
④ 《天津卫生局示》，《北洋官报》第 224 册，1904 年，第 2 页。
⑤ 《袁世凯奏议》下册，第 1064～1065 页。

医院。染病患者须居家不得外出，病人的家属暂住于新设的避病院。卫生局一方面嘱咐路矿及洋灰公司组织工人逐日进行清扫，另一方面派遣医生自山海关至塘沽沿站查车，遇有患病者则送往唐山、北塘、大沽等地医院，并商拟"唐山防疫简章"。① 北洋防疫医院总办徐华清也请求委派毕业生张文藻等 10 余人前往，共同妥筹防疫办法。② 鉴于唐山疫情严重，暂时禁止当地民众外出，若有要事需外出乘坐火车，须提前进行检验，随身衣物也要经过硫酸熏蒸。③ 为防止疫情扩大，天津卫生局发布通告，告诫百姓遵守清洁章程，通告中称："近查僻巷墙隅每多积秽，倾泼脏水亦不遵照指定之区，且有住户门首原极洁净而居邻作践，转相为累。甚至居民无知，以本局小工车为收拾各户秽土之用，殊不知此项小车禀定章程，专收行人遗弃之秽物及菜叶柴草，以至畜粪等物。其各家住户仍应自行打扫，倒在土牌，此为公民自治之道。若均待土车收拾，则天津数十万户本局竭万夫之力，恐亦势有所穷。"告示中还规定巡警和巡捕人等将严查，并告诫百姓"务当勤加扫除，倾倒指定处所"，若有将秽物堆积门口者，卫生局将加以深究。倘若该户不自行打扫，"辄以邻家作践为词"，查明后将严惩不贷。④ 针对唐山一些民众"不愿医员查验，更不愿到医院调养，已有村民多人力请停办，不经之语时有所闻"，卫生局采取弹压和开导相结合的方式，将其平息下去。⑤

　　1910～1911 年东三省发生鼠疫，并往四处蔓延。宣统二年十二月十三日（1911 年 1 月 13 日），直隶总督陈夔龙上奏朝廷，提出在山海关一带设立防疫局严加防范，杜绝鼠疫传入内地。宣统二年十二月二十一日，得到清廷谕令，"务当严密查防，总以京津一带不致染疫为要"。⑥ 1911 年 1 月中下旬，直隶永平府、天津等地发现疫情，"计保、河两郡，深、冀、定三

①　《公牍录要：津海关道详卫生局咨唐山现患鼠瘟派员设立医院暨拟呈防疫简章文并批》，《北洋官报》第 1862 册，1908 年 10 月 6 日，第 6 页。

②　《派生防疫》，《大公报》（天津版）1908 年 10 月 16 日，第 2 版。

③　《防疫传染》，《大公报》（天津版）1908 年 11 月 3 日，第 3 版。

④　《天津卫生局告示》，《北洋官报》第 1598 册，1908 年 1 月 7 日，第 8～9 页。

⑤　《天津卫生局禀唐山防疫民情多阻请派员会同警局弹压开导文并批》，《北洋官报》第 1862 册，1908 年 10 月 6 日，第 7 页。

⑥　《直隶总督陈夔龙为报直省筹办防疫情形事奏折》，王道瑞编选《清末东北地区爆发鼠疫史料（上）》，《历史档案》2005 年第 1 期。

州，延蔓者十六州县，传染者百余村，死亡者千余人"。[①] 1 月 25 日，由地方官绅共同组织的直隶省城临时防疫会成立，直隶布政使凌福彭任会长，委派保定府知府延龄和清苑县令吕调元为正、副提调，与当地士绅共同办理防疫一切事宜。临时防疫会下设检疫所、临时养病院及熏洗衣局各一处，并于保定城西门外火车站设检验所、养病室、隔离病室，东门外八腊庙设检查所一处。2 月中旬，直隶省城临时防疫会改为直隶省城临时防疫事务局，归布政司监督，延龄任局长，工巡总局局长崔延魁为副局长，以清苑县令吕调元为提调。局内另设委员、官医、书记、司事、杂役若干，卫生队 40 人。为防疫需要，又设立临时防疫病院，设经理绅董 1 人、西医 1 人、中医 2 人、看护 2 人。为保障防疫工作的顺利开展，直隶省制定了一系列的章程规则，包括《直隶省城临时防疫会办事章程》《直隶省城临时防疫局普通防疫规则》《临时防疫事务局章程》《直隶临时防疫局病院章程》《直隶省城临时检疫所章程》《直隶省城临时防疫局分区调查客店章程》等，为防疫工作提供了制度保障。防疫局医官等共同拟定的《省城防疫局防疫传单》广为散发，内列鼠疫原因、捕鼠方法、检疫标准、治疫方药四项，向民众普及相关的卫生防疫知识。《北洋官报》将临时防疫局的防疫报告连续刊登，让民众切实知晓城内的防疫情况，并将防疫局发布的制度、告示，散发的防疫资料刊登在报上，广为宣传。

在省城保定，临时防疫局派出调查员、医官与保定城内东、西、南、北、中五区及四乡巡警局密切配合，每日将辖区内的防疫情况上报。考虑到车站、旅馆、学校等地人员密集，若出现疫情，后果不堪设想，保定知府延龄聘西医 2 人、西医学堂毕业生 2 人，"专备省城及车站，诊察布置"。在西关火车站设立临时检疫所，派医员随时检查，对所经过车站人员进行检验，"查无感染疫病者，即刻放行"，"凡检有身染鼠疫者即时送往临时病院医治，其携带行李衣服等件一并送往消毒"，遇有不接受检查或感染疫病

---

① 《防疫纪实序》，延龄辑《直隶省城办理临时防疫纪实》，夏明方点校，清宣统三年铅印本，李文海等主编《中国荒政书集成》第 12 册，天津古籍出版社，2010，第 8015 页。

而不肯入院就治者，须由巡警强迫前往。① 临时防疫局派人每日检查旅馆，要求各店将院内屋内逐日扫除洁净。店内住客如有疑似染疫人员，调查员须立刻报告，以便立即请西医前往诊断。店内住客出店后，房间须扫除干净才能再住新客，"各店中厕、马棚及潮湿处所，除扫除外，并须铺洒石灰"。② 饭店、茶馆、澡堂、妓院等场所亦均须打扫干净，遍布白灰。戏园则暂行停演，当铺及押衣服小摊，"如收有旧破污秽衣服，均宜另贮专箱，以送熏洗衣局以硫磺熏过后发还，方准售卖"。③ 考虑到保定城内外学堂林立，春节过后开学在即，学生难免有由疫区而来，直隶总督陈夔龙与学部商议后将津、保各地学堂开学日期暂缓。同时，直隶提学司在省城保定开办学界防疫留验所，选派员绅与临时防疫局一同办理学界防疫事宜，"凡校员学生来者，不得入校，先令在所由医士按日验视，实系无疫，出具证书，始可到堂。其相距较近各生，应准暂回。届开学时，先期到保验视入堂"。④《大公报》《北洋官报》等媒体也积极介入，载文开展防疫宣传，如《戏园防疫办法八条》⑤、《保定防疫会白话演说》⑥ 等。保定开展的一系列防疫举措，无异于直隶疫情防治整体工作的一个缩影。

经官绅协力防治，至宣统二年二月初，直隶疫情"消弭渐尽"，三月之后形势彻底稳定下来。⑦ 直隶总督陈夔龙上奏朝廷，将在山海关、秦皇岛、天津、保定等地开展的防疫工作及其成效逐一上报。如在山海关，选派得力华洋医员前往查验，"奏准只开头等火车，就站设立临时医院，宽备留验处所"；在秦皇岛，"分派中西医员驻岛检查，按前大沽口防疫章程办理"；在天津，"前饬妥拟章程，豫为防范，区分地段，由医官随时查察，巡警随时报告。遇有死亡之人审系疫证，即为薰涤微菌，隔离家属，实行消弭方

① 《保定省城临时检疫所章程》，《北洋官报》第2718册，1911年3月14日，第10页。
② 《直隶省城临时防疫局分区调查客店章程》，延龄辑《直隶省城办理临时防疫纪实》，李文海等主编《中国荒政书集成》第12册，第8078页。
③ 《保定临时防疫会普通防疫办法》，《北洋官报》第2699册，1911年2月23日。
④ 《学宪札》，延龄辑《直隶省城办理临时防疫纪实》，李文海等主编《中国荒政书集成》第12册，第8039页。
⑤ 《防疫会取缔戏园之规则》，《大公报》（天津版）1911年2月16日，第9版。
⑥ 《保定防疫会白话演说》，《北洋官报》第2682册，1911年2月6日，第10页。
⑦ 《陈夔龙全集》下册，李立朴等编校，贵州民族出版社，2014，第408页。

法。城厢租界患疫华民概由卫生局办理，外人均尚信服，民情亦极相安。并有绅商设立临时防疫会及保卫医院，以资辅助"；在保定省会，"特设临时防疫局，详定章程规则，专在省城一带切实防范。附近各府州县遇有疫患，由该局派往设法消弭"。总体来看，直隶各地疫情最终得以控制，"办理尚属得力"。① 直隶疫情之所以很快得到控制，得益于政府主导，也离不开绅商、媒体的密切配合与积极参与。

三　北洋时期的直隶医疗卫生事业

（一）北洋时期的卫生领导机构

1913 年 10 月，袁世凯当选中华民国首任正式大总统。自此至 1928 年，北洋军阀在国家的政治格局中占主导地位，故称"北洋时期""北洋政府"。北洋政府在政治、经济、文化、社会等方面进行了一系列改革。医疗卫生方面，袁世凯上台后对卫生司进行了改组，将卫生司降级为内务部警政司下设的卫生科。直至 1916 年，北洋政府又恢复了卫生司。其间，卫生司的主要职责是：传染病以及地方病的预防，卫生机构及医院有关事项的管理等。但事实上，卫生司徒具虚名，负责各地卫生事业的乃是各地的警察系统。②

京师警察机构是当时北洋政府管理医疗卫生方面的主要部门，机构设内城巡警总厅，由厅丞主管。1913 年 1 月，北洋政府将内城巡警总厅改为京师警察厅，隶属于内务部，主要负责管理京城内警察、卫生、消防等事宜。京师警察厅设总监 1 人，秘书、都尉、警正、警佐、技正、技士若干人，厅内置总务、行政、司法、卫生、消防五处，各处设处长 1 人，由都尉充任，承总监之指挥，监督管理各处，并指导考核各区队。其中，卫生处又下辖两科，主要负责事项包括：管理公共卫生，保持公共道路清洁；配

① 《直隶总督陈奏筹办防疫情形折》，《北洋官报》第 2710 册，1911 年 2 月 6 日，第 4～5 页。
② 具体可详见马金生《发现医病纠纷——民国医讼凸显的社会文化史研究》，社会科学文献出版社，2016，第 68～69 页。

置及监查清道；监查住户卫生；办理排泄水设备的清洁消毒；视察并管理公私立医院；检查管理医师；防治传染病；接种痘苗；对公共卫生设备进行修缮、清洁、消毒；等等。① 京师警察厅成立之初，对京城医生进行整顿。1914 年，京师警察厅发布告称，自 6 月 15 日起，"各医生自备四寸半身照片一张，照费银两元，呈送到厅领取行医执照，并取缔规则以资遵守。其未经考验各医生应即遵照规则从速呈候考验。嗣后如无本厅行医执照，一旦查出，定行照章惩罚"。② 京师警察厅对全国医生的行医资格进行严格规定，对其进行专业化整顿，之后又将目标转向医院管理。此时接受警察厅管理的医院是内外城官医院。京师警察厅设立院长一名，由警察厅卫生处处长兼任，对医院进行全方位的管理，也取得了较好效果。1922 年 7 月京师官医院的诊治情况大致是：内科 1534 人，外科 826 人，妇科 307 人，儿科 282 人，眼科 305 人，耳科 26 人，花柳科 172 人，伤科 21 人，总计3473 人。③ 1915 年，京师传染病医院在北京开办。为了防治传染病，北洋政府延请中外医药专家，专门诊治京师附近的传染病患者。除了内外城官医院外，当时也有一些中外慈善家设立的公私医院，但这些医院均属于普通医院，"遇有斯症，格于病形，无可收容诊治之方，因以棘手，是诚公众卫生之缺点，而亦本部之羞也"。④ 据统计，1917 年医院共有 8794 人接种各类疫苗，同时在控制患病的人数方面也做得很好，尽管死亡人数仍然很多，但是在当时的医疗卫生状况下取得这样的成效，可谓难能可贵。

　　清朝的各地警察系统在北洋时期得以延续。1913 年 2 月，直隶省省会设于天津。同年，袁世凯撤销直隶巡警道，改警务公所为天津警察厅，内设警务、行政、司法、卫生、工程等五科。早在光绪二十八年，直隶总督袁世凯于保定贡院街设立保定工巡总局，1913 年改称保定警察厅，内设总务、行政、司法、卫生四科，其中卫生科重点管理城市的

①　《京师警察厅司法卫生总务行政处人员名录》（1916 年），中国第二历史档案馆编《北洋政府档案》第 174 卷，中国档案出版社，2010，第 162 ~ 164 页。

②　《京师警察厅关于公布取缔医生暂行规则的布告》（1914 年），《北洋政府档案》第 173 卷，第 319 页。

③　《京师官医院一月诊治人数》，《社会学杂志》第 1 卷第 3 ~ 4 期合刊，1922 年 12 月，第 2 页。

④　《内务总长京师传染病医院开院训词》，《市政通告》第 23 期，1915 年，第 71 页。

卫生事务。① 这些地方警察机构，承担了各地卫生管理的主要职能。

（二）卫生防疫机构的建立

1. 中央防疫处的设立

中央防疫处设立之前，中国深受传染病的侵害，如 1910 年东三省暴发大规模的鼠疫，1917 年绥远和山西等地暴发鼠疫，损失极为惨重。北洋政府尽管派遣了防疫人员赶赴现场救治伤员，但由于经费不足，只能求助于海关拨款进行防治工作。疫情平息之后，北洋政府利用剩余款项筹建中央防疫处，试图通过设立一所由国家掌控的医疗卫生机构来对全国的医疗卫生事业进行有效的管理。②

1919 年 3 月，在各方要求之下，北洋政府设立了中央防疫处。中央防疫处的主要职责有：（1）关于传染病的预防计划；（2）关于传染病病原及预防治疗之研究及传习；（3）关于传染病预防消毒治疗材料之检查；（4）关于痘苗血清及其他细菌预防治疗品的制造。③ 中央防疫处的职员大致包括处长、副处长、技术员和事务员四类，其中处长承内务总长之命总理一切事务；副处长辅佐处长管理一切事务；技术员有 10～20 人，辅佐副处长处理一切事务；事务员有 6～10 人，商承副处长处理文牍会计及庶务。④ 当时的中央防疫处处长是内务部所派的卫生司司长刘道仁，京师传染病医院院长严智钟则辅助刘道仁管理中央防疫处。中央防疫处下设"三科一站"：第一科分为疫务股和经理股，分别负责防疫计划和行政管理的事务，科长吴瀛；第二科分为研究股和检诊股，分别负责细菌学免疫学研究和临床标本的检验诊断，科长严智钟；第三科分为血清股、疫苗股和痘苗股，分别负责血清生物制品的制造、疫苗生物制品的制造和牛痘苗的制造，科长俞树棻；"一站"则是绥远防疫分站，所长为王亚良。⑤ 中央防疫处的经费主要来源于关

---

① 民国《清苑县志·职官》卷 2，1934 年铅印本，第 16 页。
② 陈海峰：《中国卫生保健史》，上海科学技术出版社，1993，第 19 页。
③ 《中央防疫处暂行编制》（1919 年 1 月 20 日），《北洋政府档案》第 155 卷，第 1 页。
④ 《中央防疫处暂行编制》（1919 年 1 月 20 日），《北洋政府档案》第 155 卷，第 2 页。
⑤ 邓铁涛主编《中国防疫史》，广西科学技术出版社，2006，第 307 页。

税，由内务部规定每年拨 12 万元，由于款项支绌后降为 10 万元，且不能按时筹集，只是零星地支付，其欠款一度达到 20 多万元。①

1919 年 7 ~ 8 月，全国多个省份发生真性霍乱。此次霍乱波及甚广，从直隶一带往南至河南再到安徽、杭州等地，北达齐齐哈尔、黑龙江等地。疫病发生后，中央防疫处发布紧急通告，宣布京师周围戒严，展开防疫工作。到 10 月中旬，京师地面附近的疫病基本全部消除。1921 年春，中央防疫处积极筹备预防春季疫病，在通告中称："查去岁冬天气候过暖，加以各省旱灾，灾民麇集，卫生一端，自不讲究。现在春天又到，时疫流行，到处传染，非常危险，灾区地方，尤须注意。"② 中央防疫处还列举了几种春季流行的疫病以及预防办法，大致包括天花、斑疹伤寒、猩红热以及白喉。③ 除了进行防疫工作外，中央防疫处还积极研制血清及霍乱疫苗"华克新"。之前，血清的制造一直是国外领先，中国以引进为主。1922 年，中央防疫处开始聘请专门技术人员进行研制，这也是中国首次制造血清及"华克新"。媒体对此予以赞赏："都外各省不乏多才之士，当必有追随而起者，在将来风行全国，造福祉于社会，前途正不可限量。为中国幸，为中国人民幸，不胜期待之至。"④ 1926 年，中央防疫处还研制出售狂犬疫苗，以治疗那些被狗咬伤后得不到及时医治者。⑤

2. 北洋防疫处的设立

清末，天津卫生总局与南段巡警总局一度相互协作，对天津防疫事业做出了重要贡献。不过，随着时间推移，天津卫生总局与巡警局的矛盾也在不断深化。宣统二年（1910），隶属于巡警道的直隶警务公所卫生科成立，其主要负责土车、水车、厕所事宜，并掌管屠宰和食物检查，专司检

---

① 谭晓燕：《民国时期的防疫政策（1911 ~ 1937）》，硕士学位论文，山东大学，2006，第 22 页。

② 《中央防疫处为分送春季流行时疫种类并预防方法刊布通告致各赈灾会报馆函附通告》（1921 年 3 月），《北洋政府档案》第 155 卷，第 197 页。

③ 《中央防疫处为分送春季流行时疫种类并预防方法刊布通告致各赈灾会报馆函附通告》（1921 年 3 月），《北洋政府档案》第 155 卷，第 199 页。

④ 《北京中央防疫处开始制造血清及华克新》，《医药杂志》（上海）第 6 卷第 1 期，1922 年 7 月，第 42 页。

⑤ 《中央防疫处为刊登预防狂犬病传单致各报社函附传单及预防办法等》（1927 年 9 月 24 日），《北洋政府档案》第 155 卷，第 542 ~ 543 页。

查医药、考验医科以及管理医院等事宜。因其在事权、经费使用和官员升迁方面与卫生总局有较大重叠，其间又有舆论对卫生总局专门化卫生行政的不解、地方自治力量与政府的角力，遂天津卫生总局在1912年被归并到警务公所卫生科，改称防疫总处，次年，改为北洋防疫处。[①]

北洋防疫处注重疫情防治，如1913年9月发布种痘公告："照得本处附设种痘所前，以阳历七八两月天气炎热，不适引种，照章停办。兹届气候清凉，自应照常施种，以防灾疹。原在鼓楼南设有种痘所，兹拟仍在斯处，于本月初一日开种。凡居民人等一体知照，特此公布。"[②] 1914年1月，天气寒冷，"麻疹之症时有发生"，且儿童最容易受感染，北洋防疫处遂公布麻疹的预防办法：

> 一、凡居民人等遇有小儿出疹者，应迅即报告本处，由本处选派医员前往诊视，并为施行预防消毒方法。
>
> 二、凡出疹之小儿，务须另室调养，切不可与无病之小儿相见，俾免传染。若在贫寒之家，不能另室调养，可送入天津防疫医院。天津防疫医院座落西营门外新房子，系本处特为救治传染病设立者。其中设备完整，病人所需医药、饭食不取分文，绝无不便之处。有病者入院疗养，实最妥善之法，幸勿观望。
>
> 三、凡无病之小儿，慎勿令入有病之家，以免由外方传染，并宜赶紧种痘。
>
> 四、凡出疹之小儿，其所用之衣服器具须用百倍石炭酸水洗净，以免病毒传播。百倍石炭酸水各药房皆卖。
>
> 五、看侍病人之人，其外衣及手非用百倍石炭酸水洗净后，不得与其他无病之小儿触接。

---

① 朱慧颖：《天津公共卫生建设研究（1900～1937）》，天津古籍出版社，2015，第24页。1913年5月20日《政府公报》中称："据呈设立北洋防疫处声叙理由，请核准立案等语。查沿海防疫关系内政外交，事权重要，自应仍旧办理，所请设立北洋防疫处应即照准此令。"详见《院令：国务院训令第十号（中华民国二年五月二十五日）：令直隶民政长》，《政府公报》第378期，1913年，第3页。

② 《北洋防疫处布告》，《大公报》（天津版）1913年9月2日，第4版。

六、出疹小儿之居室以暗黑为最佳，但空气必须流通。①

　　1915 年 4 月 7 日，北洋防疫处又公布了春季常见的几种疫病及预防办法，主要有肠热症（温热病）、天花、麻疹、肺炎（伤寒病）、鼠瘟。北洋防疫处一并公布了防疫方法十二种。② 到夏季时，基于"天气阴湿，雨水连绵，一日之中凉热不定，凡百病易于藏伏"，入秋之后温热、霍乱、疟疾和赤痢等疫病最容易发生，北洋防疫处将防疫办法予以公示，让民众及早防患。③ 除施种痘苗以及发布防疫办法外，北洋防疫处还派遣夫役到各处街巷撒散药粉，"以防疾病而重卫生"。北洋防疫处处长朱振仪不仅派遣夫役到各街巷撒散药粉，④ 还派巡捕到各处查禁售卖腐烂食物及冰激凌等清凉饮品，防止民众饮食后感染疫病。⑤

　　1917 年直隶发生特大水灾，死伤者甚众。为防止疫情扩散，北洋防疫处处长朱振仪设立水灾治疗所，并编招卫生队。⑥ 他还在河北大经路添设临时灾民牛痘疫病诊治所，并选派医官分别诊治，以防时疫。⑦ 北洋防疫处复函天津警察厅拟定具体的防疫计划，涉及清洁、消毒、饮食物之灭菌、病者与健康之隔离、预防接种等方面。⑧ 朱振仪升任他职后，北洋防疫处处长职位由刘国庆接充。刘氏上任后，对北洋防疫处大加整顿。他要求医官、巡捕和夫役等从当日起，"每日分往各灾区寓居区所强迫种痘，检验病民，扫除污秽。遇有普通病者，则派抬架夫送往卫生病院医治。倘有传染性质者，即抬往防疫医院医治，每日并发给病民饭洋二角"。⑨ 值得一提的是，在此次灾后防疫过程中，直隶善后卫生局、天津警察厅、中国红十字天津分会等机构也积极从旁协助。督军曹锟组建了直隶善后卫生局，并任命军

---

① 《北洋防疫处布告》，《大公报》（天津版）1914 年 1 月 15 日，第 3 版。
② 《预防春疫》，《大公报》（天津版）1915 年 4 月 7 日，第 5 版。
③ 《防患未然》，《大公报》（天津版）1915 年 8 月 20 日，第 5 版。
④ 《朱处长防患未然》，《大公报》（天津版）1917 年 5 月 1 日，第 6 版。
⑤ 《防疫处注重食物》，《大公报》（天津版）1917 年 6 月 26 日，第 7 版。
⑥ 《朱处长防患未然》，《大公报》（天津版）1917 年 10 月 9 日，第 5 版。
⑦ 《大水灾近闻汇志》，《大公报》（天津版）1917 年 10 月 19 日，第 6 版。
⑧ 《北洋防疫处复天津警察厅函》，《益世报》（天津版）1917 年 11 月 8 日，第 7 版。
⑨ 《刘处长派员出发》，《大公报》（天津版）1917 年 12 月 3 日，第 6 版。

医课长刘梦庚为局长，其编练之卫生检查队，专职灾区卫生及救护消毒事宜，附设灾民病院医治收养患者及种痘施药等。[①] 天津警察厅帮助打捞、掩埋尸体，天津红十字分会设立施医处免费为灾民进行义诊，提供免费药品。[②] 在北洋防疫处与当地政府通力合作下，疫情到年底得到缓解。次年1月，各种临时防疫办法一律取消，[③] 水路和陆路所设立的检验所陆续裁撤。定县、平山两处为疫症发生之地，因担心尚有余疫未清，北洋防疫处特派检验医员黄传、吴乔彬办理防疫事宜。又派检疫医员金瀛赴保定、大名两道内与晋省毗连之各县视察，以免再有传入。[④]

此后，北洋防疫处每年发布防疫告示，警察厅则研究药方并通过报刊媒介向公众介绍，同时也经常派员检查卫生，以免时疫扩大。总之，北洋防疫处与警察厅有事务上之重合，种痘、消毒、维持防疫医院等较为专业的事务由防疫处承担，而查禁售卖春药，取缔非法医院、庸医等事务由警察厅所管，二者各司其职。[⑤] 北洋防疫处与警察厅的密切配合与相互依赖，正说明当时直隶地区的卫生机构以及卫生事宜尚处于起步阶段，并未形成较成熟的卫生防疫机制。

（三）北洋时期直隶的疫病防治

1917年冬，绥远、山西暴发大规模鼠疫，波及直隶一带。随后1919年廊坊等地发生的真性霍乱再次波及直隶一带。疫情的发生，对直隶的医疗卫生体系无疑是个挑战。

1. 1918年直隶的鼠疫防治

1917年，鼠疫开始流行于山西、绥远一带，这也是特大鼠疫第二次侵扰中国。当时派往山西、内蒙古一带勘查疫情的是在1911年防治过东三省特大鼠疫的伍连德。据当时调查报告，此次疫病主要源自内蒙古，由两类

① 《善后卫生局成立》，《大公报》（天津版）1917年10月30日，第6版。
② 《大水灾近事汇志》，《大公报》（天津版）1917年11月10日，第6版。
③ 《防疫结束》，《大公报》（天津版）1918年1月29日，第6版。
④ 《防疫事宜之结束》，《大公报》（天津版）1918年4月8日，第10版。
⑤ 朱慧颖：《天津公共卫生建设研究（1900~1937）》，第25页。

人群传播，一类是一些内蒙古运输羊毛到铁路运转起点站丰镇的车夫，另一类则是由绥远回山西老家过年的商人。此类鼠疫主要特征为肺炎性，更准确地说是肺部病变。① 派往直隶查验疫病的西医，在距离定县不远的虑家庄发现患病者，经检查也系鼠疫。② 据此基本可以断定，直隶保定一带的鼠疫由山西、绥远地区传播而来。针对这一情况，1918 年 1 月 7 日下午 2 时，防疫委员会开会商讨防疫办法，外交部派遣严鹤龄，陆军部派军医司司长及科长二人，财政部派科长一人，交通部派科长一人，以及传染病院院长暨内务部卫生司司长、科员参加。会议讨论具体的防治措施，讨论结果是按照传染病预防条例，将几个县定为实行区域，东路作为交通要道的丰镇也在实行区域之内，并在杀虎口、清水河等处设立防疫验查所。1 月 9 日，内务部再次召开临时会议，外交、财政、陆军、交通各部所派委员参加。会议决议将防疫路线分为三段：第一段为绥远一段，由医官伍连德负责；第二段为丰镇一段，由医官何守仁负责；第三段为大同一段，由医官陈祀邦负责。各带助手、药品器具前往负责办理。③ 2 月 1 日，何守仁从丰镇来电，称镇内死于疫病者 63 人，有两所房屋被焚毁。经医士前往查验，发现第一所房屋内有患疫者 2 人，第二所房屋内有染疫者 6 人。④ 保定道尹许元震也发现平山定县有疫病发生，为了防止向保定地区蔓延，他致电内务部称："平山定县疫症相继发现，情甚险速。虽已督饬严办隔离医救，惟距保甚近，宜防堵。昨已招集军政警法学绅商各界开会议定设立保定防疫处，即日成立。"⑤ 高邑县东塔村也在此时发现有 15 家染上疫病，死亡12 人。⑥

鉴于疫病发展甚速、蔓延甚广，直隶各市县决定在地方设立防疫处以应对疫病的扩散与蔓延。在清苑各要道设立检验所，委派医员和守备兵前

---

① 《鼠疫斗士——伍连德自述》上册，程光胜、马学博译，湖南教育出版社，2011，第 134 ~ 135 页。
② 《关于防疫公电》，《顺天时报》1918 年 2 月 8 日，第 3 页。
③ 《防疫委员会议决办法》，《顺天时报》1918 年 1 月 10 日，第 2 页。
④ 《关于防疫公电》，《顺天时报》1918 年 2 月 5 日，第 3 页。
⑤ 《保定道尹许元震来电》，《政府公报》第 743 期，1918 年，第 19 页。
⑥ 《保定许道尹来电》，《政府公报》第 756 期，1918 年，第 20 页。

往进行检验；西乡各小路则派兵沿途把守，以隔离疫病，防止传染。① 在高邑交界各大小道也设立检验站，并派遣管理员医士、巡警堵截进行防治。② 考虑到当时平山县等地疫情较重，恐延及京汉铁路并危及乘客的生命安全，为了安全起见，内务部致电良乡等县知事会同交通部，并饬京汉铁路局于各站设立隔离检验等场所。防疫需房紧急，又在车站各栈房租定地点，协助该铁路局切实办理，房屋租价由路局支付。③ 保定警察厅于 2 月 10 日在西关外卫生医院设立检查所，组织卫生队办理清洁、消毒等事宜，并发布了防疫检查办法简章。章程规定：

一、山西北境发现时疫，毗连本省，亟应设法预防。拟联合交通部暨军界设立之检验所，协助员警严重检查，以免滋蔓；

二、保定城关各处派员随地检查，并另编卫生队二十人，以资清洁；

三、检查员由本厅派员充任，卫生队由各区长警选择组织；

四、应需消毒药品所费不赀，拟请天津北洋防疫局先行筹拨若干，以便布置，其普通应用石灰、臭油等，先由本厅办理；

五、商定西关外公立卫生医院为临时防疫医院，并附设隔离检验所、隔离所，遇有检查确系染疫之人，即送该院，实行分别办理；

六、医员须有专门知识，拟请公共机关医学精通人员及其他医学经验者担任协助办理；

七、人民饮食料为卫生最要之事，街市所卖食品宜认真取缔，其各街巷水井宜加意保护，并施以相当药料；

八、各处遇有疾病死亡人数，每日切实调查系何病症，随时由区具报以资考核；

九、各店栈、茶酒、饭馆、戏园、澡堂、娼寮最宜注意，应随时查察以期周密；

---

① 《保定道尹许元震来电》，《政府公报》第 743 期，1918 年，第 19 页。
② 《保定许道尹来电》，《政府公报》第 756 期，1918 年，第 20 页。
③ 《关于防疫公电》，《顺天时报》1918 年 2 月 5 日，第 3 页。

十、各街巷如有污秽或有积雪立即扫除，以期洁净。①

在西关外设立防疫医院，既可以对附近患者进行有效治疗，又可防止附近疫病的扩散。在中央与地方政府的影响下，学校和警界也做好了卫生防疫准备。②

在防疫过程中，有个别知事拖沓敷衍、办事不力。防疫会会长江朝宗巡视平山县疫情，发现该县知事对防疫要政"漫不经意"。赴晋之前，江朝宗先计划与平山县知事会面了解防疫事宜，但该知事竟然爽约未至。江朝宗随后通过询问获鹿知事得知，平山县知事早已开始办理防疫事宜，但因款项、药品缺乏收效不佳。定县知事称定县的情况也极为类似，县内疫病发生地庐家庄仅派2~3个巡警防堵，而疫毙庐姓之子外出导致疫病四处扩散、流播。③ 对于保定道尹许元震的作为，时人也颇有微词，有云："保定道尹为防疫局长，又为当道长官，对于是等恶疫之防御一味敷衍，派员赴平山一带调查，虽云共四五次之多，而其所派均系素不通医道者。夫以不通医道者调查是等恶疫，焉能知其疫症之有无轻重，只此查验诚不如不调查之为愈也。"随后又继续讽刺道："且日昨南宋村发现之疫症，则当局又派马巡兵二名前往调查，不知马巡此行系捉拿恶疫欤，抑驱逐恶疫欤。保阳当局之敷衍防疫于兹可见一斑矣。"④ 2月12日，保定道尹许元震召集各机关要人，会同防疫组织议定普济医院为临时防疫局，推举许道尹为正局长，新编混成团团长虞克昌、警察厅厅长王缙为副局长，清苑县知事王之俊为干事，其他职务也由当地士绅以及各校校长充任，防疫局于次日正式开办。⑤ 但开办伊始，《顺天时报》便对其防疫实情进行了披露，该报云："保定许道尹因欲实地调查疫症详情，特出月薪十余元聘请平庸医生数名于今日（十四）出发赴平山一带从事调查云。呜呼，检验是疫著名西医尚觉

---

① 《直隶保阳防疫布告与简章》，《顺天时报》1918年2月10日，第5页。

② 《注重学校卫生》，《顺天时报》1918年1月10日，第7页；《军警界之防疫》，《顺天时报》1918年1月21日，第5页。

③ 《关于防疫公电》，《顺天时报》1918年2月16日，第3页。

④ 《保定防疫之一斑》，《顺天时报》1918年2月22日，第4页。

⑤ 《直隶保阳防疫之近闻》，《顺天时报》1918年2月16日，第4页。

为难，岂一般庸医所能知者乎。说者谓许君此行不过草草塞责，借此沽名钓誉云。"① 防疫局成立后，仅有办事员多人，并未有医生。直至 21 日，防疫局才邀请郑明轩前往担任医务。② 在疫病防治方面，个别地方在具体实践上未能与中央做到完全默契。

经过中央与地方的通力配合，直隶一带的疫情最终得到肃清。2 月 27 日，保定道尹许元震在来电中称，西医德克和杨医员赴柏岭挨家挨户查验，其中 169 家并无疫病发生，三村在 2 月 11 日时已无因疫病死亡者。③ 为安全起见，在保定一带设立防疫站、检验所多处。④ 3 月 4 日，平山县内的卫生警察小队依然担负防治疫病之责。获鹿县县长会同正太路局长、京沪路段长与中西医商量设立检验所 8 处，并在车站要道、南河滩设立检验隔离所各一处，派遣调查员和医员各 1 名以及巡警 4 名在平山要路、李村设立检验隔离所。⑤ 应当说，直隶疫病从滋生到减缓的这一过程中，内务部和直隶省各地方功不可没。

2. 廊坊地区的真性霍乱防治

霍乱又名真性霍乱，也叫"虎烈拉"，最早于嘉庆末年由印度从海路传入中国，遂逐渐流行于各地。⑥ 民国初年，由于气候等诸多因素的影响，直隶一带疫病时有发生。1919 年，在直隶廊坊地区暴发了特大霍乱，当时已波及东北三省、河南、安徽、浙江、上海等地。1919 年 8 月久旱无雨，廊坊、京师一带有霍乱出现的征兆。当时，廊坊驻军最先发现真性霍乱的流布，且"传染甚烈，势极危险"。廊坊距京师较近，为防止廊坊一带真性霍乱向京师"流窜"，中央防疫处便呈报内务部要求迅速派员会同当地驻军官长妥善筹办防疫事宜。⑦

---

① 《直隶保阳防疫之近闻》，《顺天时报》1918 年 2 月 16 日，第 4 页。
② 《保定防疫之一斑》，《顺天时报》1918 年 2 月 22 日，第 4 页。
③ 《保定道尹许元震来电》，《政府公报》第 757 号，1918 年 3 月 3 日，第 18 页。
④ 《保定道尹许元震来电》，《政府公报》第 760 号，1918 年 3 月 6 日，第 27 页。
⑤ 《保定许道尹来电》，《政府公报》第 762 号，1918 年 3 月 8 日，第 22 页。
⑥ 余新忠：《清代卫生防疫机制及其近代演变》，北京师范大学出版社，2016，第 341 页。
⑦ 《中央防疫处请转发本处刊印预防霍乱症通告致电京师警察厅函》（1919 年 8 月），《北洋政府档案》第 155 卷，第 62 页。

廊坊的公共卫生工作主要由警察局（所）及各乡镇保甲所督导，① 但在遇到严重疫病时单靠地方警察机构显然不够，中央防疫处于是成为廊坊乃至京师一带的主要防疫机构。身处直隶的马重韬对廊坊霍乱深有体会，他谈道："一九一八年（民国七年戊午）夏秋之间，廊坊附近村庄，霍乱病流行（当时称为虎疫，亦称虎烈拉），疫情十分猖獗。一时人心惶惶，如临大敌。安次县县知事束手不知所措。震惊了京师北京，司其事之中央防疫会会长江朝宗，急派防疫医疗队进驻廊坊进行防治，并组织部分中医前往协作。"② 由此观之，中央防疫处已开始主管廊坊一带的防疫事宜。当时派去的工作人员有总统顾问曹元森、名医孔繁棣、北京养浩庐中医院创始人杨德元、名医陈世珍以及张汉卿（解放后曾任北京中医院院长）等。一行人等在抵达廊坊后，便在一所学校内开设防疫治所。③ 当时的染疫地区"有病数日转筋而死者，有朝发而夕死者，家家有僵尸之痛，户户有号泣之声"。④

在得知廊坊一带疫情后，内务部部长朱深立即与财政、陆军、交通暨军警各部一同商讨对策，共同防治霍乱疫症，具体办法是：军队方面由陆军部分派各督军各司令办理，舟车方面由交通部指挥各路局、口岸办理，居民方面由内务部分行各省区长官办理，京畿各地由内务部分行步军统领衙门、京兆尹、京师警察厅办理，要求中央防疫处进行协助。⑤ 紧接着，遴选医员立即携带药品前往疫区，设立临时防治机关，同时会同交通部于车站开展检查。⑥ 据中央防疫处报告，当时真性霍乱的原因是"驻廊奉军蔓延民居，渐经传播及于沙河"，⑦ 是奉天一带驻军将霍乱疫病带至廊坊，然后

---

① 廊坊市志编修委员会编《廊坊市志》，方志出版社，2001，第 1741 页。
② 马重韬：《戊午廊坊防疫与北京中医》，中国人民政治协商会议廊坊市委员会编《廊坊市文史资料》第 4 辑，1987，第 86 页。此处的时间有误，应为民国 8 年（1919）。
③ 马重韬：《戊午廊坊防疫与北京中医》，《廊坊市文史资料》第 4 辑，第 86 页。
④ 马重韬：《戊午廊坊防疫与北京中医》，《廊坊市文史资料》第 4 辑，第 86 页。
⑤ 《兼署内务总长朱深呈大总统呈报京畿暨各省所属地方相继发现真性霍乱时疫暨分别筹防情形文》，《政府公报》第 1290 号，1919 年 9 月 8 日，第 22~23 页。
⑥ 《兼署内务总长朱深呈大总统呈报京畿暨各省所属地方相继发现真性霍乱时疫暨分别筹防情形文》，《政府公报》第 1290 号，1919 年 9 月 8 日，第 23 页。
⑦ 《兼署内务总长朱深呈大总统呈报京畿暨各省所属地方相继发现真性霍乱时疫暨分别筹防情形文》，《政府公报》第 1290 号，1919 年 9 月 8 日，第 23 页。

由此地逐渐蔓延开来。

　　随后，防疫处又发布了预防真性霍乱症的通告，通告中含有政府预防廊坊地带病症的方法，主要包括驱除苍蝇、注意饮食和隔离病人等措施。①当然，单单采取简单的驱除方法很难将霍乱疫病根除。为此，中央防疫处还在京兆一带设立了京兆廊坊防疫临时医院，以诊治患疫者。医院的章程规定了医院的性质及其主要职能，大体如下：

　　　　第一条　本医院系为廊坊发生真霍乱而设，除内务部分别咨令各机关担任外，凡安次管辖境内发生霍乱症候，均由本院派员施以相当之豫防及治疗；

　　　　第二条　就廊坊勤忠祠设置医院一所，定名曰京兆廊坊防疫临时医院，万庄、许各庄两村设立分院二所，定名曰京兆廊坊临时分医院；

　　　　第三条　本院设中西医长为一人，医员六人，专任豫防及治疗之事；

　　　　第四条　设卫生队二十名，分任调查报告及消毒诸事，均由医长之支配；

　　　　第五条　设司书一人，专司缮写之事；

　　　　第六条　医长承京兆尹之命令，办理一切防疫事宜；

　　　　第七条　医员商承医长，任防疫事件；

　　　　第八条　每日分豫防及治疗事项，分别表报临时医院，由院汇报京兆尹存查；

　　　　第九条　刻木质关防一颗，文曰京兆廊坊防疫临时医院，以昭信守；

　　　　第十条　医长及医员均各置二联诊察簿一本，以资考核；

　　　　第十一条　凡遇真霍乱发见之处，得由各医员率领卫生队前往消毒，以期扑灭迅速；

　　　　第十二条　医院和分医院，均各设男、女诊察所一间，以便治疗

---

① 《中央防疫处预防霍乱症通告》（1919年），《北洋政府档案》第155卷，第59~60页。

向免混紊；

　　第十三条　购置中西药品，以备随时应用；

　　第十四条　本章程以呈准京兆尹批准之日，为施行之期。①

　　1919 年 8 月 29 日，中央防疫处在廊坊镇内以及附近村落进行消毒，当日"除消毒本镇居民十一家公共厕所三处、井口二个，市街清道一周外，并派清道队前往离郎西三里北昌地方，消毒住宅五户、井口二个、水缸十一个、公共厕所六处，清道一周。又距郎西南五里南昌消毒四家、井口四口、水缸十二个、公共厕所三处，清道一周"。② 深入廊坊村庄的中医也在附近"沿户访问，边防治，边宣传"，甚至"不顾饥渴劳累"，一心只为救治患者。群众见有疗效后，纷纷对其表示欢迎。这些中医的贡献得到安次县公署、京兆尹公署和北京中央防疫会（中央防疫处）的高度评价。③

　　经过多方努力，廊坊一带的霍乱疫情很快有所缓解。1919 年 9 月 1 日，中央防疫处致电技术员李光勋等人，称廊坊以及附近的村落基本已无疫情，事务所的一切事务准备结束，京师地面防治疫病人手不足，需要派员返回京师协助防疫。因此，中央防疫处科长俞树菜、技术员黄实存以及技术助理员梁潜德、沙通和徐树等人回京，技术员马志道和技术助理员李光勋则留在廊坊本地办理善后事宜。④ 到 9 月 3 日，廊坊附近 30 里以内已基本无新疫情发生，在医院诊治的患者也多为老病而非时疫。因此，中央防疫处及京师警察厅会同医员商量，廊坊一带疫情息平，"定于九月五日将各处临时医院施医处、防疫事务所一律撤销，即行车检疫一事亦均于五日为始停止执行，无病登车执照亦于五日停止发给。……查该处疫病既经扑灭，所有本公署设立廊坊临时医院应即于本月五日撤销，处分行外相应函请贵处查

---

① 《京兆廊坊防疫临时医院章程》，《京兆通俗周刊》第 27 期，1919 年 8 月，第 14～15 页。
② 《中央防疫处驻廊坊事务所为陈报廊坊镇及附近村落疫病和消毒情况致中央防疫处呈》（1919 年 8 月 30 日），《北洋政府档案》第 155 卷，第 85～86 页。
③ 马重韬：《戊午廊坊防疫与北京中医》，《廊坊市文史资料》第 4 辑，第 86 页。
④ 《中央防疫处为赴驻廊坊帮同办理治疗疫症一切事项致技术助理员李光勋等训令》（1919 年 9 月 1 日），《北洋政府档案》第 155 卷，第 92～93 页。

照。再沙河所设施医处一律于是日撤回"。① 至此，在廊坊所设的临时防疫病院也基本裁撤，廊坊本地的疫情宣告结束。

从 7~8 月开始疫情蔓延，到 9 月初疫情全部消散，中央防疫处积极部署防疫措施，频繁与地方政府联络，在防治与应对方面的工作值得称道与肯定。由于中央防疫处刚刚组建不久，尚乏管理方面的经验，因而也遭到内部人员诟病。曾在中央防疫处任职的庞斌于 1925 年回忆道："防疫处自有中外医士组合之委员会以来，举凡用人、行政、购置设备以及技术上之措施，无不听命于一二洋人，为处长者，尸位素餐而已，其他委员滥竽充数而已，事实具在，无可讳言，无可掩饰者也。"② 显然，庞斌的回忆略带夸张，有些地方也与实际情形不相符合，但仍能看出当时中央防疫处内部的管理情况以及受制于洋人的实情。尽管如此，在廊坊时疫的应对方面，中央防疫处的功绩值得肯定。

3. 小结

北洋时期，直隶疫病多有发生，对民众生命、生活均造成了极大影响。直隶政府竭力与中央配合进行疫病防治。在日常宣传、预防方面，北洋政府积极派遣中医前往直隶进行宣传、舆论动员；在临时防治中，北洋政府派遣卫生组织与地方政府积极联络，商讨解决办法，并制定有效的防疫计划。③ 直隶的两次防疫成功均是国家与地方通力配合的结果，其效果显而易见。在中央与地方的通力配合下，鼠疫和霍乱的蔓延势头得到了及时遏制，直隶一带也恢复了往日的静谧。两次防疫活动，在某些方面有其共性和差异性，值得进行一番审视。

两次防疫活动的共同之处，一是防疫时间都较短。1918 年的鼠疫从 1 月开始延续至 3 月就消灭殆尽，1919 年的霍乱从 7 月开始至 9 月初已基本结束。时间的短暂也能说明中央与地方对待时疫的态度以及所采取措施的有效性。二是离不开中央和地方的通力合作。两次疫病防治过程中，中央

---

① 《京兆尹署为撤销廊坊临时病院等事致中央防疫处函》（1919 年 9 月 3 日），《北洋政府档案》第 155 卷，第 110~112 页。
② 庞斌：《对于中央防疫处感言》，《医药学》第 2 卷第 2 期，1925 年 2 月，第 10 页。
③ 马重韬：《戊午廊坊防疫与北京中医》，《廊坊市文史资料》第 4 辑，第 86 页。

和地方实施了检疫、隔离、交通管制、卫生清洁等多种现代防疫手段，在地方遍设医舍、隔离所、检查所、临时病院等临时卫生机构，从而在短时间内将疫病蔓延的势头扑灭。两次防疫活动中呈现出的差异性也极为明显：首先，第一次的鼠疫主要暴发于冬、春季节，蔓延范围较广，具体包括保定、石家庄、涿州、正定几个市县及村镇；第二次的霍乱则主要萌生于夏季，染疫地区局限于直隶廊坊一带，稍带延及京师附近，直隶其他区域均未被染及。其次，主要防治机构明显不同。首次的鼠疫防治主要靠当时的内务部和地方的警察厅。民初的主要防疫机构是地方的警察机构，直隶地区也不例外。直隶各市县均设有警察厅对卫生事业进行管控，但这些警员限于专业性不足等因素，往往无法做到有效的预防工作。在第二次的霍乱防治中，中央吸取先前的教训，设立了统管全国卫生事业的机构——中央防疫处。有了中央防疫处的组织领导与多措并举，第二次霍乱的死亡人数大大减少。

　　直隶的两次防疫活动虽展现出中央与地方的密切配合，但在具体推进的过程中也暴露出一些问题，主要体现在：其一，重救治轻预防。在以往政府防疫过程中，往往都重视即时的防治，而忽视事前和事后的预防，只是发布一些通告、布告警示百姓。[①] 其二，医疗经费短缺，设备不齐全。在第一次鼠疫防治过程中，防疫会会长江朝宗视察平山定县防疫情况，与其知事进行会面，但该知事竟未露面，事后江朝宗会长才得知该知事虽已开展防疫工作，但苦于经费短缺和设备落后，防疫工作无法进行下去。此种例子并非个案，往往存在于整个防疫过程中。市县尚且如此，其他村镇可想而知。其三，防疫缺乏连续性，多有"漫不经心""敷衍了事"者。保定道尹许元震在防疫过程中体现出的敷衍态度便是显例。当时，许元震倡行设立的防疫局办事人员缺乏，聘用医员不乏"庸医"，其防疫的敷衍态度由

---

① 1921年春，中央防疫处早已发布通告预防春季时疫，通告中写道："查去岁冬天气候过暖，加以各省旱灾，灾民麇集，卫生一端，自不讲究。现在春天又到，时疫流行，到处传染，非常危险，灾区地方，尤须注意。"但此种通告往往流于空文，缺乏实际效果，时疫来临之际，各地依然频发。参见《中央防疫处为分送春季流行时疫种类并预防方法刊布通告致各赈灾会报馆函附通告》（1921年3月），《北洋政府档案》第155卷，第197页。

此可见一斑。

　　直隶地区起初没有独立的医疗卫生机构，因其毗邻京津地区，在医疗卫生方面主要受后者的"就近管控"。随着国家医疗卫生体系的逐渐创建，直隶地区的医疗卫生事业渐渐步入了正轨。尽管存在诸多不足，北洋时期直隶医疗卫生事业还是取得了一些成就，这也为其日后进一步发展奠定了基础。

第二章　南京国民政府时期河北的医疗卫生

南京国民政府成立后，着手筹建各级组织机构，卫生机构也是政府建置中的重要组成部分。南京国民政府力图建立完备的卫生行政系统，推行各项卫生法令、制度，开展各项卫生工作，以推动医疗卫生事业的长足发展。河北省积极贯彻南京国民政府的政策要求，相应地在医疗卫生方面也开展了一系列工作。

一　创建卫生行政机构

"卫生行政之良否，不惟关系国民体质之强弱，抑且关系国家民族之盛衰。"① 南京国民政府成立后，着手筹建各项管理机构，而医疗卫生事业是其中的重要板块。为了加强卫生行政管理，南京国民政府于 1928 年 4 月在内政部下设卫生司，主管全国卫生行政事务。1928 年 11 月正式成立卫生部，隶属于行政院，下设总务、医政、保健、防疫、统计五司，另设中央卫生委员会。专门卫生行政机构的设立，在一定程度上标志着卫生行政事业走向专业化。而后，中央医院、中央卫生试验所、西北防疫处、蒙绥防疫处、麻醉药品经理处、公共卫生人员训练所及各海关检疫所等机构也次第建立起来，中央卫生行政体系趋于完备。1931 年 4 月，卫生主管部门由卫生部改为卫生署，隶属于内政部，后又改隶行政院，内设总务、医政、

---

① 《命令·中华民国国民政府令》，《卫生公报》第 1 期，1929 年 1 月。

保健三科。1932 年 9 月，在全国经济委员会下设中央卫生设施实验处，主管各项卫生事业的实验与研究，是全国最高的卫生技术机构。

1928 年 11 月 19 日，南京国民政府发布第 1963 号训令，此后"关于卫生行政一切事宜"由卫生部负责办理，并责令各省市组建各级卫生机构，完善卫生行政体系。同年 12 月，卫生部拟定的《全国卫生行政系统大纲》规定：中央设卫生部，直隶于国民政府行政院；各省设卫生处直隶于民政厅，兼受卫生部之直接指挥监督；各特别市设卫生局隶属于特别市政府，兼受卫生部之直接指导监督；各市县设卫生局隶属于市县政府，兼受卫生处之直接指挥监督；县卫生局未成立以前，县之卫生事宜暂以县公安局兼理，县公安局亦未成立时，于县政府设立卫生科。[①] 这就将从中央到地方的各级卫生管理机构纳入一个较为完整的体系中。1929 年 1 月，卫生部正式颁行《地方卫生行政初期实施方案》，明确要求各省设卫生处，各市县设卫生局，"惟于成立之前须先训练人员并规定经费，其在卫生处局尚未成立，地方应于市县政府或公安局委用专任卫生人员，执行卫生行政事宜"。[②] 各省卫生行政应办事项，包括生命统计、一般卫生等方面，其中一般卫生具体涉及督促各地卫生机关人员执行卫生法规、筹办卫生稽查训练班、开展防疫、管理医药、医疗救济、卫生教育等方面。

1928 年 7 月河北省政府成立后，卫生行政事宜由民政厅主持办理。民政厅始设四科，依次称第一科、第二科、第三科、第四科，其中第三科负责卫生和禁烟等事项。各科设科长 1 人，科员、办事员若干。8 月，依照《河北省政府民政厅组织条例》规定，省民政厅设厅长 1 人，由省政府委员兼任，管理全省民政，监督所属职员及所辖各官署；秘书 3 人，承厅长之命办理机要事务，并核阅文稿，审查拟办事项；技正 2 人，技士若干，承厅长之命办理各项技术事务；设视察员若干，承厅长之命视察各县市行政事务。1930 年 10 月，添设公安管理局，卫生事项改由其主办。1932 年 9 月，公安管理局被裁撤，卫生事项仍划归民政厅管理。1934 年 12 月 4 日，国民政府

---

① 《全国卫生行政系统大纲》，《内政公报》第 1 卷第 9 期，1929 年 1 月。
② 《地方卫生行政初期实施方案》，《河北民政汇刊》第 4 编"法规·卫生"，1929 年 6 月。

行政院通过决议，河北省省会由天津迁回保定。12 月 14 日省政府发布第 45号令，公布《修正河北省特种公安局组织章程》，规定在山海关、唐山、塘大、保定、石门设立特种公安局，承省民政厅之命处理包括卫生在内的各项市政事务。

二　制定卫生法规、条例

卫生部成立以来，陆续颁布了一系列卫生法规与条例，涉及卫生机构组织法、医疗机构管理、技术人员管理、传染病防治与检疫、食品卫生管理、卫生教育等方面。其中，卫生行政方面的法规，如《国民政府行政院卫生部组织法》（1928 年 11 月）、《卫生部各司分科规程》（1928 年 12 月）、《中央卫生委员会议事细则》（1929 年 2 月）、《县卫生工作实施纲领》（1930 年 12 月）、《卫生署组织法》（1935 年 9 月）等。传染病方面的法规，如《传染病预防条例》（1928 年 9 月）、《传染病预防条例施行细则》（1928年 11 月）、《传染病预防之清洁及消毒方法》（1928 年 11 月）、《省市种痘传习所章程》（1929 年 3 月）、《各省防疫委员会组织通则》（1938 年 3 月）等。在卫生教育方面，为"唤起民众对于公众卫生及个人卫生加以注意"，卫生部颁发《卫生十二要》13 种，另添加《矿场卫生十二要》，广为散发。另外，还将总理遗训、新旧卫生标语、卫生歌、灭蝇法、灭蚊法等汇集成《卫生要览》，"或防印单页，分发张贴，或酌编布告，或派员讲演，以广宣传"，要求各地"须按照规定事项督饬，认真照办，用期实效"。①

河北省在贯彻执行卫生部指令的同时，也陆续研究制定了许多法规细则，以下且对医药管理、环境卫生、饮食卫生三方面予以介绍。

（一）医药管理

对医师、药师的资格审查是对病人负责的表现，毕竟行医与制药直接

---

① 《通令各县、局抄发卫生部令颁卫生要览仰认真照办由》，《河北民政汇刊》第 5 编 "公牍·卫生"，1929 年 8 月。

关乎人命。为规范医师、药师、药品等的管理，南京国民政府制定了《医师暂行条例》（1929 年 1 月）、《药师暂行条例》（1929 年 1 月）、《管理医院规则》（1929 年 4 月）、《管理药商规则》（1929 年 8 月）、《管理成药规则》（1930 年 4 月）、《西医条例》（1930 年 5 月）、《麻醉药品管理条例》（1931 年 11 月）、《购用麻醉药品暂行办法》（1935 年 8 月）、《牙医师暂行管理规则》（1935 年 10 月）、《护士暂行规则》（1936 年 1 月）、《中医条例》（1936 年 1 月）等。卫生部负责医师、药师的资格审核与凭证发放，当发现有医师或药师不符合相关条例时，先收缴其资格凭证，审核个人学历以及毕业证书等相关文件后，符合条件再发放凭证，否则暂时扣留，以待查核。卫生部还统一制定了助产士、药师、医师、药商等七类人员的营业执照，要求从业者按照程序申领，凡未领取营业执照者，一律不能营业。

　　1929 年 1 月，按照卫生部之要求，河北省各地一方面开展医药卫生状况调查，要求各地如实上报本地情况；另一方面，切实加强医药管理，涉及医师药师、医药生产、药品广告等方面。1935 年 10 月，河北省出台《河北省管理医药广告规则》（10 条），对医药广告予以规范，内中规定，"凡关于医务药品的文字图画，登载新闻纸类或张贴散布以作宣传者，应先填具审查声请书，呈由该县政府或省会公安局、特种公安局查核，转呈民政厅核准后行之"，"凡在本省境内经营医药业务，欲在本省以外之各县市登载新闻纸类或张贴散布广告者，应先经各该省市政府之许可，并连同证件呈请本省主管机关核准后行之"，"凡医务药品之广告，不得假借他人名义鸣谢或保证其效能，而为虚伪夸大之宣传，若有他人鸣谢或启事，言实不符者，得令各该医药执业人自行登报更正或撤销之"。[①]

（二）环境卫生

　　卫生部 1928 年 5 月下发《污物扫除条例》，条例对房屋、土地的垃圾处理均做了安排，明确了市政机关对污物进行集中处理的职能，如第三条规定"扫除之污物，应集置于管理市政机关所指定之地点或容器内，不准

---

① 《法规·河北省管理医药广告规则》，《河北民政月刊》第 4 期，1935 年 11 月，第 35 ~ 36 页。

任意弃置"，第四条规定"集置之污物，由管理市政机关处分之，处分方法除依法令所定外，得酌订细则呈由监督机关核准施行"。① 条例下发后，河北省各市县纷纷行动起来。

石家庄的清洁工作"向由市政公所办理，自去年十月市政公所奉省政府命令取销，将市政一切事宜，交归公安局总商会及财政委员会共同办理。对于全埠街道清洁事宜，特开大会详细讨论，议决归各街长副督饬办理。每街置清道夫二人至三人，每二三十街合组一街长副联合办公处，附置卫生队长一人，督饬各街道清洁事宜……"② 为了加强乡村卫生管理，1929 年3 月 13 日，省政府委员会第七十三次会议通过《河北省村卫生章程》，其内容如下：

第一条　本章程以实行清洁预备疫疠注重公共卫生为宗旨。

第二条　凡村中住户，均负扫除污物实行清洁之义务，前项事务由村长副间邻长随时督率行之。

第三条　清洁之事项如左：

一、凡公共饮水井蓄水池各地方不得污秽；

二、厕所不得安置通衢；

三、疫死牲畜不得任意抛弃或售卖；

四、露厝柩棺不得久停不葬；

五、圈养牲畜不得任意散放；

六、粪土不得任意堆积；

七、其他关于有碍卫生事项均应取缔。

第四条　村中所有污物随时扫除，异置于指定公共旷野之地或土坑内，其异置地点或土坑由村长副间邻长公议指定之。

第五条　各住户对于卫生事项有怠于履行者，由村长副间邻长切实劝告限期举办，届时仍不举办得由村公所派人代为执行。

---

① 《污物扫除条例》，《河北民政汇刊》第 2 编"法规·卫生"，1929 年 2 月。

② 《石门市清洁事宜》，《大公报》（天津版）1929 年 1 月 15 日，第 8 版。

第六条　前条代执行应需费用由村公所按所需实数责令急于履行
者出之。

第七条　各住户对卫生事项有故意违犯者得由村公所按村公约之
规定议罚之。

第八条　里卫生亦适用本章程之规定。

第九条　本章程自公布日施行。①

此章程成为各地村庄开展环境卫生工作的指南。环境卫生改良后，也
就切实消除了病菌滋生的一些源头，从而切实保障广大民众的身体健康。

（三）饮食卫生

在饮用水方面，南京国民政府先后出台《管理饮水井规则》（1928 年 6
月）、《自来水规则》（1928 年 9 月）、《提倡兴办自来水办法》（1929 年 5
月）等，对饮用水管理、自来水兴办技术要求与标准等做了较为细致的规
定。除了颁布管理自来水、饮水井相关法规外，1929 年通过《改良饮水办
法》，对市级城市不同饮用水源（自来水、自流井、土井、地表水等）的水
质标准与规格要求也进行了详细的规定。在饮料、食品管理方面，1928 年
10 ~ 11 月卫生部颁布《饮食物及其用品取缔条例》《饮食物取缔规则》《清
洁饮料水营业者取缔规则》《牛乳营养取缔规则》等一系列规章制度。② 次
年 8 月，卫生部又颁布《饮食品制造场所卫生管理规则》（12 条），内中对
制造饮食品场所、人员、原料、设备、器皿的卫生均做了明确规定，通令
各省市贯彻执行，"违反本规则者由卫生检查人员随时纠正，仍不遵行时依
饮食物及其用品取缔条例第四条第一项制裁之"。③

对于饮用水问题，河北省卫生局予以高度重视，对河北一些地方的河
水进行取样化验。《大公报》对此进行了报道：

---

① 《河北省村卫生章程》，《河北民政汇刊》第 5 编 "法规·自治"，1929 年 8 月。

② 内政部年鉴编纂委员会编《内政年鉴·卫生篇》，商务印书馆，1936，第 328 ~ 331 页。

③ 《饮食品制造场所卫生管理规则》，《内政年鉴·卫生篇》，第 330 ~ 331 页。

本市卫生局因饮水为人民日需之要品，其纯洁与否，关系市民之健康甚巨，若不随时化验，深恐病菌杂入，流为疾疫。兹为预防起见，已规定每十日化验一次，每次取本埠河北、河东、南市、城内及租界各地饮水，轮流化验，结果随时登报公布，以便周知。又按化验饮水标准，每水一西西（按一西西即一立方生的密达）所含细菌数目，不得过一百，所含大肠杆菌数目，不得过于一，如超过此数，即表明饮水与病菌接触，不宜饮用，并应实行消毒。①

1931 年出台的《河北省各级公安局管理饮水井清洁暂行细则》（共 12 条）规定：井台要用木制或砖石砌，并须高过平地 5 寸；井口应有木盖或石板，并有坚固之井栏，且高出井台 1.5 尺；水井如在洼地，井口须砌高，防止污水流入；井台、井盖等如有损坏腐烂，须随时修理完整；取水之器具须清洁，饮余之水、不洁之水及一切污浊之物，均不得投入井内，对在水井中投掷毒质者依照刑法予以惩治。②

在饮食物方面，河北省石门街市"极为窄狭，各饭馆及售卖饮食之商铺，常将锅灶桌案油酱小菜熟肉，以及饮食等物，均皆陈列门前，不但有碍交通，实与卫生观瞻，两有妨害"。③ 针对这一情况，河北省政府颁布《河北省各级公安局管理饮食物营业规则》（12 条），禁止售卖下列饮食物：（1）牛、羊、猪、鸡、鸭及其他禽兽等之病死者；（2）鱼虾及其他水族陈腐者；（3）饮食品之陈腐及污秽不洁者；（4）饮食品中添加有毒物质或色素；（5）过宿之生熟食品发生变质；（6）腐烂的瓜果蔬菜；（7）泥污不洁之冰。《规则》还明确要求，"凡馆店屋内纸棚灰棚或玻璃窗牖，如有破坏之处应随时刷补，每值夏秋两季窗户须糊纱布以妨蚊蝇侵入"；"凡馆店之厨灶不得接近便溺处所"；"馆店之水缸水桶及泄水出所须勤加刷洗，不得污秽"；"凡馆店所用之刀勺锅铲及应用之金属器具，务须勤加拂拭，不得

①　《卫生局化验市内饮水》，《大公报》（天津版）1929 年 1 月 9 日，第 12 版。
②　《河北省各级公安局管理饮水井清洁暂行细则》，《河北省政府公报》第 999 期，1931 年，第 17 页。
③　《注重卫生》，《大公报》（天津版）1931 年 3 月 26 日，第 5 版。

任其生锈。其碗碟等物应刷洗洁净，放置箱内，不准在外杂陈，且时用水煮之，其他陶磁竹木等器尤宜随时清洁，均不可积有垢腻"；"凡馆店不得雇用有肺病癫病及一切疾病之工人"；"凡馆店之房屋厕所，均须随时洒扫洁净，并常洒石炭酸水或生石灰"；"凡馆店工人及售卖饮食物人之身体须随时洗浴，其衣服并须整洁"；"凡售卖饮食物品应备有相当器具为之盛贮，并须盖护纱单等物，以免沾污尘芥招集蚊蝇"。如果出现上述情况，经查明，"督饬改良"，对故意违抗者予以严惩。①

1935 年，围绕夏季卫生，河北省公安局列出了应予以取缔的事项，其中关于饮食卫生的主要内容有：（1）"市间所售不洁食物及各种生水所制饮料，一经食用，危险甚大，均不准售卖。各商民人等，更须各自检点，不得任意购食"；（2）"凡露天售卖饮食物品者，应一律加添玻璃箱匣，或覆盖纱罩。并置蝇拍，随时扑灭"；（3）"各种颜料大都含有毒质，各商店小贩等售卖食品及儿童含弄之玩具，多涂染各种颜色，殊与卫生有碍，应严行禁止"；（4）"旧折纸因油墨内含毒质，气味难闻，且既旧折，多系破烂污秽，以之包裹食物，殊属有碍卫生，应一律禁止使用"。②

三　医疗卫生事业的展开

在卫生部的政策规约和引导下，河北省在医疗卫生方面开展了许多活动，也取得了一些成绩，大体包括如下几方面。

（一）宣传医药卫生知识

近代中国的公共卫生状况不佳，医疗卫生事业大为滞后。要想改变这一现状，首先需大力传播西方医疗卫生知识，开展卫生宣传教育活动，使民众学习卫生知识与疾病预防、应对的基本方法，转变落后观念，进而将

---

① 《河北省各级公安局管理饮食物营业规则》，《河北省政府公报》第 999 期，1931 年，第 16 页。

② 《夏令卫生：省会公安局昨发布告　列取缔及应注意事项》，《大公报》（天津版）1935 年 5 月 26 日，第 6 版。

卫生观念从思想贯彻到具体行为上。为此，河北省政府、团体、报刊以及一些有识之士均做出了积极贡献。其中，《河北省政府公报》《河北民政汇刊》《河北民政刊要》等出版物登载了大量有关医药卫生的文章。《河北省政府公报》1928 年 8 月创刊于天津，后迁至保定，原为日刊，后改为半月刊，由河北省政府秘书处印刷所发行，主编先后有陈曾寿、张文伯等。该刊主要登载河北省政府的命令、法规、公文、报告及会议记录等涉及民政、财政、教育、建设、工商、司法、外交部门的工作训令。其中"会议记录"栏主要是关于河北省政府委员会会议记录；"法规"栏详细刊载了河北省属民政厅、财政厅、教育厅、建设厅的组织条例；公电、呈文、布告、训令、报告等公牍文件，详细报道了当时河北的省务消息；"命令"栏包括中央命令、行政院训令、本省命令等，对卫生部、河北省出台的医药卫生法规、制度及时予以刊登。河北省民政厅创办的《河北民政汇刊》（1928～1930 年刊行）、《河北民政刊要》（1931～1935 年刊行）主要刊载河北省民政厅发布的各项法规、议案、条例、章程、简章、行政报告、会议记录，内容涉及吏治、自治、社会、保卫、赈灾、卫生等方面。这些刊物，在卫生知识传播和政府法规制度宣传方面起到了积极作用。

卫生知识的宣传有多种途径，如登载文章、出版图书、举办卫生展览、开展卫生运动、排演卫生剧、制作并分发卫生宣传小册子、播放卫生电影等。由于大多民众的知识水平有限，所以在宣传方式上简易生动、形式多样、贴近民众，往往效果更好。当时的很多报刊重视卫生知识的宣传，特辟"卫生"栏。在进行卫生宣传时，卫生部提倡设置"卫生布告"栏，布告栏的设计力求通俗易懂、图文并茂，展示内容主要包括卫生宣传品、政令通告等。布告栏设立在街道、公园、体育场、图书馆、讲演场、学校、工厂、车站、码头等公共场所附近，以及戏园、游艺场等娱乐场所附近。①

1935 年 7 月，为使一般民众能深刻了解卫生常识，滦县县立简易师范暑期小学校组织卫生宣传队，队员共 36 人，"到处演讲，并散发图画及传单"。②

---

① 《卫生部训令》（第 293 号），《卫生公报》第 10 期，1929 年 10 月，第 4～5 页。
② 《滦县小学生组卫生队游街宣传》，《益世报》（天津版）1935 年 7 月 31 日，第 4 版。

次年 5 月，中日医药学会开展卫生展览会，地址在天津河北中山公园国货陈列馆。其间，在影院或露天放映种类丰富的卫生影片，"在映演卫生影片时，作卫生讲演"。开会期间举行通俗卫生讲演，每处放送两次。市政府卫生局充分运用各种媒介开展卫生宣传，将卫生广告纸牌分发给民众在公共场所悬挂，印刷卫生传单并通过飞机及人力散发，燃放藏有卫生标语及人形的焰火，"开会期间，每日在各广播电台放送会场消息"，"该会纪事，请中外新闻记者每日在各报登载"。展览会还在会场附近设有卫生商谈所及健康诊断处，民众可随意问询，就诊概不收费，有愿用 X 光线诊断者仅收底片费，检痰亦不收费；举行儿童身体检查，优良者赠给奖品。① 1937 年 4 月，保定青年会为提倡公共卫生，联合五十三军军医处、保安司令部军医院、省会警察局卫生科、河北医学院、平民医院、福音医院等举办卫生展览会，展品由各医院提供。经各方开会议决，展览会定名为保定市卫生展览，设委员 9 人，委员长齐清心，副委员长周馥庭，并分演讲、布置、事务、招待、文书等股，会址设在青年会，会期定于 4 月 2～4 日。展出的大宗展品由河北医学院、福音医院和平民医院提供，"装潢布置，极为周备"。② 此举既有益于民众诊治自身疾病，也可促使大家提高对健康的重视程度。

（二）开展卫生运动

为了改善卫生环境问题，卫生部提倡举行污物扫除及卫生运动大会，定于每年 12 月 15 日进行大扫除，并举行卫生运动大会动员民众，以"唤起民众注重卫生"，要求各县长、公安局局长根据条例认真筹备，切实遵办，并"分派职厅常务视察员分赴各县随时督察办理，具报查考"。③ 各市县将办理卫生运动大会的情况汇报给卫生部，包括筹备会议、演讲游行、扫除污物的开展情况，以及当天所用的口号宣言、传单标语、拍摄的照片等。

---

① 《津市卫生展览会》，《北平医刊》第 4 卷第 5 期，1936 年 5 月，第 46 页。
② 《保定举办卫生展览会》，《北平医刊》第 5 卷第 6 期，1937 年 6 月，第 56 页。
③ 《呈卫生部遵令举行污物扫除及卫生运动大会一案饬属遵办情形由》，《河北民政汇刊》第 4 编 "公牍·卫生"，1929 年，第 1 页。

　　1929 年 7 月 12 日，河北省政府工商厅发布第 577 号训令，要求唐山、临榆、保定、石门、塘大举办工人卫生运动大会，强调"此项运动与工人卫生、工人生活及工厂改善均关重要"。① 工商厅要求公安局局长将进行工人卫生运动的过程以及成果及时汇报。在训令发出后的第 12 天，工商厅又于第 607 号训令中再次予以强调，其中明确了改良工厂卫生的实施方针，提出"工人卫生问题关系国民体力及工业兴替"。② 卫生部将在南京举行的工人卫生展览会报告书及"所编工厂卫生一册"下发到各地区，要求"广为宣传，一体实行"。在此期间，要求各地随时派人"就近视察督促进行，以期次第改善"。河北省工商厅拟订了工人卫生运动举行概略，通知各县参考执行。河北省宛平县、安次县、宝坻县、顺义县、密云县等 50 余县举办了工人卫生运动，具体情况如表 2 - 1 所示。

表 2 - 1　20 世纪 20 年代河北各地工人卫生运动情况一览

县份	地点	参加团体	概况
宛平县	县政府	工人 400 余人	县长报告卫生运动的意义，医士讲演防疫方法，发散传单结队游行
安次县	教育会	全县城工人	邀请西医及中医演讲卫生运动概要及预防流行病的方法，张贴标语，置办救济药品
宝坻县	城内寺庙	公安局、建设局代表及全城工人	政府代表讲述夏季预防感染病的重要性与方法，散发药品
顺义县	平民运动场	各机关团体代表及工人	各部门代表讲述卫生运动的重要性，印制传单标语，组织工人卫生宣传队与救护队，与各学校一同游行
密云县	县内	各机关团体代表及工人	说明卫生运动的重要性，组织工人卫生宣传队，游行宣传救护急症方法
天津县	工厂前空地	天津县立第一工厂工人	讲演灭蚊方法、预防急性传染病要诀及种痘浅说、疟疾浅说等

---

① 《令各县县长暨唐山保定等五公安局长仰于文到十日内将举办工人卫生运动经过及成绩具报核转令》（第 577 号），《河北工商月报》第 1 卷第 10 期，1929 年 8 月，第 3 页。

② 《令各县县长暨唐山保定等五公安局长仰迅即举行工人卫生运动并将办理情形运动成绩具报核转令》（第 607 号），《河北工商月报》第 1 卷第 10 期，1929 年 8 月，第 10 页。

续表

县份	地点	参加团体	概况
沧县	县政府礼堂	各机关团体代表及工人	医师演说卫生及防疫方法，张贴标语及白话布告
盐山县	县明伦堂	各机关代表及工人团体	医院院长演讲各种防疫方法
庆云县	县政府礼堂	各机关团体代表、泥木工人、农民等	县长报告工人卫生的意义，参与团体演说，散发标语传单
静海县	建设局	各行业代表、工人代表	县长报告开会意义，演讲卫生常识
昌黎县	新中罐头公司	各工会工人及民众	医士讲解防疫方法，散布传单，组织宣传队，游行
文安县	建设局	各机关代表及工人	各机关演说，散发卫生浅说、药品，组织工人卫生宣传队、救护队，张贴标语，实地练习
大城县	县政府	各机关代表	轮流演讲
河间县		各机关代表及工人团体代表	医生演讲防疫方法，散发传单插画，公安局领导游行
交河县	城隍庙	各机关代表、工厂工人及民众	机关代表演讲关于工人卫生事项，医院院长讲演，检查工人体格
景县	城内高级小学校讲堂	各机关团体代表	讲演卫生运动的意义及防疫方法，游行，散发传单
完县	高级小学校	各机关代表	讲演卫生大要，分发书籍，贴标语
束鹿县	山西会馆	各机关、学校代表及工人	演讲防疫方法，检查工人体格，组织游行
获鹿县	县政府	各机关团体代表	报告工人卫生运动的意义，机关与学校演说，游行
行唐县	大清观	各机关团体代表及工厂工人	报告工人卫生运动的意义，介绍改善工厂、改良家庭、防疫的方法，游行宣传
赞皇县		各机关团体代表及各行工人	报告工人卫生运动的意义，游行宣传
晋县		各机关团体代表及各行工人	演讲工人卫生、工人生活、工厂改善各事
易县	县政府	各机关团体代表及工人等	报告工人卫生运动的意义，演讲传染病之害及防疫方法，张贴卫生十二要
涞水县	文庙	团体、机关职员、工人	讲解传染病预防方法，张贴防疫图说
涞源县	县政府大礼堂	各机关工作人员、学生等	印发工厂卫生十二要，讲解防疫方法、传染病之由来

续表

县份	地点	参加团体	概况
深泽县	图书馆前	工人	讲解防疫方法
深县	县政府	各机关代表及工会工友	宣布卫生办法
大名县	建设局	工人	演讲传染病的由来及预防方法，发放标语与工人卫生小册
南乐县	中山俱乐部	全县工人	演讲传染病的由来及鼠、蚊、臭虫、苍蝇之害，实地练习卫生救护
清丰县	建设局西苗圃	各商店学徒及工人	讲解普通病症发生缘由及治疗方法，印发浅近标语、传单
东明县	县党务临时登记处		印发工人卫生十二要及预防霍乱等宣传品多种
濮阳县	县党部	县党部各代表及工人	医生检验工人体格，演讲防疫方法，印发传单，发放药品
长垣县	县政府	工会代表及工人	演讲传染病的由来及防疫方法
沙河县	县政府	各机关人员及各厂工人	演讲，发散传单
尧山县	城隍庙	各学校警察保卫团工人	讲解防疫方法
内邱县	中山俱乐部	工会机关代表及工人	讲解卫生运动的意义
肥乡县	建设局	工会机关代表及工会工人	向厂铺讲解工人卫生的重要性及防疫方法
邯郸县	县政府大礼堂	工会工友及民众	演讲防疫方法，印发卫生传单
磁县	庙前广场	各机关代表及工人	医生演讲防疫方法
冀县	公安局大操场	各机关代表及工人	讲解工人卫生的重要性，游行
南宫县	县政府中山堂	党政军学机关代表、工人	医生演讲防疫方法，游行宣传
新河县	中山俱乐部	各界代表	讲解工人卫生的重要性，游行，印发工人卫生规则、工人卫生十二要
隆平县	中山俱乐部	工人	传染病的由来及预防方法
高邑县	县政府大礼堂	党政工商各界人士	讲解防疫方法，张贴标语
宁晋县	县政府	机关代表及工会工友	编发工人卫生标语，组织宣传队演讲
临榆县	公安局	各机关代表、工会工友	通知工友切实注意卫生以防时疫传染，张贴标语
石门	商会	各机关团体代表	讲解工人运动之意义，编发标语传单说明防疫方法、传染由来，通知各工会督察倡导
塘大	工厂内	工厂工人及各机关代表	公安局监督工厂拟具规条，组织卫生委员会，印发宣传品

续表

县份	地点	参加团体	概况
唐山			各厂工潮尚未平息，改由公安局逐日分赴各厂演讲
井陉			由县通知各厂按照工人卫生十二要施行
大兴			县内无工厂，由县拟定夏令卫生六条通饬各区遇有工人会聚之所随时宣传
保定			将卫生十二要印发各厂遵行

资料来源：《河北省各县举行工人卫生运动一览表》，《河北工商月报》第 1 卷第 11 期，1929 年 9 月，第 107 ~ 126 页。

　　虽然卫生运动具体的动员方式不尽相同，但大体程序是先由各县政府、公安局、各级党部工会组织工人集会，邀请医界人士讲授医疗卫生知识（包括疾病预防与保健知识等），向工人讲述卫生之重要。然后，各机关代表轮流讲演，散发传单，组织工人结队游行。

　　此后，一些地方定期举行卫生运动，以唤起民众养成崇尚清洁的习惯。1933 年 5 月 15 日，河北井陉县举行卫生运动大会，县政府召集各机关、学校、驻军手拿各色旗帜，选派民众"荷铁铲扫帚"，有千余人，"热烈非常"。[1] 石门正太路局定期举行卫生运动大会，1934 年 3 月组织成立卫生运动委员会，设总务、清洁、宣传、保健等组，精心筹备开展卫生运动。当月，为"促进军民之清洁健康，避免传染病之发生"，衡水县党政机关与驻军骑兵六师一团联合成立军民联合卫生委员会，成立大会上议决首先举办施诊、修路、改良厕所等事宜，然后定期举办卫生防疫大会。[2] 1934 年 5 月，正定、枣强、唐山等县公安局举行卫生运动大会。正定县公安局先在县政府中山堂召开演讲会，"阐述卫生之意义，俾一般民众明了"，然后进行大扫除，"除扫除外，更施以消毒药品"。[3] 唐山县公安局局长赵巽召集杭星垣、贾惠甫等当地数十位士绅召开卫生会议，决定在之前夏季大扫除的基础上，举行扩大卫生运动大会，由官民合作进行。[4] 1937 年 5 月 15 日，

---

① 《举行卫生运动大会》，《益世报》（天津版）1933 年 5 月 20 日，第 7 版。
② 《春季卫生运动大会》，《益世报》（天津版）1934 年 3 月 29 日，第 8 版。
③ 《正定公安局举行卫生运动会》，《益世报》（天津版）1934 年 5 月 29 日，第 8 版。
④ 《唐山公安局扩大卫生运动》，《益世报》（天津版）1934 年 5 月 23 日，第 8 版。

邢台县举行卫生运动大会，县长白如琳与各机关代表、民众 400 余人参加，"沿街扫除并散发传单，劝告市民，注重卫生"，当日下午县教育厅举行儿童健康比赛，参赛者 70 余人，获胜者颁发奖品。① 卫生运动的开展，在宣传卫生知识、转变民众卫生观念方面起到了一定的效果。但不可否认，卫生观念的改善绝非一朝一夕所能实现。

（三）加强药品管理

河北省政府接到卫生部通知后，指令各县颁发医师药师暂行条例，严格遵行，并强调"我国业医药者为数至多，其学验湛深者固不乏人，而无识炫世者亦所在多有"。② 药品在正式对外出售之前，必须经过卫生部门的化验注册，合格者获得成药许可证后方可上市。如冀县县政府将文林堂售卖的药丸"呈送化验"；③ 威县县政府将该县永兴堂制戒烟药丸的化验鉴定书依法具报，"切实管理制售成药"。④ 从事药物配置的药剂生也需要经过相关部门考察，获得许可证方可从业。1929 年，有美商三德洋行售卖"生殖灵"，传说此药有返老还童之功效，该药在河北、东三省等地销售。经中央化验所化验，该药"含毒多，误人生命"，且在报纸上大肆宣传广告"词意夸大，语多离奇，欺世惑众"，卫生部通令禁止售卖此药，河北各地一律遵照执行。⑤ 1935 年 1 月，河北省卫生厅通令各县政府、特种公安局、各区行政督察专员等，对于市售滋补药品，严加注意，遇有可疑情形，立即提取化验。⑥ 很快，邢台县查获红色药丸，经化验含有鸦片毒质，立即予以查禁，药商刘汗臣被依法追

---

① 《各地短讯》，《时事新报》1937 年 5 月 19 日，第 6 版。

② 《通令各县颁发医师药师暂行条例由》，《河北民政汇刊》第 4 编 "公牍·卫生"，1929 年 6 月，第 17 页。

③ 《指令冀县县政府呈送文林堂售卖药丸请化验由》，《河北民政刊要》第 22 期，1933 年 10 月。

④ 《训令威县县政府为准医学院函送化验该县永兴堂所制戒烟药丸鉴定书等因仰依法具报嗣后并切实管理制售成药由》，《河北民政月刊》第 1 期，1936 年 1 月。

⑤ 《通令各县局奉卫生部令禁止三德洋行售卖生殖灵药品仰查禁由》，《河北民政汇刊》第 7 编 "公牍·卫生"，1929 年 12 月，第 6 页。

⑥ 《训令各县县政府、特种公安局、各区行政督察专员、都山设治局奉省令以准内政部咨请饬属对于市售滋补一类药品严加注意遇有可疑情形应即提取化验等因仰遵照由》，《河北民政刊要》第 38 期，1935 年 2 月。

究。河间县县长王用舟称，该县查获义盛和、民生工厂、义兴永等处三种药丸，经化验，药丸中"含有鸦片及麻醉性毒质"，"应即严行查禁，以防流毒"，义盛和等药铺贩卖毒品"有干例禁"被依法究办。曲周县查获"慈航救苦戒烟丸"，经化验亦含有毒质，也被依法处置。[1] 1936 年 1 月，保定《振民日报》登载的东亚药房助力养肾丸与五州药房内服制妊锭等药品广告，与《管理成药规则》之规定在用语上存在诸多不妥，予以取缔。[2]

此外，针对一些民众患病后求助于灵丹妙药的错误做法，卫生部门下令禁止各庙宇兜售所谓仙丹、开仙方给百姓，文曰：

> 查各地庙宇，常有施给仙丹药签神方乩方治病等事，在昔民智未启，迷信神权，以为此种丹方，系由仙佛所赐，视为一种治病良剂，以致每年枉死者，不可数计。现值科学昌明，文化日进，自不容再有此种迷信情事，亟应禁绝，以杜害源，而重民命。除分别咨令外，相应咨请贵政府查照，转饬所属，将各地庙宇中施给仙丹药签神方扶乩方等事，一律禁止，以杜危害为荷。准此除咨复外，合行令仰该厅查照，转饬所属，一体遵照办理为要。[3]

（四）从改造接生婆到助产士的培养

接生婆是旧时妇产工作的主要承担者，其接生时不讲究卫生，造成许多产妇留下后遗症，严重者身亡，新生儿死亡率也很高。时人为文指出："我国婴孩的死亡率为什么这样大？这个原因，大半在接生婆身上。因为她缺少科学智识，又不懂消毒方法，并且也不照合理的接生方法，所以初生儿，无辜的死掉不少。"[4] 许多婴孩不幸患病，"最多发见，就是俗叫做七日

---

① 《训令曲周县县政府据该县前遵慈航救苦戒烟丸已验明含有毒质仰遵令办理具报由》，《河北民政刊要》第 39 期，1935 年 3 月。
② 《训令省会公安局据保定振民日报广告登载东亚五州药房助力养肾丸等成药未符定章仰分别取缔具报由》，《河北民政月刊》第 1 期，1936 年 1 月。
③ 《禁止仙方》，《大公报》（天津版）1929 年 5 月 9 日，第 4 版。
④ 《助产士应赶快培植》，《民国日报》1929 年 4 月 13 日，第 4 版。

惊风，即是脐风，它的原因全为剪脐带时候，剪刀等器具，没有消毒；或是消毒不完全，所以这病的病原菌，就从剪脐带侵入这孩子的体内，发生这种病了。还有常见初生儿患的脓漏眼，也是接生婆没有受过医学教育，不知道用药点眼的缘故，就发生瞎眼和死亡的危险"。[1] 面对这些问题，许多产妇的家人自命不幸，极少采用法律手段维权，并且在"传统社会'抑讼'的政治文化生态中"，人们也倾向于通过"自我调解的方式解决处理纠纷"，故产婆大多数未被追究责任。[2]

1928 年、1929 年卫生部先后制定出台了《管理接生婆规则》（17 条）、《开办接生婆训练班办法》等，加强对接生婆的管理，以提升其接生水平。《开办接生婆训练班办法》规定了培养接生婆的课程、教职员、经费、教授方法，还将北平接生婆所用之接生篮的具体情形列出以做参考。《办法》规定，教职员由产科医师 1 人（兼任）、助产 1 人（专任）负责训练，另设管理员 1 人担负管理之责。训练班之经费因各省经济情形及接生婆之多少而异，北平接生婆训练班（约为开办费 50 元，每月经常费 60 元），两个月之训练每人平均 15 ~ 25 元，每班 20 ~ 50 人。在教授方法上，注意"图画标本及口头教授与实际练习所用术语，应依其惯用者"。具体实行中，考虑到接生婆的文化水平，尽量使其理解并接受所传授之接生知识。[3] 河北省积极予以响应，要求各市县贯彻执行，开设接生婆训练班，对于通过培训的产婆，给予营业执照。1928 年，留美女医学博士杨崇瑞回国后，在北平创办了第一个中国人自办的接生婆讲习所，公布了《北平特别市卫生局接生婆讲习所简章》，对接生婆进行新法接生培训。

通过设立助产士培训学校，培养合格的接生人员，是当时政府着力推进的又一项卫生事业。卫生部出台《助产学校立案规则》《助产士条例》《助产士考试规则》等文件，要求各地遵照执行。河北各地积极响应。1935 年，束鹿、涿县、徐水等县申请成立助产传习所，河北省相关部门对其提交的预算、简章逐一进行审读，提出修改建议。1929 年 1 月，在杨崇瑞的

---

① 《助产士应赶快培植》，《民国日报》1929 年 4 月 13 日，第 4 版。

② 马金生：《发现医病纠纷——民国医讼凸显的社会文化史研究》，第 316 页。

③ 《通令各县局奉卫生部令抄发开办接生婆训练班办法仰遵办报候转呈由》，《河北民政汇刊》第 9 编"公牍·卫生"，1930 年，第 3 页。

主持下，创设北平国立第一助产学校，学校设有高级班、助产士训练班、助产士研究班、护士助产训练班。1932 年，河北省立医学院附设助产班，以"造就助产专门人才，并将助产知识普及全省"为宗旨，学制两年。① 1935 年 6 月，又开办附设高级助产及护士职业学校。南京国民政府时期，培养助产士的工作主要由全国助产教育委员会主管，卫生署、卫生实验处也参与其中，兼之各省及地方卫生当局的合作。助产教育委员会为各类助产学校制定学制与课程标准，以及学校的立案办法。在此背景下，全国各地陆续建立了助产学校，河北省也在保定建有助产学校 1 所。

（五）疫病预防

民国时期，各地都曾遭受疫病的侵袭，河北省也不例外。接种成为预防疫病的制度之一。1929 年，鉴于"天花流行，为害甚烈"，卫生部下达全国施种牛痘的通知，② 河北省各地积极响应。河北省政府主席徐永昌拟设河北防疫处，负责宣传防疫并播种牛痘，将筹办细则上报卫生部。保定市及时转发通知，很快便在市内实施种痘，地点设在育婴堂、普济医院、青年会、卫生医院。③ 1929 年安平一带出现脑膜炎病例，北平中央防疫处立即知会河北民政厅"速派员前往调查，并协同医生及应用血清疫苗等药品随时医治以免蔓延"，④ 对于疑似感染的病例，先施行隔离。1933 年 5 月，河北永年县立医院每周派三四人骑自行车奔赴各乡，为不便来医院的儿童种痘，"沿村按户施种，同时并演讲浅近医学常识"。尧山县救济院每年施种牛痘，"近日抱携男女儿童，前往种痘者，日必数十人"。⑤ 1935 年，河北多地发生猩红热、天花等传染病，因患猩红热"东大章一带死去儿童甚多，其他

---

① 《河北省立医学院附设助产班章程》，《河北省滦县教育公报》第 8 期，1934 年 8 月，第 35 ~ 38 页。
② 《通令各县局饬知关于种痘应注意各点仰遵照由》，《河北民政汇刊》第 4 编"公牍·卫生"，1929 年 6 月，第 2 ~ 3 页。
③ 《保定实行种痘防天花》，《大公报》（天津版）1929 年 2 月 26 日，第 8 版。
④ 《电河北民政厅　据中央防疫处报告安平发现脑膜炎仰派员往查由》，《卫生公报》第 6 期，1929 年 6 月。
⑤ 张承谟：《地方新闻》，《河北月刊》第 1 卷第 6 期，1933 年 6 月，第 4 页。

各村罹是疾而死者亦复不少。又献县东三区一带发现猩红热症，轻者数日可愈，重者三四日毙命，流行甚广，十五岁以下小儿患者颇多"。① 邢台发生白喉症，四处蔓延，致"各村每日均有死亡"，城南良村一带又发现猩红热，"流行甚速，各村亦均有死亡"。②

在检疫机构管理方面，在交通出入地区做好检疫工作对于预防疾病传播至关重要。1929 年前后，北平、上海频频出现脑膜炎患者，天津海关一面派员检查，一面通知天津特别市加以防范。③ 1929 年 8 月 28 日，卫生部提出由河北省卫生部负责接管大沽以及秦皇岛的防疫事务，建立专业的海港检疫处，认为这一措施"关系国际卫生商业进展，至为重大"。海港是外来货物的集散地，外来物品是否安全关系到国家安危。鉴于河北省管理卫生机关尚未成立，卫生部决定将大沽与秦皇岛两处防疫医院划归卫生部管理，以便"按照本部施政纲领，将两处海港防疫依据现有设备请款筹划革兴"。④

（六）开办医院、诊所

1929 年 6 月，河北涿县计划筹设县立医院。"县政府自奉民政厅令饬设县立医院后，即将此案提交县参议会，议决因地方穷困，暂由地方筹发 800 元，并许营业之医师付股合办，旋得本县中西医师集股 700 元，设立县立医院定为官立民办性质，现已拟定简章，呈请民政厅核示，一面积极筹备，定于 7 月 1 日成立。"⑤ 1930 年 2 月，宝坻县成立诊疗所，用来治病救人，事先经过筹备、申请，"日前河北民政厅训令，转饬成立县立医院或诊疗所。经第七次县务会议决议筹设诊疗所一处，宝坻县立诊疗所，以救济病人"。⑥

南京国民政府时期，河北的医院、诊所数量有所增加。1934 年，河北省卫生厅通令各地筹设卫生事务所及诊疗所，各地积极予以响应，涿县、清苑、

① 《河北赵县发现猩红热》，《康健杂志》第 3 卷第 5 期，1935 年 5 月，第 56 页。
② 《邢台发现白喉及猩红热》，《康健杂志》第 3 卷第 7 期，1935 年 7 月，第 65 页。
③ 《预防脑膜炎》，《大公报》（天津版）1929 年 4 月 29 日，第 11 版。
④ 《咨请将大沽秦皇岛医院划归本部管理由》，《卫生公报》第 9 期，1929 年 9 月。
⑤ 《涿县筹设县立医院》，《大公报》（天津版）1929 年 6 月 18 日，第 8 版。
⑥ 《宝坻第七次县务会议》，《大公报》（天津版）1929 年 5 月 9 日，第 8 版；《宝坻成立诊疗所》，《大公报》（天津版）1930 年 2 月 28 日，第 8 版。

元氏、庆云等地或申请创办诊疗所，或创立助产所、公立施医所。到 1935 年，河北省对下辖 130 个县进行统计，116 个县提交了县政调查表，其中设有医院的达 76 个县，共有公、私立医院 134 所，另有 47 个县设有防疫设备。^① 再据 1936 年 2 月对省内 109 个县的调查，其中有 32 个县未设立医院，其余 77 个县共有私立医院 360 所，医师 531 人，每县平均有近 4.7 所医院，每所医院医师平均 1.5 人。另外，还有省立医院 3 所、县立医院 2 所，依次是唐山防疫医院、保定平民医院、省立医学院附属医院、平山县医院、元氏县立医院等。中医尚无专门医院，只有各地中医自设的诊疗所。1937 年 1 月，除冀东地区外，全省 101 县共有中医 5318 名，每县平均有近 53 名中医。除医院外，各地中西医药房、诊疗所医护人员还有很多。以医疗较为发达的省会所在地清苑县为例，1936 年 1 月清苑县除公立医院 2 处、私立医院 11 处外，有西医诊疗所 9 处（公立 2 处，私立 7 处），中医诊疗所 14 处（均私立），西药房 5 处，中药房 59 处；共有医师 43 名，药剂师 17 名，药剂生 21 名，护士 38 名，中医士 65 名，中药店员 238 名。此外，助产士和接生婆分别有 3 名和 13 名，种痘生有 20 名。这一时期，河北西医医院明显增多，设备较为完善的有定县平民教育促进会保健医院、唐山开滦矿务局医院等。此外，教会医院设备大多较为完备，如沧县博施医院、河间圣安得烈医院、大名柏烈生思医院、邢台福音医院、枣强慕张医院、保定思罗医院和思侯医院等。^②

随着西医的传入，医疗技术水平逐渐有所发展和提高。内科方面，到 20 世纪 20 年代已由简单的器械检查、皮下注射，发展为进行血、尿、便常规检查和细菌培养，并能进行血尿糖定量、血尿素氮定量检查。外科方面，西医现代外科技术逐渐发展起来。早在清末民初，河北省有些医院已能实施截肢手术和简单的外科治疗；进入 20 年代后，可进行脾切除、胃大部分切除、胆总管切除取蛔虫等上腹部手术；30 年代中期则能施行胆道手术、肺叶切除术、肾切除术、开颅术等大型手术，以及骨折切开复位内固定等较为复杂的手术和古典式剖宫产手术。

① 《县政调查统计：河北省》，《内政调查统计表》第 22 期，1935 年，第 22 页。
② 朱文通、王小梅：《河北通史·民国上卷》，河北人民出版社，2000，第 318~319 页。

四　清河试验区的卫生实验

1929 年 7 月，卫生部向行政院呈请创办卫生行政实验区[①]，作为全国各地之表率。同年 8 月，卫生部呈复行政院在训政时期的主要工作，将"试办乡村卫生"作为其工作重点之一。[②] 在卫生部的政策引导下，河北省定县、清河[③]两地积极开展卫生实验，围绕学校卫生、妇婴卫生、疾病预防与诊治等方面开展了大量的工作，为推进河北的卫生事业做出了积极贡献。定县卫生实验区由中华平民教育促进会（简称平教会）创立，留待后文详述，此处就清河卫生试验区做具体考察。

（一）概况

清河卫生试验区由燕京大学社会学系主办，分经济、社会服务、妇女工作、卫生四股。社会学系由外籍步济时、甘博以及甘霖格、艾德敷等人于 1922 年秋创办，成立后即着手创办实验区，作为学生求知锻炼的场地。1928 年秋，社会学系得到洛克菲勒基金的捐助，在杨开道的指导下于清河开展社会调查，作为推行实验工作的准备。此次调查于当年冬完成，社会学系同人将调查结果详细研究，获得当地支持后，决定"在离本校八里，离北平十八里，交通联络方便之清河镇，设立试验区"。[④] 经过一年多的筹备，1930 年 2 月正式开办清河卫生试验区，6 月 16 日举行开幕礼。试验区位于清河镇，以镇周围 40 个村庄为实验范围，其设立旨在开展社会服务，"希望于七年后，该地人民可以自动的担任一切社会事业，成为华北一个模范自治市镇"。[⑤]

1930 年，试验区主任张鸿钧与北平市第一卫生事务所接洽，商议协办

---

① 《函送本部拟办卫生行政实验区经呈准照办请查照由》，《卫生公报》第 9 期，1929 年，第 162 页。当时要求各地建立实验区，有的地方也叫试验区，如清河卫生试验区。

② 《呈行政院呈复遵令拟定六年训政时期施政纲领草案并附陈管见祈示遵文》，《卫生公报》第 9 期，1929 年 9 月。

③ 清河，镇名，民国初年隶属京兆地区，1928 年河北省成立后隶属河北宛平县。

④ 张鸿钧：《燕京大学社会学系清河镇社会实验区工作报告》，章元善、许仕廉编《乡村建设实验》第 1 集，中华书局，1934，第 68 页。

⑤ 子厚：《燕大社会学系近况调查》，《社会学界》第 5 卷，1931 年 6 月，第 193 页。

乡村卫生工作。经过半年的往返磋商，双方决定进行为期一年的实验，时间自 1931 年 7 月 1 日至 1932 年 6 月 30 日。① 经与地方接洽，清河试验区于 1931 年 8 月成立卫生事务所，办公处设在试验区内。第一年的工作，组织上分为经济股、服务股，卫生工作附属于服务股。经过一年试办，试验区越发认识到卫生工作在乡村的重要性，便有扩大卫生工作之建议。1932 年 6 月，卫生工作改由试验区自办，药品方面由北平市第一卫生事务所提供。同年 7 月，试验区聘助产士 1 人，9 月又添聘专任医师 1 人。随着卫生工作日趋繁重，职员逐步增加。10 月初设卫生股，统筹实验区域内的各项卫生工作，其组织及办理工作如图 2 - 1 所示。

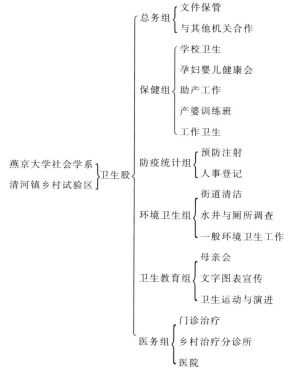

图 2 - 1　清河卫生试验区卫生组织及管理结构

资料来源：李廷安《中国乡村卫生调查报告·河北宛平县清河卫生试验区》，《中华医学杂志》第 20 卷第 9 期，1934 年 9 月，第 1118 页。

---

① 《清河卫生事务所第一年试办经过》，《北平市公安局第一卫生区事务所年报》第 7 期，1932 年，第 101 页。

卫生股由总务组、保健组、防疫统计组、环境卫生组、卫生教育组、医务组组成，每组有其明确的职任。在有限条件下，卫生股积极开展卫生实验，直到抗战全面爆发后被迫终止。

（二）开展卫生实验

清河试验区围绕卫生事业开展了大量的工作，体现在学校卫生、妇婴卫生、疾病预防、治病救人等方面，以下分而述之。

1. 学校卫生

清河试验区的学校卫生工作，起初主要集中于清河小学。第一年试办期间，试验区联合北平市第一事务所对该校 147 名学生进行健康检查，检查项目包括营养状况，耳、鼻、眼、牙齿、皮肤、淋巴腺、心、肺、脾等内外科疾病。同年举行了 86 次卫生教育演讲，共有 3244 人次参加。[①] 1931 年夏，发动学生举行灭蝇运动，既普及了卫生常识，又使学校的环境卫生得到了明显改善。1932 年，鉴于一、二年级学生 100 余人"同处一室，拥挤不堪。光线已欠充足，空气尤属恶劣"，卫生股为学校另开教室一间，两个年级分班上课。该校原无合适的体育场，学生游戏、体操只能在狭窄的院内举行。1932 年 7 月，卫生股将夏季卫生运动之余款 30 余元捐给学校，并协助扩建了操场。同年 8 月进行白喉锡克氏试验，共计受验者 55 人。半年内，卫生股举行卫生演讲 23 次，听讲学生多达 518 人次。[②] 不过，限于经费困难和试验区欠缺工作人员，学校内的诊疗工作未能开展。卫生股的学校卫生工作，到 1936 年扩展到三个学校，工作内容包括检查体格、矫正缺点、疾病治疗、健康教育、预防注射等。所有学生每两年进行一次体格检查，如有缺点，在得到家长同意后施以矫治。轻微的疾病由曾受相当训练之年长学生或教员为之治疗，较重的到门诊诊治。

---

① 《清河卫生事务所第一年试办经过》，《北平市公安局第一卫生区事务所年报》第 7 期，1932 年，第 117 页。
② 李廷安：《中国乡村卫生调查报告·河北宛平县清河卫生试验区》，《中华医学杂志》第 20 卷第 9 期，1934 年 9 月，第 1120 页。

2. 妇婴卫生

清河试验区妇婴卫生工作集中于助产事业，具体分门诊健康检查、产婆调查、助产教育和接生等。门诊健康检查主要由助产士承担，既负有产前、产后妇女及初生婴儿的健康检查职责，又须先行检查妇科疾病，报告医师后诊断治疗。自 1932 年 7 月 1 日至 1935 年 6 月底，产前检查 374 人，产前护理 1080 次，产后检查 213 次，产后护理 671 次，婴儿检查 218 次，婴儿护理 1572 次。[①] 产婆调查由卫生股与研究股合力完成。据调查，清河镇中心包括周边 40 个村，有 9 个村没有产婆，余下 31 个村有产婆 50 人，年龄在 50 岁与 85 岁之间。助产教育建立在谋求推行新式接生法的基础上，卫生股人员采取了家庭拜访、组织母亲会、文字宣传等方式。截至 1932 年 12 月，清河试验区在清河镇、三旗村、前八家、后八家四村成立了母亲会，每星期开会一次，由助产士讲解卫生常识、孕期卫生、产后卫生及婴儿护理法等。卫生股还将印有妇孺须知及产育常识的印刷品，分发给村民，宣传卫生知识。

在助产接生方面，清河试验区设立产婆训练班、妇婴保健员训练班。产婆训练班由清河试验区、宛平县政府、北平公安局合办，卫生股负责技术培训，县政府与公安局负责督促产婆受训。产婆训练班以训练产婆具有相当技术、减少婴儿产妇死亡、促进婴儿产妇健康为宗旨。产婆训练班为期两周，课程分口授与实习，学习内容包括产科生理解剖学大意、细菌学大意、消毒学及方法概要、脐带处理法、临产设备与手续、产前及产后护理概要、婴儿护理法、产科用具与药物之用法等。训练期满，受训产婆参加考试并在助产士监督下接生三次之后，合格者方可颁发毕业证书，公安局分发营业执照。截至 1935 年 6 月底，共训练 6 期 49 人。妇婴保健员训练班于 1935 年 1 月开设。具体的训练办法是，把全区划分为 10 个单位，每一单位区域内设立一个中心村，由该村遴选一名 20～30 岁且识字的已婚女子接受半年的卫生训练。培训内容包括千字课、算数及家政基本课，以及产

① 崔润生：《河北省清河试验区妇婴卫生工作概况》，《公共卫生月刊》第 1 卷第 4 期，1935 年，第 62 页。

科、育婴、生理解剖等卫生知识。截至 1935 年 6 月底，训练班有 8 人毕业。自 1932 年 7 月 1 日至 1935 年 6 月底，卫生股共接生 213 人，其中住院生产者 14 人，在家生产者 199 人。①

3. 疫病预防

清河试验区亦注意疾病预防，卫生股所做之预防注射有两种，一为霍乱预防注射，一为白喉锡克氏试验。卫生股设立后的半年内，进行了 50 次霍乱预防注射，为 55 人试验了白喉锡克氏注射。② 卫生股注意改良所属区域内的环境卫生。清河镇原有 2 名由商会管理的清道夫，后因经费缺乏，清扫工作半途停止。1931 年冬，卫生股联合商会、区公所、军政部织呢厂、东北军第七旅等共同翻修了清河大街道路。之后，又重新雇用清道夫 2 人担负清扫工作，依旧由商会负责管理，各商店分担经费。此外，卫生股还在 1931 年将清河镇井水送北平天坛中央防疫处查验，以防夏季流行病疫。在饮食卫生方面，联合东北军第七旅及宛平五区公安分局，注重当地的环境卫生维护，要求摊贩在夏天放置纱罩，防止苍蝇污染食物等。③ 卫生股每年春秋两季举行种痘运动，除门诊外，还到各村各小学种痘。1935 年，卫生股开办种痘传习所，前后共 15 人毕业。除此之外，还开展伤寒、霍乱、猩红热、白喉、脑脊髓炎等疾病的预防注射工作。④

4. 治病救人

清河试验区卫生股亦积极开展门诊治疗工作。1931 年 7 月至 9 月，北平第一卫生事务所每周六派医师 1 人开诊治疗。9 月中旬，卫生股聘请朱邦仁为卫生股股长，每周二、四、六等日开诊三次。1932 年 2 月，试验区医院成立，内有病床多张，供患者住院治疗。卫生股积极筹设乡村分诊所。1932 年 12 月，黄土北店村乡公所附设诊疗所开诊，每周三开诊一次，无论

---

① 崔润生：《河北省清河试验区妇婴卫生工作概况》，《公共卫生月刊》第 1 卷第 4 期，1935 年，第 62 页。
② 朱邦仁：《清河试验区卫生股六个月事业之自我批判》，《卫生月刊》第 4 卷第 8 期，1934 年 8 月，第 322 页。
③ 张鸿钧：《燕京大学社会学系清河镇社会实验区工作报告》，章元善、许仕廉编《乡村建设实验》第 1 集，第 86 页。
④ 王贺宸：《燕大在清河的乡建试验工作》，《社会学界》第 9 卷，1936 年 8 月，第 360 页。

初诊、复诊，每次只收挂号费 10 枚铜元，不收取药费。据统计，1931 年 7 月至 1932 年 12 月门诊治疗约 1891 人次。①

（三）特色与成效

清河试验区开展的卫生实验，在实验之主体、具体路径、策略等方面有其独到的特色，体现在如下几方面。

首先，卫生实验之宗旨、目标。清河卫生试验区的主办者燕京大学为教会大学，该试验区的建立主要基于该校社会学系学生实习的需要，发端于社会调查、社会服务和学术研究，工作目的"并不是要怎样的改良清河，或把清河造成一个理想的社会，或在清河要实行某种大计划"，其主要目标"是要在实际社会里，建立一个适当的实验场，使校内研究社会科学的师生们，不单从书本里寻死学问，更能从人群生活中求真知识"。② 1935 年就任试验区主任的王贺宸也提到了清河创办试验区的目的：（1）试验乡村建设方法；（2）为本校研究社会科学的师生，开辟一个实地研究的实验场；（3）使学校与社会打成一片，使学生由接触而认识中国乡村社会；（4）为将来有志服务乡村的学生来实习，使他们获得实际乡村社会服务的经验。③

其次，制度体系、工作内容颇具特色。清河试验区的突出特色是利用其自身专业优势开展社会调查与学术研究，与乡村建设配合进行。卫生股成立后，分社总务组、保健组、防疫统计组、环境卫生组、卫生教育组、医务组，各负其责。卫生股设股长 1 人，股员 3 ~ 4 人，具体工作人员则主要是社会学系的实习学生。清河起初受助于洛克菲勒基金，该基金的捐助绝大部分用于燕京大学社会学系在清河镇的社会调查工作，但清河卫生试验区的经费略显不足，其实验规模"只求适合现有经济能力所可担负的程度；不求铺张；即求铺张，恐实现的环境也不允许我们铺张。我们相信任

---

① 张鸿钧：《燕京大学社会学系清河镇社会实验区工作报告》，章元善、许仕廉编《乡村建设实验》第 1 集，第 89 ~ 90 页。
② 张鸿钧：《燕京大学社会学系清河镇社会实验区工作报告》，章元善、许仕廉编《乡村建设实验》第 1 集，第 64 页。
③ 王贺宸：《燕大在清河的乡建试验工作》，《社会学界》第 9 卷，1936 年 8 月，第 344 ~ 345 页。

何新的工作，要是太靡费，中国农村就担负不了，不能适合实际的需要"。①
清河卫生试验区的成绩，主要体现在门诊治疗和助产工作上，相对而言在
预防注射、环境卫生等方面收效不大。至于其中的症结，卫生股股长朱邦
仁在报告中将其归结为二：一为卫生股人员过少，不敷分配；二是经费困
难，未能充实设备，以致工作未能充分展开。② 这是基本符合实情的。

再次，多元化的实施路径。清河试验区工作原则有六，即"以调查为
基础，实事求是"，"以通盘计划应付整个问题"，"以经济为一切上层建筑
之基础"，"一切均与本地及外界各专门机关合作"，"尽量聘用本地人才加
以训练，以免人存政举，人亡政辍"，"一切设施均与当地情形相合，力求
简单与经济，以奠自立之基础"。③ 起初，卫生工作由清河试验区与北平市
第一卫生事务所协办，并于1931年成立卫生事务所，1932年6月起改由试
验区自办，但药品方面仍由北平市第一事务所提供。开展调查时，工作人
员极注重与当地社会各界建立联系。王贺宸将清河试验区历年发展状况分
为三个时期，即创办时期、扩充时期及继续以前计划循序进行实验时期，
而创办时期"大部分时间用在对外接洽及与地方人士联络感情上，以获得
地方人士之了解及协助"。④

最后，注重舆论宣传与动员。清河试验区利用刊物，向民众传播卫生
常识，先后创办《清河月刊》《清河旬刊》。如《清河月刊》"以本区内四
十村内舆论中心，将区内应兴应革之事，以极简单明白之文字加以讨论，
俾使区内人民对试验工作感有兴趣，多负责任；同时并使农民明了外界之
变迁"，⑤ 创刊号登载王石清《乡村治疗》介绍个人收集的一些小药方，第
3期邓宗禹《乡村饮水问题》普及饮用水卫生常识。《清河旬刊》也登载了

---

① 张鸿钧：《燕京大学社会学系清河镇社会实验区工作报告》，章元善、许仕廉编《乡村建设
实验》第1集，第64页。
② 朱邦仁：《清河试验区卫生股六个月事业之自我批判》，《卫生月刊》第4卷第8期，1934
年8月，第324页。
③ 张鸿钧：《燕京大学社会学系清河镇社会实验区工作报告》，章元善、许仕廉编《乡村建设
实验》第1集，第69页。
④ 王贺宸：《燕大在清河的乡建试验工作》，《社会学界》第9卷，1936年8月，第346页。
⑤ 张鸿钧：《燕京大学社会学系清河镇社会实验区工作报告》，章元善、许仕廉编《乡村建设
实验》第1集，第84页。

《乡村卫生问题》《关于洗澡》等多篇文章，宣传卫生知识。清河试验区卫生股还每年举行两次卫生运动。1934 年 7 月，与第七旅驻军合作举办夏季卫生运动大会，会场散发各种传单数千张，开会时"有演说，有表演。会毕，并举行大扫除，将本镇大街沿途清扫一次"，参加者达 2000 余人。除此之外，试验区还利用乡村庙会、集市及本地农产品展览会等时机举办卫生展览会，在各种场合悬挂卫生图片和标语，开展卫生知识演讲与表演，展示卫生模型，播放健康电影，以吸引民众注意。

可以说，清河试验区所开展的卫生工作，使当地医疗卫生条件得到了逐步改善。试验区开展卫生实验工作前，全镇仅有 1 名西医、3 名中医，且没有医院等卫生设施，开展卫生实验后，基础卫生设施有所改进。卫生股筹资建设的医院，"八面玻璃窗户，挂着黄色的窗帘，大红漆的房子，在乡间是很少的"。① 定期的体检、疾病预防，使得清河民众健康水平也有所提高。清河试验区计划开办医院，得到了当地社会各界的大力支持并踊跃捐款，反映出"本地人民对于本股工作，已渐有相当之信仰"。② 但不可否认，开展卫生实验过程中亦存在一些不足。因人员不足、经费有限等原因，清河试验区规模相对较小，很多方面未能深入开展；民国政局变动无疑也是制约其开展卫生实验的重要客观因素；等等。尽管如此，清河试验区开展的卫生实验，在一定程度上促进了当地卫生条件的改善以及民众卫生观念的改变，无疑也为其他地区开展卫生实验提供了借鉴。

五　战后的医疗卫生建设

抗战胜利后，南京国民政府接管保定市，成立河北省政府。1946～1949 年，国民党政府统辖的河北省区域多有变动。这一时期，河北省政府在医疗卫生重建方面做了一些工作。

---

① 光禄：《到清河镇去》，《北平晨报》1934 年 7 月 7 日，第 13 版。
② 朱邦仁：《清河试验区卫生股六个月事业之自我批判》，《卫生月刊》第 4 卷第 8 期，1934 年 8 月。

（一）成立卫生机构

1946 年 4 月国民政府在北平成立河北省卫生处，7 月迁至省会保定。同年 8 月 7 日，按照行政院批准的《河北省卫生处组织规程》，卫生处的组织机构得以建立。卫生处下设四科一室，第一科"掌理文书印信，出纳庶务及不属于其他科室事项"，第二科"掌理防疫事项"，第三科"掌理医政、保健及训练事项"，第四科"掌理环境卫生及卫生工程事项"，技术室"掌理卫生技术设施及设计事项"。各科及技术室均设股，分股办事；设处长 1人，综理处务与监督、指挥所属职员及机关；设秘书 2～3 人，科长 4 人，技正、视察、技士、技佐、科员、办事员等若干。①

为加强疫情防治，河北省还设立了防疫委员会、防疫队、检疫所、检疫站、种痘队等组织。防疫委员会成立于 1946 年，由省会机关、团体联合组成。根据《河北省会防疫委员会组织简则》，防疫委员会设主任委员 1人，综理会务，副主任委员 2 人，分理日常事务。下设总务组、防疫组、医疗组、环境卫生组、宣传组五组，各组设组长 1 人，副组长 1 人，组员若干。② 各县市根据《河北省各县市临时防疫委员会组织通则》③ 设置县市临时防疫委员会，由省卫生处指导，具体由县市政府、县市卫生院、县市立医院及县市立传染病院等机关组成，下设防疫、环境卫生、医疗等股。同年，设立津塘秦海港检疫所，总所设于天津，在塘沽、秦皇岛分设办事处，主要负责检疫、化验等工作。1946 年，在山海关车站设检疫站，由平津区铁路局及河北省卫生处共同组织。工作事项包括：（1）车站来往旅客注射疫苗；（2）车站附近饮食小贩之卫生取缔；（3）车站上公共处所及来往旅客之消毒；（4）旅客中疑似患者之隔离；（5）霍乱患者之收容医疗。④ 同年还在临榆县卫生院内设立临榆检疫站。1947 年，河北省组建临时防疫队，其工作任务是施种牛痘和白喉、猩红热、霍乱、斑疹伤寒等的预防注射，

---

① 河北省地方志编纂委员会编《河北省志·卫生志》第 86 卷，中华书局，1995，第 10 页。
② 《河北省会防疫委员会组织简则》，河北省档案馆藏，卷宗号：626/1/12。
③ 《河北省各县市临时防疫委员会组织通则》，河北省档案馆藏，卷宗号：626/1/418。
④ 《山海关检疫站实施办法》，河北省档案馆藏，卷宗号：626/1/411。

以及传染病调查、消毒隔离治疗、检疫及灭蝇、灭蚊、灭虫等一切有关防疫的工作。[①] 为了扑灭天花，河北省组建多支临时种痘队，办理各县市的种痘工作。

（二）拟定医疗卫生法规

河北省卫生处颁布了一系列政策法规，加强对饮食品、酒菜馆、理发店、旅馆、澡堂及公共娱乐场所的管理。

饮食业方面。1946 年 7 月，卫生处公布了《河北省各县市清凉饮食物品卫生管理规则》和《河北省各县市酒菜饭馆卫生管理规则》，通令各县市贯彻实施。前者规定，各县卫生机构可随时提取清凉饮食物样品进行细菌化验，"凡经检验之清凉饮食物有致病细菌或杂菌过多者即停止其制售，以免伤胃、传染病之感染。非经重行检验合格，不得恢复制售"。该规则还就制造饮食物品的设备，以及制作冰激凌、刨冰、酸梅汤或酸渣汤、果实水的注意事项进行了规定。[②] 后者明确规定，酒菜饭馆的一切用具要经常进行清洁、消毒。厨房要远离厕所，厨房的门窗须装置铁纱或纱布以防苍蝇、昆虫。食物放置在清洁通风房间以防腐败，不得售卖腐败鱼肉菜蔬及含有毒质之食品，凡剩余之菜饭不得再行售卖。所有的侍役一律穿着整洁服装，指甲要剪短，患有各种慢性传染病者禁止工作。[③] 次年出台的《河北省各县市饮食物摊担卫生管理规则草案》规定，饮食物摊担禁止售卖下列食物：（1）病死或腐坏的牛、羊、猪、鸭、鸡及其他禽兽肉品；（2）腐坏的鱼虾及其他水族类食物；（3）腐坏的鸡蛋、鸭蛋；（4）腐烂的瓜果蔬菜；（5）陈腐的糕饼或有毒色素的糖果；（6）变质、不洁的饮料；（7）有害健康的香料等调味材料；（8）其他腐败变质的饮食物。营业者应该保持营业处所、饮食物品及饮食用具的清洁，患疥疮及传染病者禁止工作。[④]

关于理发业，1948 年制定的《河北省各县市理发担卫生管理规则草

---

① 《河北省政府临时防疫队实施办法》，河北省档案馆藏，卷宗号：626/1/428。
② 《河北省政府公报》第 1 卷第 5 期，1946 年 8 月，第 37~38 页。
③ 《河北省各县市酒菜饭馆卫生管理规则》，河北省档案馆藏，卷宗号：626/1/22。
④ 《河北省各县市饮食物摊担卫生管理规则草案》，河北省档案馆藏，卷宗号：626/1/304。

案》要求：理发时空气流通，一切用具随时洗拭，碎发随时扫除，保持清洁；理发匠工作前须用肥皂、热水洗手，工作时穿洁白的外衣，戴清洁的口罩，使用的剪刀及其他用具须用酒精进行消毒；围巾、项巾至少每日换洗一次，公用面巾每次用后须用沸水煮洗后才可再用；严禁打眼、洗眼、挖耳、剔除鼻毛和耳毛等；患有皮肤病、花柳病等传染病的店员禁止工作。① 违反以上规定者予以警告，再犯者移送警察机关，累犯者暂时停止其营业。《澡堂业卫生管理规则》规定，澡堂的卫生环境必须保持清洁，客座间地面及一切用具必须随时进行清洗，浴衣、围巾至少每三日换洗一次；客座间及走廊的痰盂随时清洗并使用消毒药剂；须设下水管或暗沟排泄污水，设通气筒变换空气，调节室温；公用面巾及浴巾不得混淆，每次用完后必须煮洗才可使用；浴池的水每日至少更换两次，浴池内外及附近走道须每日洗刷清洁；浴盆、面盆每次使用后须用热水、肥皂刷洗，修脚器具在每次使用前用 70% 的酒精进行消毒；凡是患病及饮酒过量的顾客拒绝入浴，工人、侍役患有传染病者在治愈前不得工作。② 《河北省各县市旅馆卫生管理规则》要求客房"空气流通，光线充足，一切用具每日须洗扫清洁，并须每年将墙壁粉刷油漆一次，客房铺设的被褥等须在日光下曝晒，每周至少须洗换一次，不得发现有害虫类"。③ 客室、餐室均须装置纱门、纱窗并按时灭蚊灭蝇，旅馆须有防鼠设备，厕所便池须远离厨房、客房。

公共娱乐场所包括戏剧院、电影院、游艺场和其他公共娱乐场所。《河北省各县市公共娱乐场所卫生管理规则草案》规定，公共娱乐场所必须具备房屋通气设备，必须有人工换气装置或将门窗按时开放。公共娱乐场所内及前后台须保持清洁。场所内的厕所必须保持清洁，空气通畅。公用茶具每次用完后用沸水泡过才可以再用，禁止使用公共面巾。公共娱乐场所的工作人员应该：（1）雇用后每半年检查一次，由主管卫生机关执行或指

---

① 《河北省各县市理发担卫生管理规则草案》，河北省档案馆藏，卷宗号：626/1/304。
② 《澡堂业卫生管理规则》，河北省档案馆藏，卷宗号：626/1/304。
③ 《河北省各县市旅馆卫生管理规则》，河北省档案馆藏，卷宗号：626/1/316。

定当地医院或医师执行；（2）患传染病者禁止雇用，完全治愈后才能继续工作；（3）工作时应着白色工作服，并勤加洗换。①

　　卫生防疫法规方面。1946 年春，河北省政府制定了《河北省春季防疫工作实施办法》，该办法分为工作纲要和实施办法两部分。防疫对象涉及天花、白喉、猩红热、斑疹伤寒、回归热等各种传染病，防疫时限定为每年 1~4月。各县市春季防疫工作须按照工作纲要进行，工作情况每月呈报省卫生处。防疫工作从预防接种、灭虫、传染病的调查与报告、防疫宣传、检疫实施、病人隔离治疗、病家消毒及指导邻居预防方法等方面展开。② 同年夏，河北省政府又出台了《河北省夏季防疫实施办法》，主要规定如下。其一，实施清洁大扫除，把 5 月 15 日作为国定大扫除日，也可延迟至 6 月 15日，包括清除粪便、垃圾及街道清洁，每日清除公私厕所，不得积存，"应时常散布石灰沫，装运粪便的粪担、粪车、粪船必须有盖，已破坏的应立即修理以免粪便的漏出"。清洁大扫除之后进行卫生检查，检查住户、商店及街道的卫生，公私厕所的设备，饮用水卫生，粪便、垃圾处理等。其二，开展灭蝇运动。5 月上旬开始，各住户商店制备防蝇、灭蝇器和药，对消灭苍蝇幼虫成绩优良者给予奖励。③ 此外，河北省卫生处还发布了《交通检疫实施办法》《疫情报告办法》《防疫队呈报工作办法》《饮水消毒办法》等。《防疫队呈报工作办法》规定，呈报工作要填写工作旬报表、种痘记录表、预防注射记录表、传染病调查表、疫情旬报表、受诊患者记录表、诊疗工作月报表和药品材料消耗表，"旬报者应于次旬三日内呈报，月报者应于下月五日前呈报，不得延误"。④

（三）开展医疗卫生工作

1. 卫生宣传

　　河北各地注重卫生宣传工作。保定市制发卫生宣传标语 11 种 700 张，

　　① 《河北省各县市公共娱乐场所卫生管理规则草案》，河北省档案馆藏，卷宗号：626/1/304。
　　② 《河北省春季防疫工作实施办法》，河北省档案馆藏，卷宗号：626/1/396。
　　③ 《河北省夏季防疫实施办法》，河北省档案馆藏，卷宗号：626/1/396。
　　④ 《防疫队呈报工作办法》，河北省档案馆藏，卷宗号：626/1/428。

卫生常识宣传小册《花柳病》《沙眼》《预防霍乱浅说》《消毒及隔离》《伤寒病》共 5 种计 1000 册，还印发"欲防传染病速打预防针"传单 300 张，在保定刘宋真君庙庙会上散发。① 塘大地区的卫生宣传，采用的方法主要有：第一，图画、标语宣传。在塘大境内粘贴"病从口入"图画，还有标语 11 种，标语上书：（1）注意清洁，不可随地吐痰、便溺；（2）预防传染病，快去注射；（3）大家快扑灭人类大敌的苍蝇；（4）保持清洁是减少病原的唯一途径；（5）不要吃腐败、肮脏的食物；（6）遇有传染病发生应该即刻报告；（7）苍蝇是传染霍乱的媒介；（8）不要防疫针，误己也害人；（9）向当局报告患者等于救人千万；（10）预防霍乱赶快实行注射；（11）得了上吐下泻须要赶快报告"就能得救"。第二，放映幻灯片，宣传"霍乱注射之重要性以资唤醒民众之注意"。第三，新闻宣传，"平津各报驻塘沽通讯员协助将工作情形分期发稿刊登以广宣传"。第四，利用保甲宣传，"各乡镇长通知各保甲长转知各户居民赴指定地点受预防注射"。②

2. 开展夏令卫生运动

夏季炎热多雨，细菌容易滋生，各类瘟疫易于流行。1948 年，河北省各县市政府为推行夏令卫生运动，联合当地各机关、团体及开业医药人员等组织夏令卫生运动委员会。河北昌平县组建的夏令卫生运动委员会，设宣传组、防疫组、清洁检查组和总务组四组。宣传组从 7 月 16 日起至 8 月底止共分三期实施，进行街头讲演和公开讲演，配有壁报和标语。其中壁报"由新昌平周刊社每期出专号两次"，标语"由宣传组各单位分别拟定词句交县党部收集，由简师同学负责编写"。③ 防疫组负责霍乱、伤寒预防注射，实行党政机关、学校、团体、民众的普遍注射。清洁检查组负责举办清洁整理周，由检查组、警察局及乡镇保甲长负责监督实施沟渠的疏浚、公私厕所和污物渣滓堆积场所的清除；举办清洁检查周，由检查组到各保甲挨户检查，视其清洁程度评定等级，予以奖惩；施行露天饮食摊贩的检查，凡售

---

① 《河北省卫生处保定区临时防疫队工作月报》（1947 年 5 月），河北省档案馆藏，卷宗号：626/1/431。

② 《塘大地方防疫工作月报》（1946 年 8 月），河北省档案馆藏，卷宗号：626/1/412。

③ 《昌平县夏令卫生运动委员会宣传组工作计划》，河北省档案馆藏，卷宗号：626/1/433。

卖食品者一律罩以纱布以防苍蝇，并检查其食品是否有腐臭以及是否卫生；举行扑蝇运动，监督各户扑打苍蝇。昌平县政府还制定了奖惩办法，对于表现优良者给予奖励，对于出现不良情形者按照情节轻重予以罚金或拘役。①

香河县召开夏令卫生运动座谈会，组织夏令清洁卫生、防疫及宣传、检查等班。夏令卫生运动实施计划为：（1）各街道清洁、洒扫及市容整理；（2）各商民、住户卫生检查；（3）指定垃圾堆集地点及分期运往郊外；（4）各零售饮食摊贩的检查与取缔；（5）各旅馆、饭铺的检查与取缔；（6）各澡堂、理发店卫生检查；（7）筹办卫生展览；（8）举行卫生清洁竞赛运动；（9）举行扑灭蚊蝇、鼠蚤、臭虫、虱各种传染病菌媒介物运动；（10）施行饭用水源地井之消毒，沟渠之疏浚，公私厕所、污物渣滓堆积场所之清除；（11）举行霍乱、伤寒预防注射；（12）劝导民众不许饮食生冷物，改变随地吐痰等不良习惯。② 为了增进卫生运动的实施效力，还成立了香河县警察局卫生督导组，设组长1人，组员2人。督导组广泛调查各机关、学校、商号、民宅的卫生，制定清洁检查证，分为清洁模范、最清洁、清洁、污秽4种。规定每周实施清洁检查一次，由督导组协同本县党政军民及保长亲往检查，遇有不合卫生情形当即予以指正，经检查发现妨害卫生事宜则给予惩罚。

3. 改进医疗卫生设施

抗战时期，河北省立医院和各级卫生院受到了不同程度的破坏。战争结束后，扩大卫生院数量和规模、更新医疗设备势在必行。1946年12月6日，河北省政府第165次会议通过《河北省各县卫生院组织规程》，就各县设立卫生院予以引导。规程规定，各县卫生院隶属于县政府，受省政府卫生处之指挥、监督，掌管全县一切卫生医疗事宜，其有以下职责：（1）办理全县医药救济；（2）办理全县学校卫生；（3）办理全县妇婴卫生；（4）办理全县环境卫生；（5）办理全县防止传染病事宜；（6）办理全县卫生教育；（7）实施全县医药管理；（8）调查及防治全县各种地方病；（9）举办全县病理及

---

① 《昌平县夏令卫生运动委员会实施卫生运动暂行奖惩办法》，河北省档案馆藏，卷宗号：626/1/433。

② 《香河县警察局淑阳分局夏令卫生运动办理情形》，河北省档案馆藏，卷宗号：626/1/433。

卫生检验；（10）举办全县生命统计；（11）其他有关增进人民健康事项。卫生院设院长 1 人综理院务，由县长商承卫生处"选择国内外医学专科以上学校毕业领有中央颁发之医师证书，并曾受公共卫生训练或有公共卫生经验者"，呈请省政府聘任；设医师 2~4 人，护士长 1 人，公共卫生护士 2~3 人，护士 4~7 人，助产士 2~3 人，药剂员 2~3 人，检验员 1~2 人，助理员 5~8 人。① 虽有了组织规则，但各县限于经费拮据等困难，进展不大。

1948 年 3 月，河北省政府修建卫生院，具体包括保定省立医院、唐山市立医院和新城、临榆、昌黎、良乡、静海等县卫生院共 7 处。为了更好地开展组织工作，成立了河北省立医院修建委员会，由建设厅、财政厅、会计处、卫生处、省参议会、特聘卫生专门人员和省立医院共同组织。工作原则为："1、关于修建房屋设计之审核事项；2、关于选购材料之监督事项；3、关于招商投标之监督事项；4、关于修建工程之督导事项；5、关于款项之收支存放审核事项。"② 此外，还成立了河北省各级卫生机构修建委员会，《河北省各级卫生机构修建委员会组织通则草案》对修建委员会的组织机关和工作事项做了详细规定。河北省立医院修建了隔离病室，用来隔离急性传染病患者；静海县卫生院修建了传染病隔断室，尽可能防止疫病传播。

4. 卫生防疫和检疫工作

1946 年 7 月至 1947 年 6 月，河北省各县市开展了种痘、霍乱伤寒的预防注射。1946 年唐山市侯边庄及刘屯发生霍乱后，政府采取了一系列措施，如霍乱预防注射、喷洒 DDT 消灭苍蝇、实行检疫、井水消毒等，取得了一定成效。自 7 月 8 日起至 8 月 31 日止，市区注射霍乱伤寒疫苗者 155741 人。因喷洒 DDT 灭蝇，禁止卖冷食瓜果，及预防注射，并摒用井水，利用自来水，"故疫势逐渐灭杀，卒得唐山市未致剧烈流行，自防治办法全部展开后至三十一日止，已无一患者"。③ 1947 年 4 月，保定防疫队在保定种痘

---

① 《河北省各县卫生院组织规程》，《河北省政府公报》第 2 卷第 4 期，1947 年 1 月。
② 《河北省立医院修建委员会组织规则草案》，河北省档案馆藏，卷宗号：626/1/144。
③ 《唐山市侯边庄及刘屯发生霍乱情形及防治经过报告书》，河北省档案馆藏，卷宗号：626/1/418。

计 10696 人，调查公厕 108 处，准备 DDT 喷射工作，协助警察局办理整顿市容工作，办理有关商店的卫生指导工作，共计指导旅馆 54 家，饭馆 74 家，浴室 10 家，理发 38 家。在定兴县种痘 1781 人，徐水县种痘 2307 人，满城县种痘 1447 人，新城县种痘 1936 人，良乡县种痘 559 人，涿县种痘 870 人。当月种痘人数计初种 2792 人，复种 16804 人，共计 19596 人。①

津塘秦海港检疫所 1947 年开展了大量工作，主要包括如下几方面。其一，常规检验进出口船只和旅客，上半年共检查进口船只 642 只，检验旅客 66049 人；检查出口船只 559 只，检验旅客 33188 人。② 其二，疫船处理及隔离。同年 8 月，在对由沪驶至秦港停泊的台安轮进行海上检疫时，发现一名 10 岁女孩患有天花，将患者及家属送到病房隔离治疗，对患者船上住室周围环境进行消毒，其余旅客均复种牛痘，对该轮进行卫生处理后予以放行。③ 其三，实施预防接种。本年上半年为船员及旅客施行各项预防接种，计种痘 38022 人，注射霍乱疫苗者计 12915 人，注射伤寒疫苗者计 12036 人，注射鼠疫疫苗者计 1171 人，注射斑疹伤寒疫苗者计 14111 人。其四，船只熏蒸除鼠及免予除鼠。该年上半年进出口船只施予熏蒸除鼠者计 101 只，总计 76840 吨，计用硫黄 15901 磅，其经特别检查无鼠准免予除鼠船只计 5 只，总计 8445 吨。其五，货物消毒。上半年对于由国外运入未经消毒之旧衣物及由港运出之旧衣物概施予消毒计 57 次，合计 4022 件。其六，卫生检验工作。上半年塘沽、秦皇岛二办事处之检验室进行血液检验 8 件，粪便常规检验 18 件，尿检验 6 件，淋菌检验 3 件，以及自来水冷食品检验 13 件。其七，海员医疗工作。上半年塘沽办事处计诊治病人 190 人，秦皇岛办事处计诊治病人 29 人。其八，颁发出国人员健康及预防接种证书。上半年出国人员向本所办理领证手续者计 443 人，计填发健康证书 320 张，填发预防接种证书 443 张。④

---

①　《保定防疫队工作月报》（1947 年 4 月），河北省档案馆藏，卷宗号：626/1/431。
②　《津塘秦海港检疫所民国三十六年上半年度工作概况》，河北省档案馆藏，卷宗号：626/1/356。
③　《河北省志·卫生志》第 86 卷，第 188 页。
④　《津塘秦海港检疫所民国三十六年上半年度工作概况》，河北省档案馆藏，卷宗号：626/1/356。

1947 年，河北省组织了医疗防疫状况调查统计，调查结果如表 2 - 2 所示。

表 2 - 2　1947 年河北医疗防疫状况调查

区	时间	防疫实施情形			
		宣传与卫生运动	施种牛痘	注射防疫针	饮水消毒
第一区（河北省滦县卫生院）	1947 年 6 月 30 日	4 月初旬，普遍宣传应如何避免天花之传染，并张贴标语百张	自 4 月 1 日开始施种牛痘至 5 月中旬止，计初种及复种人数为 5430 人		
第二区（天津县卫生院）	1947 年 3 月 31 日	由卫生院倡导各有关团体随时举行卫生宣传，为使一般民众明了卫生之重要，以达保健之目的	正在筹备办理中	正在筹备办理中	
第三区（沧县卫生院）		粘贴卫生标语并做公开演讲及个人分别谈话颇收效果	因天气尚寒施种牛痘情形不甚良好，3 月接种者尚多	因在冬季及初春，正准备展开注射工作，现已做肠伤寒注射	施行饮水消毒，派员赴自来水公司指示监督
第四区（密云县卫生院）	1947 年 3 月 31 日	粘贴标语，在县城内每周施行卫生检查并指导	正在筹备中	去年秋季实施，一次 4000 余人。本年正在筹备中	
第五区（武清县卫生院）	1947 年 9 月	粘贴标语 100 张；散发宣传单 200 张（种痘与天花）；卫生讲演 5 次	大人：男 750 人，女 312 人，计 1062 人。小孩：男 1050 人，女 892 人，计 1942 人	霍乱伤寒混合疫苗注射，第一次 21500 人，第二次 3023 人，第三次 751 人	饮水井消毒计 13 次
第六区（涿县卫生院）	1947 年 9 月 30 日	会同有关机关赴各学校及集市讲解卫生常识，并对公共厕所及学校等处实施消毒	共 210 人	霍乱及混合疫苗注射共计 23420 人	城内及四关对井水消毒共 31 眼

资料来源：河北省档案馆藏，卷宗号：626/1/216。

不难看出，各区围绕卫生防疫工作均开展了一系列的行动，涉及防疫宣传、施种牛痘、注射防疫针、饮水消毒等方面。

（四） 存在的问题及原因

抗战结束后，河北省政府组建卫生机构，出台卫生法规制度，在战后医疗卫生重建方面做了一些工作，但其中更多的是不足和缺憾，主要体现在如下几个方面。

第一，卫生机构权责不明。河北省及各县建立起卫生机构，但并不完善。卫生机构内部权责不明，互相掣肘，使得政策不能落到实处，效果大打折扣。以防疫委员会为例。防疫委员会的委员较多，且多分散在各机关，"遇有紧急事项，必感召集困难，而且委员虽由各机关首长担任，但各机关首长未必能亲自出席与会，所派代表，实际又未必有权力能代表各该机关，虽经会商，恐多难即席决定"；防疫委员会为一决策机关，兼有执行任务，"执行工作，自须分组进行，甲机关担任宣传，乙机关担任防疫，而丙机关担任总务。各担任机关的首长既非同一人，各机关的所在地又未必在同一地，将用何种方法以取得密切的联络，而免工作进行的迟滞，势将成为一大伤脑筋之事"。[①] 防疫委员会的这些明显缺陷，制约了其防疫工作的顺利开展。

第二，政策法规落实不到位。河北省虽然出台了很多政策法规，但大多仅停留于表面，未能落到实处。1947 年 3 月，天津市发现大量的天花病人，来自上海的较多，因此有人推测天花由外埠传来。吴宗璘医师指出，天花之所以在市内流行，原因之一就是海港检疫不彻底，"闻上海天花流行，死者已有二百人，而天花患者犹能登轮来津，可证海港检疫者未切实检查旅客身体，仅凭所持之种痘证，不管是否真已种痘，即令登轮，抵津后检疫所又准其上陆。更奇者日前津检疫所送来一天花患者时，询其何以令天花患者登岸，彼竟答称最近有一时期不检疫"。[②] 原因之二是疫苗供给严重不足。天津市卫生局"自上月开始春季种痘，迄今已月余，所用皆系旧存尚未过期之痘苗，现所存痘苗仅能供一星期之用。行总冀热平津分署

---

① 子明：《防疫机构问题之检讨》，《大公报》（天津版）1946 年 12 月 4 日，第 7 版。

② 《各地海港检疫未尽认真》，《大公报》（天津版）1947 年 4 月 30 日，第 5 版。

原定配给津市痘苗三千打，然迄今尚未送至卫生局"。① 河北省各地防疫工作的开展，疫苗的接种率不高。1947 年 5 月，保定防疫队在保定及周边地区开展灭蝇消毒工作，因 DDT 数量过少只能在保定、易县、徐水县喷洒。限于药品不足，井水消毒仅在徐水一地试用，消毒井水 63 处。②

　　第三，经费不足。1946 年，唐山市立医院因经费短缺、设备简陋登上报刊，引人注目。该院工作人员共 20 人，除正副院长外，仅有两名大夫，16 名工人。工人每人每月工资为 22000 元，实际上"每月只领五万六千元，近两月增到十五万元"。因经费不足，医院此外无力添置医疗器具。该院负责人曾向《益世报》记者抱怨，医院"主要业务为检验妓女，但并无一架显微镜，直接的说，唐山的妓女，虽然被检查，有没有病，却不保险"。冬季来临，医院火炉需装 13 处，因缺少经费有 1 处未装，负责人感叹"病房的养病人，病不死也得冻死"。③ 1947 年天津市巡回种痘队工作 3 个月，由于市府无力出款支持种痘队，该队只得结束工作。1948 年天津市"天花不断发现，各种传染病也层出不穷，本市春季防疫工作因为经费无着，至今还毫无音讯"。④ 保定防疫队消耗药材多，药材明显不足，但因经费缺乏，这一问题无法得到解决。防疫队工作期间所需交通运输、办公用费一直靠自己勉强支持，极为困难。经费缺乏，是制约医疗卫生工作开展的一大因素。

---

① 《痘苗缺乏》，《大公报》（天津版）1947 年 3 月 7 日，第 5 版。
② 《河北省卫生处保定区临时防疫队工作月报》（1947 年 5 月），河北省档案馆藏，卷宗号：626/1/431。
③ 《唐山市立医院经费每月仅五万余圆》，《益世报》（天津版）1946 年 12 月 1 日，第 2 版。
④ 《传染病流行　防疫经费尚无着落》，《大公报》（天津版）1948 年 2 月 22 日，第 5 版。

第三章　抗日根据地、解放区的医疗卫生事业

抗日战争时期，河北省绝大部分地方沦陷。中国共产党着手建立抗日根据地，河北省主要隶属晋察冀根据地和晋冀鲁豫根据地。冀中、冀东及热河隶属1938年1月创建的晋察冀根据地；包括沙河、邢台等地的太行行署及包括馆陶、清河等地的冀南行署隶属晋冀鲁豫边区。随着战争形势的发展，1948年5月晋察冀边区和晋冀鲁豫边区合并为华北解放区。根据地成立后面临着诸多的建设任务，其中医药卫生建设无疑是重要的组成部分。

一　边区医疗卫生建设的背景

（一）自然灾害

抗日战争时期的河北，旱涝、冰雹、蝗灾、霜冻等自然灾害时有发生，最严重的当数1939年的水灾和1942年的旱灾。1939年秋，河北省出现了20年未有的大水灾，晋察冀边区一片汪洋，受灾县达22个，毫无收成的村庄占全边区40%，灾情较轻的村庄占50%，水灾致全边区大秋作物的80%被淹没。[①] 行唐在此次水灾中受损非常严重，其中"二区倒坍房子六百三十

---

①　中国人民解放军历史资料丛书编审委员会编《后勤工作·回忆史料》（1），解放军出版社，1994，第212～213页。

五间，水冲毁地六百九十五亩，沙在地二千七百二十四亩，水漫地三千一百五十六亩，淹死三人。四区倒坍房子一千九百零二间，水冲地三千三百九十一亩，沙在地一千八百六十一亩，水漫地六千六百五十五亩。八区倒坍房子四千五百五十七间，水冲毁地一千零四十四亩，沙在地二千二百五十七亩，水漫地四千三百八十一亩，淹死一人，伤十三人"。① 1942 年 10 月，冀南等地出现大面积旱灾，"武安、涉县、磁县、邢台、赞皇等县麦收只三四成，秋收只二成左右"。② 除了旱、涝灾害外，还有蝗灾，正所谓"旱生蚂蚱涝生鱼"。1940 年边区的易县、清苑、定县一带"成群飞蝗，由北而南，闹的很凶"；③ 望都三、四、五区 6 月底也出现了大批蝗虫，高粱、谷苗等全部遭到侵害。④ 频发的自然灾害进一步加剧了边区的贫困，严重影响了军需民食。由灾民饥饿引发的偷盗、掠夺现象时有发生，破坏了边区的社会秩序，这对饱受战争之苦的民众来说无疑是雪上加霜。

（二）各类疾病多发

1. 传染病肆虐

边区不仅面临敌军的掠夺破坏，还面临各类传染病的侵袭。边区发生的传染病，以疟疾和痢疾为多，危害也最大。1938～1939 年冀西开始流行恶性疟疾，1941 年蔓延到漳河两岸，到 1942 年几乎遍及晋冀鲁豫全区。1943 年 10 月 14 日，晋察冀军区卫生部医疗队报告称，灵丘县五区乞回寺村无疫病感染者仅占 4.1%，病人中患疟疾者占 67.7%，感染回归热者占 7.5%，感冒者占 6%。⑤ 次年，晋察冀疟疾、痢疾流行，其中平山县最为严重，井陉 8 个村的病人占总人口的 22%，满城 5 个村共有病人 440 人，徐水某村病人占总人口的 70%，有的村庄一天死三四个人，完县西朝阳仅儿童即病了 200 多人，平北涞水紫石口村也有 1/3 的村民患病。⑥

---

① 《行唐水灾严重 急待设法救济》，《抗敌报》1939 年 8 月 22 日，第 4 版。
② 冯世斌主编《1928～1949 河北省大事记》，河北人民出版社，2012，第 266 页。
③ 《蝗虫防治法》，《抗敌报》1940 年 7 月 30 日，第 4 版。
④ 《望都虫灾严重》，《抗敌报》1940 年 8 月 7 日，第 1 版。
⑤ 刘璞：《防疫工作》，《卫建》第 2 期，1944 年。
⑥ 《抗战日报》1944 年 11 月 18 日，第 3 版。

　　霍乱是由霍乱弧菌引起的急性肠道传染病，临床症状为腹泻与呕吐，若延误治疗，会导致死亡。霍乱也曾肆虐于根据地。1941 年 1 月，日军在赞皇县竹里村投撒霍乱菌，致当地霍乱病者达 60 余人，其中小孩尤多，"日前春暖花开，病菌滋长更快，该村每日死亡均在二三人以上，附近村庄之传染亦极严重"。① 1943 年，据冀南抗日根据地调查，9 月三专区霍乱流行，10 月上旬开始自北向南、由东至西在全区蔓延。巨鹿县因霍乱而死者达 3000 人；三分区曲周县东王堡村 150 户人家病死 600 人；馆陶榆林、来村、法寺等村 10 天内病死 370 余人；四分区威县南胡帐村 170 户病死 210余人；邱县梁儿庄 300 户死去 400 人，有 20 余家成了绝户；六分区垂杨、枣南、清河疫情也很严重，清河黄金庄一村就死了 200 余人。仅上述 6 县 7村因感染霍乱而死亡者就高达 4780 人以上。② 死亡数量之巨，触目惊心。

　　鼠疫是由鼠疫菌引起的具有毁灭性的烈性传染病，一般先在啮齿动物中流行，后借跳蚤类传染给人，继而引发大规模流行性疾疫。据《晋察冀日报》报道，1942 年日军"扫荡"定县时放出大批老鼠，事后"各村的道旁沟渠中，即发现有许多大老鼠，满地乱爬，尾巴拖地，似有病状，死鼠则身上有红色斑点"。③ 1943 年春日军向灵寿部队发起侵袭，4 月战斗结束后，上、下石门村在街道上发现大量的病死老鼠。鼠疫起初导致几个儿童病死，之后老少发病增多。上、下石门村共 200 多户，最厉害时每天有 40 ~ 60 人病死。④ 不难看出，鼠疫给边区民众造成很大影响。

2. 妇婴卫生状况不良

　　日军的频繁"扫荡"，导致根据地民众生活异常艰苦，根据地妇女卫生健康状况不容乐观。1944 年，仅"晋察冀边区关庄村妇女患病率高达 77.5%，五台东山底的妇女患病率高达 65.5%"。⑤ 通过表 3 - 1 可以窥探出晋察冀边区妇女的卫生健康情况。

① 《敌寇放毒》，《晋察冀日报》1941 年 4 月 6 日，第 2 版。
② 谢忠厚主编《日本侵略华北罪行档案》（五），第 335 ~ 336 页。
③ 《迅速预防鼠疫》，《晋察冀日报》1942 年 2 月 28 日，第 3 版。
④ 谢忠厚主编《日本侵略华北罪行档案》（五），第 205 页。
⑤ 河北省妇女联合会编印《河北妇女运动史资料选辑》第 4 辑，1986，第 151 页。

表 3 - 1　晋察冀边区 26 个县的 63 名妇女健康检查统计（1945 年 5 月）

单位：人

病别	月经				白带				总计
	月经过多	无月经	月经困难	月经过少	子宫颈管炎	阴门炎	子宫下垂	其他	
患病人数	6	6	4	1	7	2	2	3	31
患病原因	经期性交；过劳	过劳；过冷；精神激动	子宫后倾；子宫前屈	贫血	产后；手淫；性交过度	经期不洁	离床过早	受冷；经期性交	

资料来源：北京军区后勤部党史资料征集办公室编《晋察冀军区抗战时期后勤工作史料选编》，军事学院出版社，1985，第 567 页。

　　调查表明，妇女患月经病、白带病的比例高，说明许多妇女饱受妇科疾病困扰。月经病和白带病是常见的妇科疾病，若医治不及时，容易引发更严重的妇科疾病，甚至导致不孕。当时妇女受条件所限并不注重自身健康的保护，常常贻误最佳治疗时机，进而引发其他疾病。妇科病是许多妇女面临的困扰，而生育又加重了这个困扰。俗语称"女子多一死""生产只隔阎王一层纸"，即指除了一切疾病灾难之外，女子还须渡过生产的难关。从简单的俗语中我们可以了解到，对当时的妇女而言，生产是一件危险的事，"每年全国妇女因生产而死亡者约十八万"。①

　　婴幼儿的健康状况更不容乐观，因婴幼儿本身缺乏自我保护的能力，死亡率和患病率一直颇高。《冀察调查统计丛刊》对河北 102 个县的调查表明，"1930 年死亡率为 10.37‰，1931 年为 11.68‰，1932 年为 12.02‰，1933 年为 11.48‰，1934 年为 10.18‰，5 年平均死亡率为 11.18‰"。② 社会上流传着"常见娘怀儿，不听儿叫娘"的说法。晋冀鲁豫边区婴儿死亡率亦较高，很多妇女生过七八个小孩，但活下来的不足一半。婴幼儿常见

① 于素贞：《妇婴卫生杂谈》，《新妇女》第 2 卷第 1 期，1940 年 1 月，第 37 页。
② 《冀察平津四省市人口出生死亡之统计》，《冀察调查统计丛刊》第 2 卷第 1 期，1937 年 1 月，第 6 页。

疾病有破伤风、麻疹、天花等，新生儿破伤风称"脐风"、"四六风"或"三朝七日"。1945 年上半年，"阜平县三个区共生婴儿 180 名，死于破伤风者 65 名，占出生的 36.1%"。[①] 冀东各地流传的"四天风，五天扔"的话，也是关于婴儿破伤风引起高死亡率的真实反映。麻疹也是小儿时期常见的一种急性传染病，也就是人们常说的"出疹子"，在南方又称"痧子""麻子"。1941 年 5～6 月，安国县二区 19 个村有小孩生疹子，"最近统计该区共死男孩一百六十二名"；深北县发现疹子流行各村，儿童因长疹子而死亡者有 1300 多名，"时疫流行，亦极严重"。[②] 1945 年 2～5 月短短的三个月，曲阳儿童患麻疹的就在万人以上。[③] 除麻疹和破伤风严重威胁婴幼儿健康以外，天花所带来的危害也不容小觑。据冀东根据地十四专署通报，"各区流行天花等传染病，死亡率相当惊人"。[④]

（三）疾病产生原因

1. 社会经济因素

河北地区生产较为落后，经济不发达，阜平县"平均每人仅有地一亩七分左右。全面抗战前，广大农民群众在地主的残酷压榨下，一年到头，只能用杨树叶、野菜、糠秕、枣子来充饥。'白毛女'的故事，就是从这一带传播开来的，像杨白劳那样的农民，在这里并不是十分特殊的"。[⑤] 民众基本生活都难以维持，更难以顾及自身卫生。晋察冀边区财政十分困难（见表 3－2），当时无论是粮食开支还是钱款开支，每年都是入不敷出，人民生活的困苦程度可想而知。边区地形复杂、交通不便、通信落后，使得开展医疗卫生工作的难度进一步加大。

---

① 《晋察冀军区抗战时期后勤工作史料选编》，第 545 页。

② 《安、深敌散发流行病菌　儿童死亡甚众》，《晋察冀日报》1941 年 6 月 15 日，第 3 版。

③ 《晋察冀边区行政委员会关于开展民众卫生医疗工作的指示》，河北省社会科学院历史研究所等编《晋察冀抗日根据地史料选编》下册，河北人民出版社，1983，第 483 页。

④ 冀东十四专署：《为春季灾病防疫办法暨组织领导由》，河北省档案馆藏，卷宗号：56/1/25/5。

⑤ 刘松涛：《华北抗日根据地的农民教育工作》，《人民教育》社编《老解放区教育工作经验片断》，上海教育出版社，1979，第 220 页。

表 3 – 2　1938～1942 年度晋察冀边区财政开支状况

单位：万元

年度	钱款开支	粮食开支
1938	628.45	—
1939	1080.38	127.33
1940	1881.68	280.44
1941	346.48	118.96
1942	220.79	102.14

　　资料来源：宋劭文《边区行政委员会工作报告》，魏宏运主编《晋察冀边区财政经济史资料选编》（总论编），南开大学出版社，1984，第 536 页。钱的开支以当年收入为 100，粮食开支以上一年公粮收入为 100。

　　广大民众的基本生活难以为继，奋战在一线的广大士兵的境况更不乐观。据杨英回忆，"在物质条件极为困难的条件下，糠皮、玉米轴、野菜都成了度荒充饥之物。有的同志常吃枕头里的谷秕子。战士们饥一顿，饱一顿的生活状态，使得青光眼、贫血、肝炎、浮肿、疥疮等疾病相继发生"。[1]《聂荣臻回忆录》中亦可以看到类似记载："部队食粮不足，油盐菜蔬缺乏，不得不以黑豆、麦麸充饥。一个时期，疟疾、痢疾、回归热等多种疾病在边区许多地方蔓延流行，不少部队发生了夜盲症，各种药品和生活日用品也十分短缺。"[2] 由于药品稀缺，负伤的战士"有时只能够在伤处摸一点碘酒，束着绷带，躺在医院里，让肌肉的与精神的再生力，去疗治他们"。[3]边区没有充足的施行手术时所必需的麻醉药，"所有的药品只够用两个月，纱布绷带是洗了又洗地用着，自己做羊肠线，采集中药，制成丸散膏酊来代替西药；至于器械，——探针是用铁丝做的，铁片代替了钳子，截骨和锯木是用了同一把锯子"。[4]

　　2. 社会文化因素

　　边区民众生活贫苦，基本的生活需求难以保障，受教育的机会更是渺

---

①　中共廊坊地委党史资料征编办公室编印《回忆冀中十分区抗日斗争》，1985，第 112 页。
②　《聂荣臻回忆录》，解放军出版社，1986，第 538 页。
③　立波：《晋察冀边区印象记》，三联书店，2012，第 17 页。
④　周而复：《难忘的征尘》，文化艺术出版社，2004，第 84 页。

茫。抗日根据地建立前，冀西山区"学校就更少，许多村庄连一个识字的
人都没有，广大群众愚昧无知"，①晋冀鲁豫交界区的广大农村"80%以上
的成年人是文盲，40%以上的自然村没有小学；80%以上的县，全县只有一
二所高级小学；大多数的县，没有一所中学"。②据统计，全面抗战爆发前
阜平全县上过学的妇女共有 70 多个，"在阜平的十九万人口中，这是多么
渺小的一个数字呵。这里边程度最高的要算师范生了，其次的有初中的几
个，其次都是高小和初小生"，③群众文化素质整体偏低。而文化知识匮乏导
致民众卫生意识淡薄，缺乏基本的卫生常识。晋察冀边区很多村里人并不讲
求卫生，"对小孩的干净卫生，就更不用说了。好多做爹娘的更难在意孩子的
卫生，很多父母成天把孩子扔在街上，让他随便在泥里玩，坑里爬，乱吃脏
东西"。④正因为民众不具备最基础的卫生知识，不懂得隔离有传染性的病人，
所以每遇疾病暴发，许多健康人也难以幸免。1940 年秋冬时节，易县十一区
瘟疫和水肿等疾病流行，20 多个村庄陷入了疾病的痛苦中，"往往全家卧倒在
一条炕上，即使最健康的人也都染了病，灾情之重，是过去很少有的"。⑤

　　知识水平有限，卫生观念落后，使恐惧与无力成为一般民众在遭遇疾
病时的常态，这时民众便企图寻求神灵的庇护，封建迷信思想随之盛行。
闭塞的交通、落后的经济等，导致边区巫医神婆猖獗。民众生了病，要么
去庙里烧香叩头，求神保佑，要么求助巫医神婆，祛除灾病，请医诊治的
寥寥无几。河北涉县的下温村有巫神 18 人，村民生病后"用巫神治病的就
有 74 人，求神者占病人一半以上"。⑥盂县有个神婆子给一个女人看病时，
让架起柴火"烧邪气"，结果把人活活烧死了。⑦很多人因此丢了性命，但

①　《晋察冀抗日根据地》史料丛书编审委员会编《晋察冀抗日根据地》第 2 册（回忆录选
　　编），中共党史出版社，1991，第 206 页。
②　赵秀山主编《抗日战争时期晋冀鲁豫边区财政经济史》，中国财政经济出版社，1995，第
　　14 页。
③　王巍：《阜平妇女的文化生活》，《晋察冀日报》1942 年 10 月 10 日，第 4 版。
④　育英：《讲讲孩子的卫生》，《晋察冀日报》1941 年 5 月 6 日，第 4 版。
⑤　王炜：《一个医疗队记述》，《抗敌报》1940 年 11 月 1 日，第 1 版。
⑥　何正清主编《刘邓大军卫生史料选编》，成都科技大学出版社，1991，第 420 页。
⑦　《晋察冀边区的妇婴卫生工作》，晋察冀边区北岳区妇女抗日斗争史料编辑组编《晋察冀边
　　区妇女抗日斗争史料》，中国妇女出版社，1989，第 723 页。

民众却认为"命该如此",①迷信思想对民众的毒害之深由此可见一斑。

3. 战争因素

全面抗战爆发后,日本侵略者为实现其战略目标,在河北地区开展惨无人道的"大扫荡",实行"三光"政策和卑劣的"人圈"政策。1938年11月到1939年4月,日军对冀中区进行了五次分区"扫荡"。1938年9月到1939年6月,"仅崞县就有4万群众被杀害"。②1939年6月17日,日军在冀县东兴村制造惨案,"全村360户中,148人被杀害,53人因受重伤而成了残废;13户全家罹难,26户由于子女被杀而断后;8户因大人身亡而抛下了12名孤儿;500多间房屋被焚;共损失耕牛38头"。③有记者言:"报纸上关于敌兵奸杀的记载已经很多,但和实际情形比起来,还是太少了。我们的新闻记者看到听到的敌兵奸淫虐杀的情形,还不及游击队战场一夜的闻见。"④据晋察冀抗日根据地政府的不完全统计,全面抗战期间晋察冀边区有70余万名群众被日伪军无辜杀害。

日本侵略者在边区疯狂屠杀,加剧疾疫的流行,"敌人疯狂的烧杀奸淫是病魔流行的主要原因"。⑤日军利用飞机大面积散播毒菌,还与"扫荡"相结合,发动细菌战。日本在中国东北、华北、华中、华南,以及南洋地区建立了5支细菌部队,对中国人民和亚洲人民实施了残酷的细菌战。他们通过向边区出售置有毒的食盐、毛巾、肥皂等日常生活用品传播病菌,边区军民深受其害。日军每次在冀西山里"扫荡"后,即有疟疾、回归热等传染病发生。⑥1940年至1941年,日军对阜平进行"扫荡",投放细菌,仅对4个区的抽查,"发病3.94万人,发病率达94%,死亡5911人,占总人口的14.1%,多为流行性感冒、痢疾、疟疾、伤寒、回归热、麻疹、天花、

---

① 冀中行署:《反迷信宣传》,河北省档案馆藏,卷宗号:5/1/657/6。
② 军事科学院外国军事研究部编著《日本侵略军在中国的暴行》,解放军出版社,1986,第81页。
③ 冀南革命根据地史编审委员会编《冀南党史资料》第2辑,1986,第476页。
④ 立波:《晋察冀边区印象记》,第100页。
⑤ 苏枫:《粉碎敌寇毒疫进攻》,《晋察冀日报》1942年3月8日,第3版。
⑥ 谢忠厚主编《日本侵略华北罪行档案》(五),第205页。

水痘等"。① 平山县一游击队队员说："敌人在烟卷里放了烈性的毒药。有一个游击队员，把一支烟吸到一半，就死了。我们在敌人最卑劣的手段之下，牺牲了四个同志。"② 日军放毒散毒、传播病菌、制造瘟疫的卑劣手段，"使得病人之多，祸患之长，死亡率之大，百余年前所未有"。③ 历史档案中记载了许多当事人的控诉，如：

> 具控诉书人山西省长治专署屯留县第二区（距常村站 2 华里）姬村村民陈三孩，于民国三十三年三月初二（公元 1944 年 4 月）日寇侵占时，散布在敝村伤寒细菌，全家男女 2 口由母亲先病，传染敝父陈善，病情严重，在 4 月 27 日因病死亡。所以传染敝村 36 户，男 52 个，女 46 个，共计男女 98 个，死亡者 13 户，男 10 个，女 3 个。想这种滔天罪恶使人可恨，至今 10 年有余，无处控诉……④

类似这样的控诉比比皆是。细菌战不仅摧毁一个家庭，往往摧毁一个或数个村庄。

二　医疗卫生政策、举措的出台

受多种因素的影响，晋察冀边区、晋冀鲁豫边区疾疫流行，严重威胁到军民的生命健康。稳步推行医疗卫生工作，保障军民健康势在必行。鉴于此，边区政府通过制定政策、设立机构，努力构建医疗卫生体系。

（一）政策的制定

为了应对边区暴发的各种疫病，促进医疗卫生工作的开展，中共中央和边

---

① 阜平县地方志编纂委员会编《阜平县志》，方志出版社，1999，第 767 页。
② 立波：《晋察冀边区印象记》，第 43 页。
③ 北岳区党委：《通知——关于防疫卫生突击运动》，河北省档案馆藏，卷宗号：69/1/15/169。
④ 谢忠厚主编《日本侵略华北罪行档案》（五），第 218 页。

区政府颁布了一系列政策法令。1937 年 11 月 15 日，八路军总卫生部根据全面抗战初期的战争特点，制定了《暂行卫生法规》。1938 年 9 月，晋察冀军区召开第一届卫生会议，会议在医疗、救护转运、卫生、教育等方面形成决议。1940 ~ 1948 年，晋察冀边区又陆续制定、出台了大量的卫生法规，详见表 3 - 3。

表 3 - 3　1940 ~ 1948 年晋察冀边区制定的主要卫生法规一览

类别	名称	时间
医药	《关于自制代用药品问题的训令》	1941 年 2 月 20 日
	《科学地大量运用中药》	1941 年 6 月 23 日
	《药材工作方针》	1944 年 3 月
	《药材制度的规定》	1945 年 5 月
	《药材管理节约条例》	1945 年 5 月
干部保健	《保健工作的新规定》	1941 年 2 月 24 日
	《干部保健条例》	1941 年 11 月 10 日
	《关于干部保健工作的指示》	1941 年 11 月 10 日
	《关于怎样执行干部保健工作的指示信》	1942 年 1 月 30 日
	《关于政权工作人员保健问题的决定》	1942 年
医疗教育	《在职卫生干部教与学的几点要求》	1944 年 3 月
	《关于今后培养干部的方针和其他几个问题的指示》	1944 年 10 月
	《为军区卫生处动员学员令》	1945 年 3 月 14 日
妇婴卫生	《全国战时儿童保育会晋察冀分会组织章程》	1941 年 4 月 1 日
	《边委会通令各署县增发女干部卫生费》	1941 年 6 月
	《保护政民妇女干部及其婴儿之决定》	1941 年 7 月
	《优待妇女干部及其幼儿之决定》	1945 年 4 月 15 日
	《为妇女干部卫生费改为每月大麻纸七张，生产费改为小米二十斤由》	1945 年 4 月 16 日
	《关于如何配合地方进行妇婴工作给各级卫生机关的指示信》	1945 年 5 月 21 日
	《关于优待妇女及其幼儿决定修改与解释妇女小学教师生产期间代理人员开支办法的规定》	1945 年
	《婴儿保育暂行办法》	1948 年 3 月
	《产妇保健暂行办法》	1948 年 3 月

续表

类别	名称	时间
防疫治疗与 卫生运动	《关于夏秋季防病的训令》	1940 年 6 月
	《春季卫生工作中心》	1941 年 2 月 24 日
	《开展卫生运动的指示》	1941 年 2 月 24 日
	《乡村夏秋卫生办法》	1941 年 5 月
	《疾病及其预防与治疗》	1941 年 8 月
	《关于开展医疗卫生运动的指示》	1941 年 11 月 12 日
	《为准备明春卫生运动希反映意见并照指示供给材料由》	1941 年 12 月
	《函发鼠疫的症候与预防法，希即研究宣传人人皆知严加防范》	1942 年 2 月 14 日
	《关于防疫卫生突击运动》	1942 年 2 月 15 日
	《通知改良卫生设施要点及春季卫生防疫工作总结要项希即遵照办理由》	1942 年 3 月 7 日
	《关于开展地方卫生工作的几个决定》	1942 年 3 月 9 日
	《对各级卫生机关几项工作的指示》	1945 年 3 月
	《关于开展文化卫生工作由》	1945 年 3 月 21 日
	《关于开展群众卫生工作》	1945 年 4 月 5 日
	《关于开展四五年群众卫生医疗工作的指示》	1945 年 5 月 27 日
	《关于开展民众卫生医疗工作的指示》	1945 年 5 月 27 日
	《关于各级政民伤病人员入各地卫生机关医治修养决定的补充指示》	1945 年 5 月 29 日
	《关于开展民众卫生医疗卫生工作的补充指示》	1945 年 8 月 3 日
	《关于开展群众医疗卫生工作几个问题的报告》	1945 年
	《关于当前开展卫生医疗工作的几个问题的指示》	1945 年 10 月 25 日
	《关于 1946 年群众卫生工作的指示》	1946 年 3 月 1 日
兽疫	《羊的疾病及治疗法》	1941 年 6 月
	《严密预防兽疫》	1943 年 1 月
	《鸡病疗法》	1945 年 4 月 28 日
	《鸡猪瘟的预防与治疗》	1945 年 5 月 10 日
	《羊疡病征及疗法》	1945 年

资料来源：据《晋察冀日报》、《晋察冀军区抗战时期后勤工作史料选编》、《边区政府颁发婴儿保育、产妇保健暂行办法》（《人民日报》1946 年 8 月 29 日）、张瑞静《抗日战争时期晋察冀边区的医疗卫生工作》（《军事历史研究》2014 年第 2 期）等制成。

　　表 3 - 3 中的统计并不是全部，受限于资料和篇幅，未能全面具体梳理。大体而言，晋察冀边区制定颁发的有关卫生的制度法规，概括起来可分为六类：医药类、干部保健类、医疗教育类、妇婴卫生类、防疫治疗与卫生运动类、兽疫类。在这六类法规中，以防疫治疗与卫生运动类、妇婴卫生类为多。各种政策法令随着边区经济实力的好转，不断调整并渐趋完善。如 1941 年公布的《保护政民妇女干部及其婴儿之决定》，1945 年 4 月更名为《优待妇女干部及其幼儿之决定》，并做了修改或补充。如关于卫生费，从 "凡脱离生产之妇女干部每月由所在机关、团体、学校发给卫生费五角（或消毒纸张），并按身体之强弱情形，得酌量休息一天至三天"，到 "每人每月发给大麻纸七张（小张发十四张），其不足或有余者，可以互相帮助调剂，其有特殊情形（月经过多）而又不能调剂者，得按实际需要酌情多发"。① 孕妇产前和产后有了专门规定，从 "生育前后休假六周" 到 "产前 20 日即可给假休养，产后休假 40 天"；考虑到小产对妇女身体损害很大，从 "小产者发给休养费十元，并得酌情休假" 到 "小产的休假时间和保养费与大产同"；儿童保育范围从 "六周岁以内" 扩大到 "十周岁以内"；② 等等。修改后的政策法令，充分考虑到妇女和婴幼儿特殊的生理状况，提高了他们所享受的待遇，也间接提高了他们的社会地位。

　　抗战结束后，边区的医疗卫生工作并未松懈。晋冀鲁豫军区卫生部《关于一九四六年卫生工作方针的指示》提出，"卫生工作重点应放在卫生防疫方面，协助地方开展卫生工作，开展春季卫生及配合大练兵的卫生教育工作"。③ 1949 年晋察冀边区第三地委普遍发现麻疹、天花等流行性疾病，为了防止疾病传染，及时扑灭疫情，明确指示 "在疾病流行中，对有害的零食瓜果及腐败的食品，加以处理与限制"。④ 这在一定程度上保障了解放区民众的食品卫生安全。

---

①　《晋察冀边区妇女抗日斗争史料》，第 211 页。
②　《晋察冀边区妇女抗日斗争史料》，第 211～214 页。
③　何正清主编《刘邓大军卫生史料选编》，第 177～178 页。
④　中共晋察冀边区第三地委：《关于预防扑灭和减少病灾的通知》，河北省档案馆藏，卷宗号：125/1/8/14。

（二）医疗卫生体系建设

边区初创时期经济条件落后，医疗卫生条件差，医护人员短缺，"全晋察冀边区一百多个县城没有一个像样的医院，有的县城只有几个中药铺，西药房更缺"。① 医疗卫生事业百端待举，建立正规医院、培养医护人员显得十分紧迫。

1. 建立医院和诊所

晋察冀边区政府为建立完备的医疗系统，着实做了一番努力。1937 年 11 月 13 日，总部任命一一五师军医处长叶青山为晋察冀边区卫生部部长，任命游胜华为副部长，正式组建边区卫生部，设医务科、材料科、管理科和后方医院。该部的主要任务是：（1）组织后方医院收治伤病员；（2）组织部队开展战地救护；（3）组建卫生机构，培训、动员地方医药卫生干部参军；（4）筹划药材。② 1938 年 6 月，白求恩来到晋察冀边区，他在忙于医疗工作的同时，重视医院的整顿工作，并提议筹建模范医院。1938 年 9 月 15 日，"模范医院"在山西五台县松岩口村正式建立。1940 年底，一二九师卫生部与第十八集团军前总卫生部合并成第十八集团军野战卫生部，下设医政科、保健科、药房、手术组。尽管医院、卫生部不断增加，但还是不能满足边区的实际需要。

解放战争时期，医疗卫生工作在抗日战争时期的基础上有所发展。1948 年 5 月，晋察冀军区和晋冀鲁豫军区合并后，对医院的类型、编设、任务都做了统一划分，开始向分科方向发展。医院统一整编为五类：（1）兵站医院，每兵团编配一所；（2）机动医院，接收兵站医院后送的伤员，留治轻伤员，其余伤员在简单处理后送走；（3）后方医院，完成最终治疗，每个后方医院总院分为骨科医院两个分院，内科医院一个分院，普通战伤医院两个分院；（4）正规医院，军区设一所，即白求恩国际和平医院；（5）二级军区直属医院。③ 8 月，华北临时人民代表大会召开，选举产生了华北人

---

① 叶青山：《白求恩与晋察冀军区卫生学校》，《晋察冀军区抗战时期后勤工作史料选编》，第 685 页。

② 谢忠厚、肖银成主编《晋察冀抗日根据地史》，改革出版社，1992，第 271 页。

③ 邓铁涛、程之范主编《中国医学通史·近代卷》，人民卫生出版社，2000，第 608 页。

民政府，下设卫生部。

1949年1月平津战役后，华北五省全境解放，五省的卫生系统建设也进入新时期。8月，河北省人民政府卫生厅在原冀中行署卫生局的基础上建立，各专区、市、县也相继建立了卫生局（科）。据统计，"当时全省仅有卫生机构151所，卫生技术人员24431人，平均每千人拥有0.82人；床位2249张，平均每千人拥有0.07张"。① 9月，原冀南行署卫生局和所属防疫队并入卫生厅。10月1日，中华人民共和国成立，11月1日组建中央人民政府卫生部，由李德全任部长，贺诚、苏井观任副部长。从此，全国政府系统卫生工作有了统一的领导机关。

2. 组建巡回医疗队

相比医院和诊所，医疗队更具灵活性。早在1941年，晋察冀边区在发布的《关于开展卫生运动的指示》中就提到，"组织流动的临时医疗队，在驻地及附近给群众医病，尽可能地动员当地的中西医人材和中西药品，参加医疗队；部队的医务所，应规定一定的时间为地方群众进行义务治疗"。② 这些机动性较强的医疗队下乡服务，挽救了无数军民的生命，也拉近了与群众的距离。1941年11月，军区医疗队抵达阜平后，立即积极展开工作，不足一个月就医治了2800余人。③ 截至1942年1月10日，医疗队在阜平所治疗的中心村有88个，治疗病员7074人，治愈4521人，治愈率达64%。在医疗队的带领和组织下，建立了各级防疫委员会来领导和开展各村的卫生工作和卫生运动，进行防疫教育与宣传，保证全村人民的身体健康。④ 易县政府亦组织了治疗队，协同军区医疗队分赴各区，一个月就治好病人11531人，"群众对政府的关怀救治，无不非常感激，并愿以积极担负抗战勤务来回答政府对他们的热爱"。⑤ 巡回医疗队具有机动优势，在战争时期必不可少。

---

① 《河北省志·卫生志》第86卷，第3页。
② 《晋察冀军区抗战时期后勤工作史料选编》，第475页。
③ 白虹：《军区医疗队到达后　医治民众近三千》，《晋察冀日报》1941年12月4日，第3版。
④ 丹霞：《奔驰在阜平的军区卫生部医疗队》，《晋察冀日报》1942年1月11日，第4版。
⑤ 齐云：《简讯》，《晋察冀日报》1942年1月6日，第3版。

3. 开培训班、创办学校

战争期间，军民大量死伤，这与医护人员短缺直接相关。医护人员匮乏，"卫生材料和医药，卫生人员和医生在晋察冀同子弹一样地缺乏"；[①] 另外，医护工作者技术水平低，大多未接受过正规训练。边区政府通过各种途径延揽各科医疗卫生人才，如曾留学日本的病理学博士、原河北医学院教授殷希彭，原河北医学院微生物学教授刘璞，留日学生、小儿科专家陈其园，留日学生、眼科专家张文奇，北平和平医院毕业生周之望、崔蕴如，北平医科大学毕业生张增录等。[②] 这些人从四面八方而来，适时补充到边区的医疗卫生队伍中，成为根据地卫生事业的重要技术骨干，为发展边区医疗卫生事业做出了重要贡献。但相对于全边区来说，这些医护人员仍是杯水车薪，培养大批医护人员迫在眉睫。

开培训班、创办学校成为培养医护人员的重要手段。全面抗日战争期间，晋察冀边区创办了晋察冀军政干部学校、白求恩学校、抗战建国学院、河北抗战学院、冀热辽区抗日军政学校等学校和训练班。以白求恩学校为例，1938 年 1 月，晋察冀军区开办医务训练队，首先开办了护士班，学员 30 名，学期 1 个月；开办调剂班，学员 15 人，学期 3 个月；7 月又开办了军医班，学员 37 名，学期 10 个月。1938 年 6 月白求恩到达晋察冀军区，他对医务训练队的工作予以赞赏，于 8 月 13 日向军区提出开办卫生学校的具体建议。1939 年 5 月，军区决定将训练队扩建为卫生学校，由江一真负责具体的筹建工作，并从冀中军区抽调医学专家殷希彭、刘璞等到学校工作。在白求恩的建议和军区领导的关怀下，1939 年 9 月 18 日晋察冀军区卫生学校于唐县牛眼沟成立，江一真任校长，殷希彭任教务主任。[③] 晋察冀军区卫生学校成立不久，延安军委卫生学校部分师生到达晋察冀解放区，后两校合编，仍称晋察冀军区卫生学校。合编后，学校不仅壮大了规模，增强了教师队伍的力量，还建立健全了机构建制，设置政治处、教务处和学

---

① 李公朴：《华北敌后——晋察冀》，三联书店，1979，第 59 页。
② 谢忠厚：《河北抗战史》，北京出版社，1994，第 169 页。
③ 朱克文等主编《中国军事医学史》，人民军医出版社，1996，第 256 页。

生队，江一真任校长，喻忠良任政治委员，殷希彭任教务主任，王进轩任总支书记。业务课教员增加了胡雨村、刘韶文、宋友良、任一宇、谢克勤、康克等，政治教员增加了王尔鸣、张绍闵等。1939 年 11 月，日军对晋察冀边区发起冬季"大扫荡"，晋察冀军区卫生学校辗转到唐县葛公村办学。在这次反"扫荡"过程中，白求恩医生因抢救伤员受伤，后伤口感染引起败血症，不幸牺牲。为了学习和纪念白求恩，1940 年 1 月晋察冀军区在唐县召开追悼大会，会上聂荣臻宣布将晋察冀军区卫生学校改名为白求恩学校，附属医院改名为白求恩国际和平医院。同年 5 月，印度援华医疗队来到晋察冀边区，8 月，柯棣华医生留在白求恩学校任教。1941 年，白求恩学校先后成立两年制的高级军医班和一年制的妇产科班。自正式成立到 1945 年 9 月抗战胜利的近六年时间里，白求恩学校培养了各类医务人员 928 人，加上 1938 年医务训练队培养的 111 人，共 1039 人。[1] 这些学校、训练班采取短期训练的形式，克服重重困难，坚持办学，培养了大批革命干部和专业技术人才。

4. 建立医药合作社和制药厂

全面抗战时期，晋察冀边区缺医少药，军民面临看病难、吃药贵的窘境。为此，在边区政府的帮助下，医药合作社和制药厂逐步在各地建立。1941 年，阜平县政府为消除人民疾病、保障人民健康，购买大批药品，"开办小规模的制药厂，聘请本县名医（中医）协同县医药合作社研究，并大量配制各种药丸"。[2] 曲阳、唐县、平山、灵寿等县也纷纷建立了医药合作社。截至 1945 年 2 月，医药合作社的建立与发展情况，如表 3 - 4 所示。

表 3 - 4　战时晋察冀边区医药合作社情况

县名	县社		区社		村社		组织起来的医生（人）
	社数（个）	股金（万元）	社数（个）	股金（万元）	社数（个）	股金（万元）	
阜平	1	43	6	390	（高街金钩）11	35	42

---

① 白求恩医科大学校史编辑委员会编《白求恩医科大学校史（1939~1989）》，四川人民出版社，1989，第 36 页。

② 《阜平县府设小制药厂》，《晋察冀日报》1941 年 12 月 18 日，第 3 版。

县名	县社		区社		村社		组织起来的医生（人）
	社数（个）	股金（万元）	社数（个）	股金（万元）	社数（个）	股金（万元）	
曲阳	1	54	8	240	（一、二区交接村社）11	60	51
唐县	1	28	6	70	（一区川里村）1	15	67
平山	1	38	7	78	18	34	174
灵寿	1	32	3	42	12	26	67
行唐	1	29	4	57	16	29	89
井陉	1	31	1	12	3	8	17

资料来源：晋察冀边区行政委员会编印《晋察冀边区的卫生医疗工作》，油印本，1946，第13页。

　　由表3-4可以看出，每个县至少都存在1个县级合作社，而且股金相对较高，以曲阳为最。区级、村级合作社也不少，共107个，组织起来的医生达507人，筹集的资金也十分可观。龙华县的模范中医张明远响应号召，联合3名医生合办医药合作社，后来发展到35人，4年间治愈29280人，张明远一个人就治愈3000多人。① 深县大凌霄村350户村民自愿组织大凌霄医药合作社，"三年来共计减免药费123万元。医药合作社药价公平，片子看四分利，丸散成药三分，把价格标在药斗子上，社员用药减收百分之五，军、干、烈、属、荣军、革命军人、地方干部用药减收百分之十，赤贫拿不起药费者，经过社员大会通过讨论免收"。② 冀中行署明确规定，"群众的医药合作社，按当地群众需要及现有条件，发动群众一村单设或数村联合。如只有医生而没有药铺或药铺不健全，要发动群众们入股单设或和旧有私人药铺结合（但应完全出于自愿），使他转为社员之一"，并就其组织结构、经营方式做出说明，"将医药合作社作为开展地方医疗卫生的基础组织"。③ 医药合作社将民间游医组织起来，改善了民众看病难、吃药贵的尴尬处境，

① 水生：《八年来晋察冀怎样战胜了敌祸天灾》，《北方文化》第2卷第3期，1946年7月，第47页。
② 《深县大凌霄医药合作社为农民服务业务兴旺》，《晋察冀日报》1948年5月15日，第1版。
③ 冀中行署：《关于开展卫生工作的几个问题》，河北省档案馆藏，卷宗号：5/1/37/15。

也降低了民众病死率。

除此之外，各边区成立了医药指导委员会、医疗救济委员会、医药研究会等。这些组织之间交流经验、总结方法，为加强医疗工作、提高医学技术水准、保障军民健康做出了积极贡献。

5. 建立儿童保育机构

保育儿童，就是保育革命的"后备军"。边区的儿童不仅面临疾病的侵袭，还面临战争的威胁，战争中大批儿童丧生或流离失所。程西兰撰文描述了如下景象："一群孤苦无依，失掉了家乡的孩子们，面容憔悴，衣服破乱，为饥饿所迫踯躅街头向人乞怜。"[1] 儿童在战争环境下的生活环境、生存状态一目了然。为保证妇女干部安心工作，也免除还没有孩子的年轻女性的后顾之忧，拯救难童、保育儿童成为边区政府的一项急迫任务。

鉴此，邓颖超、沈钧儒、郭沫若等联络社会各界知名人士发起筹备建立中国战时儿童保育会，该组织于 1938 年 3 月 10 日在汉口正式成立。为提高保育儿童意识，扩大儿童保育范围，由共产党员沈兹九主编的《妇女生活》杂志成为儿童保育宣传的主阵地，诸多社会人士在此为难童发声，"救救孩子们"的呼声在社会上引起极大反响。[2] 此后，儿童保育工作在全国范围内得到了响应和支持，各种儿童保育机构相继建立，晋察冀边区儿童保育会、冀中儿童保育会等组织应时而生。

1940 年 8 月，中共中央北方分局颁布的《晋察冀边区目前施政纲领》明确规定，"反对蓄童养媳，溺婴与戕害青年发育的早婚恶习……实行孕妇儿童保健"。[3] 为贯彻这一精神，晋察冀边区于 1941 年元旦发起成立战时儿童保育会晋察冀边区分会，分会委员由宋子纯、彭真、赵亚平、刘光运、张瑞华等 20 多人组成。[4] 晋察冀边区儿童保育工作，得到了社会各界人士

---

① 程西兰：《为保育难童告全国同胞》，《妇女共鸣》第 7 卷第 8 期，1938 年 5 月，第 11 页。
② 曹孟君：《救救孩子们》，《妇女生活》第 5 卷第 9 期，1938 年 3 月，第 16 页。
③ 晋察冀北岳区妇女抗日斗争史料编辑组编《晋察冀北岳区妇女抗日斗争史料》，中国老年历史研究会，1985，第 23 页。
④ 《战时儿童保育会晋察冀边区分会的创建》《边区儿童保育会即将成立》，《晋察冀日报》1941 年 1 月 7 日，第 1 版。

的支持，边区各县纷纷响应关于儿童保育的号召。① 在社会各界的积极推动下，在战时儿童保育会晋察冀边区分会的模范带动下，儿童保育工作逐步活跃起来。同年 8 月，冀中妇救会决定建立农村临时托儿所，以村为单位，本着自愿的原则，形成不脱离生产的保育儿童组织。② 同年 9 月，冀中区儿童保育委员会也正式成立，吕正操、程子华、黄敬、徐达本、史立德、周绪辉、周克刚等 17 人为委员，推举韩朝新、李洁新等为正、副主任委员。③ 冀中儿童保育工作由此开始。

1942 年，面对日本侵略者的"大扫荡"，儿童保育工作逐步转入地下，隐蔽开展，并化整为零，保存实力。一些组织规模小、适合在战争条件下开办的幼稚园、托儿所、救生堂等儿童保育机构也相继建立，如完县在妇救会的支持下开办托儿所，"号召在附近的妇女每天午后把小孩子送到托儿所，晚间再领回。多为四五岁的儿童，人数最多时有六十名左右"。④ 当时还形成了更为灵活的组织——抱娃队。为让青年妇女在参加自卫军和受教育时安心，完县形成了抱娃队。抱娃队以村为单位，由年长的妇女组成，"凡年在五十五岁以上的老太婆，七人或九人编为一组，按住户远近组织，遇青年妇女上操或上课时，抱娃队便出来抱娃"。⑤ 抱娃队相对灵活，使青年妇女无后顾之忧，在战时条件下也发挥了一定的作用。

三　医疗卫生工作的开展

根据地经济发展相对落后，军民生存条件恶劣，环境卫生较差，易滋生病菌，加之日本侵略者对边区实行惨无人道的细菌战、毒气战，严重威胁边区军民的生命健康。各边区政府在设立一系列医疗卫生机构后，克服重重困难，积极开展医疗卫生工作。

---

① 《边青救通知各级青救会努力进行宣传动员工作》，《晋察冀日报》1941 年 1 月 25 日，第 1 版。
② 《建立农村临时托儿所》，《晋察冀日报》1941 年 12 月 2 日，第 3 版。
③ 《冀中儿童保育会成立》，《晋察冀日报》1941 年 12 月 3 日，第 3 版。
④ 《晋察冀边区妇女抗日斗争史料》，第 699 页。
⑤ 《晋察冀边区妇女抗日斗争史料》，第 700 页。

（一）卫生宣传与教育

加强卫生宣传和教育，是唤起军民重视卫生工作，提升民众素养，改变民众传统卫生观念的重要途径。二者相互结合，统一于边区的医疗卫生事业。

1. 卫生宣传

边区军民生存环境恶劣，缺乏良好的卫生习惯，卫生观念淡薄。基于此，开展医疗卫生工作，首先要做好宣传动员工作，提高军民卫生意识。1938 年 9 月召开的晋察冀军区第一次全军卫生扩大会议强调，"加强普通日常卫生知识教育，使其有预防疾病之常识，以减少疾病之发生"。[1] 基于民众文化水平偏低的现状，各边区政府注重基本卫生知识的宣传，采用小册子、歌曲、标语、画报、问答、讲演、卫生晚会等大众喜闻乐见的方式。冀中卫生局在庙会上设立卫生宣传棚，由县卫生科员和医药会协同组织，聘请医生参加，"在庙会设篷张贴卫生标语，典型材料，进行卫生讲演"，内容主要为"日常卫生防疫常识"等。[2] 阜平县联社抗联利用庙会举办展览，其中卫生方面妇婴卫生展览有漫画十余种，说明怀孕的过程、怎样讲卫生、产妇小孩的保健、卫生月经带的使用等。[3] 各边区妇救会通过召开接生员座谈会、老年妇女座谈会和庙会宣传等形式，宣传科学卫生知识，讲解简单的人体生理解剖知识等，在一定程度上破除了群众的封建迷信思想。[4] 1945 年 1 月 1 日至 22 日，晋察冀边区开办展览会，"主要包括军区伯华制药厂等的自制药品和婴儿保健常识"。[5] 卫生展览会内容贴近乡村普通民众，逐渐改变了他们的卫生观念，乃至改变了人们的精神面貌。

其次，边区政府还通过报刊向民众传递卫生观念。《晋察冀日报》《抗敌

---

[1]　《晋察冀军区第一次全军卫生扩大会议决议》，陈明光主编《中国卫生法规史料选编（1912 ~ 1949.9）》，上海医科大学出版社，1996，第 28 页。

[2]　冀中行署：《关于开展卫生工作的几个问题》，河北省档案馆藏，卷宗号：5/1/37/1。

[3]　《晋察冀日报》1945 年 7 月 22 日，第 4 版。

[4]　河北省地方志编纂委员会编《河北省志·妇女运动志》第 59 卷，中国档案出版社，1997，第 155 页。

[5]　《晋察冀日报》1945 年 2 月 17 日，第 4 版。

三日刊》等报刊成为传播和普及医疗卫生知识的重要载体。《晋察冀日报》作为中国共产党在敌后抗日根据地创刊最早、连续出版时间最长的党报之一，是宣传卫生知识的重要阵地，登载了许多有关医疗卫生的文章，仅 1941 年这一年便发表多篇卫生宣传的文章，如《讲究干净少灾病》《切实注意清洁卫生》《谈谈麻疹》《广泛开展卫生防疫工作》《广泛开展卫生运动，加紧防治流行疾疫》《加强医疗工作　保护军民健康》《消灭当前的大敌——病魔》《从涞源归来的医疗队》《认真干防疫卫生运动》等。《晋察冀日报》还开设"卫生常识"专栏，介绍各类疾病、传染病防治的基本常识，报道军队和地方卫生工作及卫生运动的方法、成绩和经验。创刊于 1938 年 1 月的《抗敌副刊》，同年 6 月改为《抗敌三日刊》，也是晋察冀边区的一份重要报纸。1939 年夏，河北省一些地方水灾后流感、痢疾、疟疾等疫病流行，为预防疫病传播，《抗敌三日刊》登载了多篇文章介绍防疫知识，其中《向疾病现象作斗争》一文"要求全区部队切实开展防疫工作，把消灭疾病看作紧急战斗任务，要求广大指战员、政工人员和卫生人员，以最大的力量同疾病作斗争"。① 此后，该报一直注重医疗卫生知识的宣传。1942 年 8 月，晋察冀军区卫生部出版的卫生刊物《卫生建设》正式问世，至 1949 年先后出刊 29 期，发表各种卫生业务技术资料百余篇，有力推动了全区卫生宣传与防病工作。1948 年 11 月 1 日，冀中行署卫生局出版了《地方卫生》，内容力求"简明具体，避免高深理喻"，旨在将"中西医的治疗经验与临床例证和秘方、中西药的发明创造及群众卫生工作"普及群众中去。②

除此之外，各边区还通过评选模范村、模范人物来带动民众注重卫生工作，号召各级干部以身作则，以自己的模范作用推动群众参加。特别是各机关团体驻在的村庄，更要以本身模范的卫生行动，去推动和帮助全村群众开展卫生工作。一个模范人物的形象和事迹所起的作用是不可估量的，

---

① 《后勤工作·回忆史料》（1），第 659 页。
② 冀中行署：《冀中行政公署卫生局〈地方卫生〉创刊号》第 1 期，1948 年 11 月 1 日，河北省档案馆藏，卷宗号：5/1/308/3。

人们在崇拜模范人物的同时，内心被激发出一种进取精神。为了推广模范先进经验，各县、区多次组织召开由模范和普通群众参加的各种类型的座谈会，被誉为"子弟兵母亲"的戎冠秀组织妇女召开座谈会，"讨论怎样养好娃娃，并规定了卫生公约"。① 冀察专区的龙王庙村规定，模范户的特点是，早起开窗子打帘子，屋里无臭味，被褥常洗晒，个人积极劳动，不吃冷东西，关心妇女健康，经期不做重活。② 1945 年，太行区奖励卫生模范家庭 146 户、模范医生 89 位。③ 1946 年 8 月，路南县政府在杨庄召开井陉县第一届文教大会，与会代表 94 名，大会选出模范 15 名，其中模范医生 2 名，中医杜锦秀被列为"卫生先进典型"。④ 边区注重利用报纸、歌曲、文艺节目、口号标语等方式传播模范人物事迹，以达到家喻户晓的效果。

2. 反迷信宣传

民众深受迷信思想影响，严重阻碍了卫生工作的开展。冀中行署就曾强调："由于群众的迷信思想是历史性的，已经根深蒂固了，不易很快连根拔除，是以卫生防疫工作也受到一定影响，就必须要结合反迷信宣传。"⑤ 由此，反迷信宣传成为开展医疗卫生工作的重要环节。大多数民众之所以迷信，是受历来传统观念的影响，但也可以理解为这是落后的经济条件和医疗技术不能满足人们需要的无奈之举。所以，边区政府在动员群众反迷信时，力求树立一种关怀和同情的意识，而不是用强制的行政手段。采用大众喜闻乐见的方式，可以把广大妇女、儿童、农民各种不同的群众组织起来，各尽所能分工负责，造成自觉的群众运动。

边区政府利用反迷信剧目和快板书等，将反迷信工作深入民众的日常生活中。唐县杨家菴村剧团 1943 年以来创作了许多剧本，到外村演出 250 次以上，其中不乏反迷信、讲卫生的剧目，"在群众中颇得好评"。⑥ 在平山

---

① 闫景云：《戎冠秀领导下盘松妇女讨论怎样养好娃娃》，《晋察冀日报》1945 年 5 月 23 日，第 2 版。
② 《晋察冀边区妇女抗日斗争史料》，第 728 页。
③ 山西省史志研究院编《山西通志》第 41 卷，中华书局，1997，第 253 页。
④ 《井陉县志》编纂委员会编《井陉县志》，河北人民出版社，1986，第 533 页。
⑤ 冀中行署：《反迷信宣传》，河北省档案馆藏，卷宗号：5/1/657/6。
⑥ 张文芳：《边区乡村文艺运动略述》，《北方文化》第 2 卷第 2 期，1946 年 6 月，第 35 页。

县东回舍村演出一场《王二嫂养娃娃》的话剧时，群众被感动得落泪，有的失声痛哭。杜丑女老人事后回忆道："我现在五十六岁了，共生了五个孩子，有四个男孩都扔了，现在只剩下一个闺女，民国十八年第一个大孩子肚里有病，那时我没有请医生，光知道东求神，西烧香，费尽心血，化钱又多，眼看着红布绿布一块一块的都叫神婆挟走了，后来病也没看好，孩子噎了气，我看了你们的戏，看到神婆下神以后，小孩子死了，我说那王二嫂就是和我一样样儿呢！"[①] 透过话剧，民众看清了巫婆利用迷信"治病救人"的真面目。这类易引发民众认同、反映边区基本生活状况的话剧，涉及面广，影响面大，成为开展反迷信工作的有力武器。

基于快板书押韵、好记的特点，晋察冀边区政府和民众根据当地实际情形创造出了一系列通俗易懂、朗朗上口的反迷信快板。如邢西三区前山头小学李玉庭创作的《反迷信讲卫生快板》：

一、想从前，真奇怪，聪明的人儿拜泥胎。这个木头是爷爷，那个泥胎是奶奶。

二、反迷信，掀庙台，爷爷奶奶都滚开，破除迷信讲卫生，省了功夫省钱财。

三、迷信人，死脑袋，一百斧子砍不开，他说："敬神如神在，不敬他来他不怪。"咱们说："那有神灵在，都是人作怪。"

四、讲卫生，真是好，快活一生活到老，多作活来多省钱，少生疾病少烦恼。

五、有了病，请医生，谁要迷信误了命，治病不如防病好，一切不如讲卫生。[②]

这些利用各种喜闻乐道、贴近群众的艺术形式和来源于普通民众的表

---

① 《平山改造旧接产》，第一届全国卫生会议筹备委员会编《怎样改造旧接产》，1951，第10～11页。
② 李玉庭：《反迷信讲卫生快板》，《新大众》第8期，1945年9月，第35页。

演及创作，较真实地反映了边区的社会生活图景，极易引发群众共鸣，促使民众从迷信中逐渐醒悟过来，并坚决同封建迷信做斗争。

3. 文化教育

晋察冀边区和晋冀鲁豫边区积极开展文化运动，旨在利用进步的思想与道德教育普通群众，清除旧有落后观念。

1938 年 1 月 10 日，晋察冀边区第一次军政民代表大会通过的《文化教育决议案》明确指出，"将提高一般民众的文化水准，并增进他们的健康列为文化教育的基本原则"。[①] 1940 年 4 月中共中央北方分局发出《关于国民教育的指示》后，晋察冀边区政府陆续颁发了《普及国民教育的指示》《边区小学教育暂行办法》《小学校贫寒儿童随学办法》等，[②] 旨在把普通群众纳入文化教育的阵营，提高民众整体素质。1940 年 8 月，冀太联办发出《冬学运动计划》，责成各县、各村成立冬学委员会，并要求各地遵照联办颁发的《民众学校规程》办理冬学。

在人力、财力均极为匮乏的战争环境下，有限的学校资源不足以满足一般民众的求知欲望，社会教育成为一种有益补充，冬学运动是其重要组成部分。民众是冬学运动的直接参与者，亦是直接受益者，因此把普通民众纳入冬学运动的阵营尤为重要。1942 年 2 月 10 日，晋察冀边区政府发出通知，要求"在冬学基础上建立民校，进行民众教育"。1943 年 11 月，晋察冀边区政府在《关于开展冬学运动的指示》中确定"试行民办公助"的方针和自愿的原则，要求领导与群众相结合，从群众的实际需要出发，发动群众办冬学。[③] 1948 年，冀中行署在工作计划中强调，"卫生宣传教育是地方卫生工作的重要环节，应结合冬学运动广泛的进行"。[④] 边区政府借助冬学运动中识字班等组织，向民众传播医疗卫生常识，并深入基层社会。

战争条件下开展教学工作并非易事，尤其是到了 1942 年，日军在根据

① 董纯才等主编《中国革命根据地教育史》第 2 卷，教育科学出版社，1991，第 368 页。
② 《晋察冀抗日根据地》第 2 册（回忆录选编），第 212 页。
③ 谢忠厚、肖银成主编《晋察冀抗日根据地史》，第 418 页。
④ 《冀中行政公署卫生局〈地方卫生〉创刊号》第 1 期，1948 年 11 月 1 日，河北省档案馆藏，卷宗号：5/1/308/3。

地大肆修筑碉堡，制造无人区，无数村庄变为废墟，校舍被烧，边区到了
最艰苦的时期。北岳区只剩下一所中学，仅留学生 178 人、教员 29 人。冀
中区被日军"大扫荡"后沦为沦陷区，中学全部停办。根据地的村庄都是
贫困山村，除教学人员缺乏外，教室的情况也不容乐观。但这些困难不能
阻挡民众高涨的学习热情。在这种情况下，边区政府也给予大力支持，教
师资源不足，便在农村抽调有点文化的人，边学边教；教学用品稀缺，便
用瓦片做石板，用矸石当笔，用木炭代墨，"石板被破坏了，用敌人烧毁的
瓦片代替，更在院里场上，画地学书。没有黑板和粉笔，他们用锅烟子和
黑豆汤做墨，用白干子土做粉笔"。① 许多学校桌凳被烧毁，就用土坯垒成
土桌土凳，或直接在木板上读书，有的地方还发动学生编草垫子，走到哪
里坐到哪里。② 课堂没有着落，便借民房或古庙做课堂。冀中、冀西还创造
了"地下教室"，既易于隐避，又很难破坏。③ 在艰苦的战争环境下，边区
政府和民众共同努力，克服困难，冬学运动如火如荼地进行。

1938 年 3 月，中共冀豫晋省委在建立太行山根据地的会议上提出"开
办学校，救济失学儿童，组织进步教师编写课本"，④ 识字课教员可根据当
地情况及学生程度按时编选补充，如农谚、春联、歌词等，可由群众口编、
教员记录，整理后再教给群众。针对妇女群体，专门制定《妇女冬学教
材》，如行唐县的《妇女冬学教材》主要内容就包括"坚决破除迷信、妇女
卫生常识和集中小儿病的防治法等"。⑤ 通过参加冬学，民众文化素质整体
提高。文化水平提高后，妇女在村里和家庭中受重视程度也明显提升。

各地区采用多种文艺形式以提高民众的学习兴趣。柴地村为提高群众
冬学热情，"举行冬学晚会，节目有两种：一种是学习方面的，着重旧课的
重复；一种是杂耍表演。为启发学习情绪，在会上除了口技、说笑话、猜
谜、唱歌、答题七八节目外，最精彩的是冬学里杂耍组长说的'同盟军大

① 《老解放区教育工作经验片断》，第 35 页。
② 新教育学会编《解放区群众教育建设的道路》，东北书店，1948，第 125 页。
③ 《老解放区教育工作经验片断》，第 35 页。
④ 董纯才等主编《中国革命根据地教育史》第 2 卷，第 391 页。
⑤ 《妇女冬学教材》，山西省档案馆藏，卷宗号：G3/325。

战四大战场'，听大鼓书，还有村长和粮食委员二人表演的'赖塔老婆不愿
上冬学'"。① 定唐县有的教师为吸引学员注意力，把识字课本中的韵文谱成
谱子，教冬学学员们唱。② 这种寓学于乐的形式，受到民众的热烈欢迎。
1940 年至 1941 年，在平汉铁路两侧，"青年妇女赶庙会不买别的，先买钢
笔、墨水、笔记本等物"，③ 足见民众学习积极性之高。

　　在边区政府积极推动、群众的热情参与下，各区县的冬学运动轰轰烈
烈地开展起来。1938 年，北岳区（不包括平西雁北）拥有冬学 2000 处以
上，入学 69826 人；冀中区（深县等 26 县）拥有民校 450 所，识字班 1597
个，入学达 181794 人。④ 一向被关在家中的广大妇女，开始走出大门参加
学习，"四专区上冬学的妇女就有 17240 人"。⑤ 1946 年 6 月，太行根据地全
区 40 个县已有"冬学一万五千座，平均每个行政村两座。入学的男女人数
共一百零五万"。⑥ 民众学习的热情不断高涨，在冀南流传着一首上冬学的
儿歌："地里的活儿拾掇完，村村齐把冬学办，父老们，姐妹们，大家都来
把书念，把书念，学习沂南高洪安。"⑦ 这类儿歌是冬学运动受欢迎的生动
体现。行唐、灵寿、正定等地的知识妇女，主动要求老师给她们介绍书报，
帮助她们学习。⑧ 在此过程中，涌现了一大批学习模范。灵丘女学员刘月
英、邓秀英、张女子三人进行学习竞赛，在五天内每人都认会了 21 个生字，
能写也能讲。邓秀英每天上课后，把学过的生字一个个地在墙上练熟为
止。⑨ 被称为子弟兵母亲的戎冠秀，积极带领妇女学习。她和村干部讨论成
立冬校，学习小组自由结合，大家选她当校长，并一致赞成把冬校改为

---

① 《提高学习情绪　举行冬学晚会》，《晋察冀日报》1943 年 1 月 31 日，第 1 版。
② 《老解放区教育工作经验片断》，第 224 页。
③ 田秀涓：《1943 年前晋察冀农村妇女工作的初步估计》，中华全国妇女联合会妇女运动历史研究室编《中国妇女运动历史资料（1937～1945）》，中国妇女出版社，1991，第 790 页。
④ 项柏仁等：《社会教育的组织领导和方法》，新民主出版社，1949，第 14 页。
⑤ 项柏仁等：《社会教育的组织领导和方法》，第 14 页。
⑥ 刘梅、李建国编著《太行革命根据地教育简史》，山西教育史志编审委员会，1989，第 195 页。
⑦ 《上冬学歌》，苗得雨：《解放区少年的歌》，中国少年儿童出版社，1980，第 71 页。
⑧ 山西省妇运史编纂筹委会办公室编印《山西省妇运史资料》，1982，第 13 页。
⑨ 中共灵丘县委党史研究室编《晋察冀日报（抗敌报）选录》（《灵丘党史资料》第 6 辑），2005，第 217 页。

"戎冠秀冬学"。① 广大民众参加冬学的热情，反映出他们对汲取新知识的渴望和对健康身体的追求。

（二）医疗卫生工作的推进

医疗卫生的宣传工作和实际开展是相伴而行的，宣传的目的就是有步骤、有计划地推进医疗卫生工作。各区通过设立卫生突击周、改良卫生设施、召开清洁卫生会议、开展清洁卫生运动、接种疫苗等途径和方式，在力所能及的条件下开展医疗卫生工作。

1. 开展清洁卫生运动

边区政府成立后，发起群众性的清洁卫生运动。彭真在《晋察冀日报》上发表的《迎接 1941 年》一文中号召"开展清洁卫生运动"。② 同年 2 月 19 日，《晋察冀日报》登载《开展卫生清洁运动》一文，强调清洁卫生是消灭病菌最基本的办法，"我们要使家家户户，一致行动起来，把清洁卫生造成一个紧张的广泛的运动"。③ 以清洁为目的的卫生运动陆续展开。冀中区开展定期大扫除活动，"以旧历七月十五、腊月二十三为大扫除日"。④ 阜平县、井陉县等纷纷响应，开展卫生运动，明确要求定期打扫街道，每日打扫庭院和屋内一次，健壮者应该与病者隔离住宿，不吃死猪肉，吃饭用具经常洗刷清洁，不喝生水，常洗衣服，常晒被子等。⑤

为配合清洁运动，边区还设立卫生突击周。1942 年 5 月，晋察冀五专署为保护民众健康，召开清洁卫生会议，检讨各处的清洁卫生工作，并召集村干部布置突击的方法，具体工作包括挖掘泥井、井上造盖、不随便吐痰和泼污水等。⑥ 北岳区文救会规定 3 月 8～15 日为卫生突击周，普遍开展防疫卫生运动。突击周期间，进行广泛的宣传鼓动工作，组织防疫卫生

---

① 《晋察冀边区妇女抗日斗争史料》，第 749 页。
② 彭真：《迎接 1941 年》，《晋察冀日报》1941 年 1 月 1 日，第 1 版。
③ 《开展卫生清洁运动》，《晋察冀日报》1941 年 2 月 19 日，第 1 版。
④ 冀中行署：《关于开展卫生工作的几个问题》，河北省档案馆藏，卷宗号：5/1/37/1。
⑤ 李锐：《武装部号召女队员讲求卫生消灭病员》，《晋察冀日报》1942 年 9 月 26 日，第 1 版。
⑥ 鸣中：《五专署注意夏季卫生，召开会议布置工作》，《晋察冀日报》1942 年 5 月 31 日，第 1 版。

宣传队，揭发日军散毒、制疫之伎俩，提高全体人民的警惕性，打击、严防日军和汉奸之散毒行为。此外，对住处、厨房、院落、厕所、街道、衣服、用具等进行普遍的大扫除。① 群众性卫生运动的开展，有利于引导广大军民同不卫生习惯做斗争，养成良好的卫生习惯。

2. 积极预防

全面抗战时期，晋察冀边区之所以能较好地完成复杂而艰巨的卫生任务，主要得益于为全体军民服务的原则、积极预防的指导思想。许多病是完全可以预防不生的，许多人的死亡是可以避免的。②

1938 年 9 月中旬，军区领导和卫生部门根据当时战争形势和疾病情况，于山西省五台县耿镇河北村召开第一次全区卫生工作（扩大）会议，会上详细讨论了当时部队发病的特点和冬季卫生防病工作，"确定以眼病、白喉、皲裂、冻伤和呼吸道疾病为预防重点，对部队个人卫生、公共卫生和防病宣传教育提出了具体要求"。③ 1939 年夏，晋察冀边区连降暴雨，洪水泛滥成灾，日军乘机进攻，部队频频发生疟疾、痢疾、肠炎等疾病，"各单位迅速采取措施防治，发病显著减少"。④ 随后，预防工作日益开展，卫生人员对防病工作的认识有了提高，逐渐确立了积极预防的思想。

但限于缺医少药等现实窘境，民众并不能把预防疾病放在日常生活的重要位置。为此，边区政府多次免费施种牛痘，防止了大规模疾病的流行。晋冀鲁豫卫生部门从沦陷区购进霍乱、伤寒、副伤寒三联疫苗，把接种率确定为连队卫生竞赛评比的重要条件，"1940 年大单位接种率达 90% 以上"。⑤ 1941 年春，为防止瘟疫之传染，灵寿军用代办合作社对三、五、六专区的儿童施种牛痘。⑥ 冀北办事处主办之平西人民卫生事务所成立后拟定了具体的工作计划：（1）开展卫生保健运动；（2）免费施种牛痘，注射防

---

① 《展开防疫卫生突击周》，《晋察冀日报》1942 年 3 月 6 日，第 3 版。

② 《开展群众卫生医药工作》，山西省档案馆藏，卷宗号：G4/2G4/2。

③ 《新中国预防医学历史经验》编委会编《新中国预防医学历史经验》第 1 卷，人民卫生出版社，1991，第 86 页。

④ 《新中国预防医学历史经验》第 1 卷，第 86 页。

⑤ 《后勤工作·回忆史料》（1），第 648 页。

⑥ 余双人：《灵寿军用合作社施种牛痘》，《晋察冀日报》1941 年 5 月 11 日，第 3 版。

疫药针，消灭病菌；（3）登记考核中医，成立医师组织，提高中医理论和技术；（4）提倡炼制中药，采制平西土药；（5）组织医疗突击队、医生检查宣传队，分赴各地工作；（6）成立门诊部，为民众义务诊疗。该所"在筹备期内，已施种牛痘五百余人，现每天到所诊病民众很多"。① 当时平西疫病流行，该所实施的预防措施起到了防患于未然的效果，为保护群众健康做出了贡献。得益于预防措施的实行，天花在全面抗战期间未发生大的流行。事先积极预防思想的实践，不但减轻了医院的压力，也使众多军民免受疾病的折磨。

3. 自主生产药品药材

面对药品奇缺的局面，医护人员搜集民间土方，想方设法制造代用品，积极运用中医、中药治病，"用针灸治疗疟疾，用大黄、冰片制造创伤粉给战士做急救包，用青核桃皮制作'扑疟母灵'治疗疟疾"，收到了良好效果。据统计，1942 年全年疟疾患者总数为 14910 人，经治疗痊愈者为 12555人，治愈率为 84%，死亡者仅 33 人，死亡率为 0.22%。② 冀晋区行署在《关于开展 1945 年群众医疗卫生工作的指示》中鼓励各地区"深入群众调查偏方和群众间身体力行的有效土办法，并加紧整理报道推广之，以使各地区群众广泛采用"。③ 偏方的有效利用，解决了边区内缺医少药的燃眉之急。此外，边区还通过缴获战利品、接受外界援助、多渠道采购药品等方式开辟药源。同时，晋察冀边区政府还自主生产药品药材。在制药方面，仅就伯华制药厂而言，1937～1945 年共生产药品 119 种 145520 磅，卫生敷料 7 种，计 35617 磅，医疗器械 21 种 5595 件，为晋察冀边区制药事业的发展做出了重要贡献。④

1948 年 2 月，晋察冀军区将新华、伯华、光华三厂合并为晋察冀军区卫生部材料厂，驻河北省获鹿，设有研究室和化验室、化学制药股、安瓿

---

① 《平西成立人民卫生事务所》，《晋察冀日报》1941 年 7 月 19 日，第 3 版。
② 《白求恩医科大学校史（1939～1989 年）》，第 25 页。
③ 冀晋区行署：《关于开展 1945 年群众医疗卫生工作的指示》，河北省档案馆藏，卷宗号：110/1/109/4。
④ 朱克文等主编《中国军事医学史》，第 242 页。

股、制剂股、包装股、玻璃股、材料股、工具股。1948 年 7 月，晋察冀军区和晋冀鲁豫军区合并为华北军区后，改名为华北制药厂。1948 年 1 月至 1949 年 4 月，该厂共生产各种针剂 811475 支，粉剂和水酊剂 89551 磅，片剂 13513800 片，器械 10341 件，救急包 707551 个。[①]

有了药品、药材做保障，卫生部门适时派出医疗队赶赴疫区，帮助地方扑灭疫情，并引导群众树立正确防病观念、掌握防病方法，军民治愈率大大提升。截至 1941 年 11 月底，阜平已治好者 18909 人，曲阳 21344 人；截至 11 月 15 日，唐县已治好者 9375 人；望都截至 10 月底治好 800 人；完县截至 11 月 13 日一、三区治愈 888 人；总计 51316 人。[②] 陕甘宁边区、晋察冀边区、冀中、和平医院仅 1943 年治愈群众患者 13413 人，七年共治疗群众患者 78000 人，治愈率为 86.6%。[③] 1949 年冀中第九行政专署统计安平县小辛庄小儿病治愈情况报告显示，"小辛庄全村人口 553 人，15 岁以下儿童 149 人，共 81 人患小儿病，治愈者 72 人，未愈者 9 人"。[④] 群众的医疗卫生工作成效显著，战伤救护也取得了可喜的成绩，"8 年中，仅据晋察冀、晋绥、晋冀鲁豫三个军区统计，收容伤病员 60.8 万余人，治愈归队 55 万余人"。[⑤]

4. 战地救护

战争形势极为残酷，"战士自救互救知识差，若火线上不能进行初期清创，没用石膏绷带，送到后方医院多数已感染化脓"，[⑥] 战伤救护成为战时的又一项工作重点。战地救护侧重于对伤兵进行简单的伤后处理，为后续治疗赢得宝贵时间。但依靠有限的医护人员是不行的，还需要个人掌握基本的自救互救技术。新兵入伍要经过创伤包扎技术训练，学会包扎、止血、固定和搬运等基本技能。在反"扫荡"或大规模战役前，再进行补充教育。

早在 1937 年 11 月 15 日，八路军总卫生部根据全面抗战初期的战争特

---

① 朱克文等主编《中国军事医学史》，第 361 页。
② 劲草：《专区医疗组治愈人民五万》，《晋察冀日报》1941 年 12 月 20 日，第 3 版。
③ 朱克文等主编《中国军事医学史》，第 239 页。
④ 《关于救护队到安平县扑灭小儿麻痹经过报告》（1949 年），河北省档案馆藏，卷宗号：16/1/19/11。
⑤ 朱克文等主编《中国军事医学史》，第 217 页。
⑥ 《后勤工作·回忆史料》（1），第 644 页。

点，制定了《暂行卫生法规》，其中第七章"救护工作条例"规定，"团卫生队于战斗开始时，即应根据部队战斗部署，向首长报告开设救护所。其地点需经指挥首长指定，一般需离火线 1500 米之安全避弹点，并注意通讯联络"，"救护伤员于救护所进行，初步绑扎后即派担架送往卫生队"等。[①]1939 年 5 月 25 日，八路军总卫生部颁布《卫生部门暂时工作条例》，根据部队的实际情况，制定《伤病人员收容条例》《伤病员转运条例》等，规定大批转运伤员需经卫生部批准，依病情分别编为徒步队、担架队、乘马队、乘车队等，需长途转运的，在中途设转运站。1941 年 5 月 5 日，中共中央军委指示："卫生部门当前的任务，应是加强战地救护，开展卫生运动……建立精干的战地手术组及医疗小组，前者从事战场救护手术，后者负责散藏民间的伤病员医疗。"[②] 随后，一支支医疗队和手术组便活跃于前方战场，进行战地救护工作。1939 年 4 月的吉会战斗中，士兵伤亡 200 人，医疗队住在离火线七里的地方，69 小时不停地工作，给 115 名伤者施行了手术。[③]

　　边区政府注意到普通民众的力量，团结并依靠广大人民群众。首先，在战伤转移中，群众扮演"转运工"的角色。正如军委会陈宏谟描述的："他们把木板床编为大小不同三号，没有一个村庄没有，多则百余副，少则几十副。一到作战，这些担架队便在各村分别集合起来……他们即把下来的伤兵，由甲村送到乙村，乙村送到丙村，交替的安全的送达目的地，绝不用部队分心。"[④] 其次，群众也是战地救护工作的重要执行者。面对敌人经常性的"扫荡"，部队伤病员难以跟随部队频繁转移。部队医院便化整为零，将伤病员以亲人身份分散安置于百姓家中，由群众掩护治疗。但此种方法存在较大风险，被敌人发现后，不仅伤病员难以逃脱，群众也会遭受损失。因此，人民群众发挥智慧，创建了"地下医疗所""战地卫生所"等。东光县则王村的侯大娘，1941 年春动员全家 7 口人大干 20 天，挖了长

---

① 朱克文等主编《中国军事医学史》，第 222 页。
② 《中央军委关于卫生部门的工作指示》，武衡主编《抗日战争时期解放区科学技术发展史资料》第 3 辑，中国学术出版社，1984，第 34 页。
③ 《白求恩同志给聂司令等的信》，《解放》第 93 期，1939 年 12 月，第 28 页。
④ 田野：《谈冀中》，《八路军军政杂志》第 1 卷第 4 期，1939 年 4 月，第 137 页。

100 多米的大地洞，办起了"地下医疗所"，专为安置、救护伤病员。侯大娘认真向医生学习护理常识，自己花钱购买常用药品，10 多名伤员在她的医疗所里得到精心调养后恢复健康，重返前线。迁安县段家沟段大妈家挖了 7 个地洞，办起了"战地卫生所"，段大妈既是所长、医生，又是护理员，数百名伤病员在此治疗痊愈后重返前线。① 据统计，1946 年至 1947 年，晋冀鲁豫边区太行区和太岳区共收治 147821 名伤员，治愈归队率达 62.5%。② 众多战伤病员能重返战场，得益于广大群众的智慧与悉心照料，反映出军民之间的鱼水情深。

* * *

战时，边区政府通过颁布法律法规、宣传教育、培训医护人员、派遣医疗队、自主生产药品药材等一系列举措，尽可能地保障军民健康。边区政府向民众普及医疗卫生知识，改变了民众原有的价值观念，也强烈地冲击了他们的迷信思想。越来越多的民众受惠于医疗卫生工作，死亡率和患病率都大大降低。

边区政府广泛宣传卫生知识，加强对群众的卫生教育，逐渐破除了民众迷信思想。妇女逐渐正视妇婴卫生问题，敢于把自己的卫生经验和大家分享，并开展实际行动。1945 年，平山县王家岸一妇女在座谈会上谈道，"过去媳妇有病，婆婆还让她推碾子。去年本村共生了十一个小孩，一个也没有死的……家里不让她们干磨面、洗衣服等重活，家家都知道对付着妇女们的身子，婆媳也不生气了"。③ 民众对妇婴卫生问题的关注和对妇女态度的转变，得益于卫生工作的持续推进。在卫生宣传和教育的作用下，民众逐渐认识到讲卫生的重要性，开始自觉与不卫生的习惯做斗争，主动参与卫生建设。衣服经常换洗、饭前便后洗手、不吃腐烂食品及保持饮水卫

---

① 《河北省志·妇女运动志》第 59 卷，第 110 页。
② 《山西通志》第 41 卷，第 246 页。
③ 《河北妇女运动史资料选辑》第 4 辑，第 152 页。

生等思想逐渐渗入民众头脑之中。

　　边区政府开展医疗卫生工作，是中国共产党重视基层社会的体现。它所推行的政策具有一定的开创性，取得了良好的效果。为应对紧张局势，改善医护人员短缺的现状，边区政府组建卫生机构，成立卫生学校，快速培养医护人员，壮大医护队伍。如1945年晋察冀边区开办了卫生训练班，"小学教师、中学学生甚至是高小毕业生"，被列为选拔对象。[①] 同年10月，冀晋行署对卫生训练班学员的准入条件做出调整，招收条件有所降低，"高小毕业或有同等学力政治坚定无问题者，男女兼收"。[②] 与此同时，还缩短培训周期。1945年冀中妇联召开的训练班为期三个月。[③] 边区政府组织中医训练班、村卫生员训练班、妇婴卫生训练班等短期卫生培训，受训期限一般不超过两个月，实习期为一周。作为晋察冀边区中心的阜平县，1944年共培养了新接生员203个，几乎每村配有一个接生员。[④] 这些被培训出的医护人员很快走上工作岗位，在一定程度上缓解了边区医务人员不足的压力。

　　作为保障军民健康的一项重要举措，边区医疗卫生工作经历了由表及里、由思想到行动的过程，政府和民众的互动密切。医疗卫生工作之所以能有条不紊展开，与中共中央、边区政府和广大群众的共同努力密不可分。也正因为各方的配合和努力，普通民众逐渐懂得基本的卫生常识，军民患病率和死亡率均有所降低，这为以后开展医疗卫生工作奠定了基础。

① 晋察冀边区第六专署：《关于决定召开经济训练班与卫生训练班的指示信》，河北省档案馆藏，卷宗号：136/1/28/2
② 冀晋行署：《关于卫生部召开卫生人员训练班希选送学员的通知》，河北省档案馆藏，卷宗号：110/1/61/1。
③ 《晋察冀边区妇女抗日斗争史料》，第726~727页。
④ 河北省档案馆藏，卷宗号：5/2/36/5。

第四章　河北医疗卫生事业的新探索

　　受战乱、经济等各种因素的影响和制约，近代河北医疗卫生事业的发展并不尽如人意，各类疫病频发，严重危害广大民众的生命健康。新中国成立后，河北省政府将创建医疗卫生体系、改善卫生状况列为全省工作的重点，进行了数十年的艰辛探索，成绩斐然。

一　新中国成立初期医疗卫生体系的组建

　　1949 年 9 月，中国人民政治协商会议通过具有临时宪法性质的《共同纲领》，其中第 48 条规定："提倡国民体育，推广卫生医药事业，并注意保护母亲、婴儿和儿童健康。"[①] 为使民众的生命健康得到最大限度的保障，河北省人民政府于 1949 年 8 月在冀中行署卫生局的基础上成立了河北省人民政府卫生厅，负责全省的医疗卫生事业，9 月冀南行署卫生局和所管理的防疫队也并入卫生厅。截至 1949 年底，河北省人民政府卫生厅的组织建制基本得到健全，内设秘书室、审计科、总务科、卫生行政处（下设医政科、药政科）、保健防疫处（下设防疫科、卫生宣传科）。1955 年 6 月，河北省人民政府卫生厅改为河北省卫生厅；1966 年，受"文化大革命"的影响，河北省卫生厅陷入瘫痪状态，由省革委生产办公室代行其职权。1970 年建立河北省革命委员会卫生局，1976 年 10 月改称河北省卫生局，1983 年 7 月

---

　　① 《中国人民政治协商会议共同纲领》（摘录），《教育与职业》第 207 期，1949 年。

改称河北省卫生厅。

1949 年，河北省人民政府卫生厅颁发了《建立各级卫生机构组织方案》，对省内各级卫生机构做了明确规定，各地、市、县也逐步建立起卫生行政组织，"经半年来的补充，已逐渐健全。十个专署已有卫生科长九人，保、石、唐三个市卫生局长和四个科长，县卫生科长八十人，专、市、县镇卫生科员二二四人。总计三三〇人"。① 1950 年，河北省人民政府卫生厅明确要求"本省各级卫生机关均应按照当地政府之组织条例及省之规定编制组织；本省各级卫生机关受当地人民政府及上级卫生机关之领导，办理所辖地区内一切卫生医药行政及其有关事项"。② 同年，省卫生厅发布了《医师试行条例》《护士试行条例》等各类草案、办法，以加强对各类医疗机构及人员的管理。1958 ~ 1962 年，省内的行政区划发生了些许改变，撤销了一些专区。1961 ~ 1962 年，部分专区和县将卫生局（科）和文教局（科）合并，称为文教卫生局（科）。卫生厅和各级地方卫生行政组织的建立，改变了过去卫生事业发展如一盘散沙的局面，标志着河北省卫生工作迈入正规的发展轨道。在这个过程中，防疫检疫、地方病防治、药检、妇幼卫生等各类医疗卫生机构陆续建立起来，以下简要予以介绍。

1. 卫生防疫机构。卫生部于 1950 年 4 月 14 日发出《关于 1950 年医政工作的指示》，对各地卫生防疫机关的恢复和建立提出了明确要求，"防疫保健及医疗机关根据预防为主的方针，有计划的逐步恢复与建立。东北与华北根据需要与可能，应建立一部分县级卫生机关，其他地区则以恢复为重点"。③ 在 1952 年 3 月 14 日召开的政务院第 128 次会议上，决定成立中央防疫委员会，下设办公室，同时号召各地方结合实际情况建立卫生防疫机构。在中央的号召下，河北省各级人民政府逐步建立了防疫委员会，负责当地的卫生防疫工作。同年底，防疫委员会改为爱国卫生运动委员会。

---

① 河北省人民政府卫生厅：《河北省一九四九年卫生工作总结》（1951 年 10 月），河北省档案馆藏，卷宗号：1028/1/2。

② 河北省人民政府卫生厅：《河北省各级卫生行政机关职掌纲要（草案）》（1950 年），河北省档案馆藏，卷宗号：1027/11/4。

③ 中央人民政府法制委员会编《中央人民政府法令汇编（1949 ~ 1950）》，人民出版社，1952，第 634 页。

1949 年 11 月，中央人民政府卫生部成立。卫生部经过认真研究，认为新中国卫生事业的首要大事是制定正确的卫生工作方针，集中力量预防严重危害人民健康的流行性疾病。河北省随即成立省防疫大队，下设 4 个中队、1 个直属队，共有 220 人，这是河北省历史上第一支常设的专业防疫队。各级卫生防疫委员会也陆续成立，到 1949 年底"卫生防疫委员会专、市、县、镇已成立的六九个，区的三七四个，村的三三〇四个"。① 1950 年、1951 年，河北省又增设了黑热病防治队和性病防治队。1951 年后，各专区也相应成立防疫队，成员主要由河北省防疫大队抽调组成。1953 年 3 月 4 日，河北省成立了卫生防疫站。卫生防疫站的主要任务和工作是"面向工农兵、预防为主、团结中西医、卫生工作与群众结合"，各专区、市、县也相继建立卫生防疫站。至 1956 年，全省共建立各级防疫站 140 个，防疫人员 1939 人。1958 年，河北省各级卫生防疫站全部建立起来，省属各专业防治队改为专业防治所，归省卫生厅领导。②

2. 国境检疫机构。国境卫生检疫是预防医学的组成部分，它通过国家设在国境口岸的卫生检疫机关，贯彻执行国家卫生法令法规，对进出境人员和国际航行交通工具、行李、货物实施医学检查、卫生学检查和卫生处理；对国境口岸地区进行疾病监测和卫生监督；防止传染病由国外传入或国内传出，保障旅客、交通员工以及境内外人员健康。③ 河北省的专业检疫机构于 1953 年 1 月由卫生部移交，最初名为"秦皇岛交通检疫所"；1955 年 6 月，改称为"中华人民共和国秦皇岛检疫所"；1957 年 6 月，由秦皇岛卫生局接管，河北省卫生厅负责领导工作；1958 年 4 月，更名为"中华人民共和国秦皇岛卫生检疫所"，与秦皇岛市卫生防疫站联合办公。省卫生检疫所的设立主要是防止国外的传染病传入或国内疾病传出，其主要职能包括对陆路贸易的检疫、海港的检疫（进口检疫）、传染病监测，同时也对船舶卫生、口岸卫生、媒介动物和进口食物进行管理。

---

① 河北省人民政府卫生厅：《河北省一九四九年卫生工作总结》（1951 年 10 月），河北省档案馆藏，卷宗号：1028/1/2。
② 《河北省志·卫生志》第 86 卷，第 148 页。
③ 蔡景峰等主编《中国医学通史·现代卷》，人民卫生出版社，2000，第 52 页。

3. 地方病防治所。河北历史上，鼠疫、地方性甲状腺肿、地方性克汀病、地方性氟中毒、克山病、大骨节病等地方病多有发生，严重影响着民众的生产生活。新中国成立后，河北省开展了大规模的地方病调查和防治工作。针对河北省历史上多发的鼠疫，1953 年 3 月河北省正式成立河北省鼠疫防治所。该所由卫生部察蒙鼠疫防治所康保站演变而来，对于鼠疫的预防和治理有一定的工作经验。作为当时河北省最为专业的鼠疫防治机构，河北省鼠疫防治所除了对人、鼠间疫病进行监测外，还开展灭鼠、啮齿动物和媒介昆虫及病原的调查研究，指导河北省鼠疫防治重点地区基层防鼠工作。①

1952 年，河北省政府批准建立了地甲病防治队。防治队成立后，经常深入病区开展防治工作，在张家口、承德、保定、唐山等地进行食盐加碘的试点，1958 年在全省地甲病区推广。② 同年，在河北省地甲病防治队的基础上建立河北省地方病防治所。1960 年在省委带领下又成立了中共河北省委地方病防治领导小组，研究制定了《河北省地方病十年防治计划》。在防治地方病方面，河北省采取了许多措施：一是加强各组织间的协调，地方病的防治并不是单纯依靠某一个机构就能够完成，需要各部门之间的密切配合，才能真正把防治政策、措施贯彻到底；二是制定相应的防治计划；三是进行病情管理；四是把疾病防治和脱贫致富政策结合起来；五是加大宣传力度，提高人民对疾病的认识水平。③

4. 药检机构。新中国成立后，河北省对于药品质量安全的检查和管控极为重视。1949 年 9 月，河北省卫生厅在行政科下设药政科，并建立药品检查委员会。1953 年，河北省药物食品检验所建立，1957 年更名为河北省药品检验所，设于保定市，1959 年迁至天津市，与天津市药检所合署办公，1969 年再迁到石家庄市，合并到河北省卫生科学研究所。④ 为保证药品质

①　钱信忠主编《中国医学科学年鉴（1985）》，天津科学技术出版社，1986，第 433 页。
②　张妥主编《河北科学技术志》，第 722 页。
③　《河北省志·卫生志》第 86 卷，第 240 页。
④　押燕卿主编《河北省省级事业单位机构编制志》下册，河北人民出版社，2014，第 1201 ~ 1202 页。

量，防止假药流入市场，河北省多次组织突击检查。1950 年，河北省对中药集散地邯郸、安国进行了药品检查及药品管理工作，并开展了群众性检举假药运动。[1] 1959 年 9 月，在中央卫生部的指示下，省内有条件的地区建立地方性的药检所；1960 年，各专区、市开始积极筹备建立药品检验所，其组成人员由省药检所进行培训。在省药检所的帮助下，1963 年唐山、承德地区，1964 年张家口、石家庄地区开始筹建地区药检所。1978 年，平山县、安国县、兴隆县、霸县、南皮县、万全县、故城县、沙河县、遵化县、望都县、永年县及秦皇岛市等 12 个市县建立了药检所。

5. 妇幼卫生机构。新中国成立初期，妇幼卫生保健事业发展缓慢，唐山、保定等规模较大城市的医院设有妇产科和儿科，而许多地方尚缺乏规范的妇幼卫生机构。鉴于此，河北省人民政府于 1950 年在河北医学院内设立妇幼保健所，这是河北省第一个专业的管理妇幼卫生机构。同年 5 月，妇幼保健所由天津迁到保定，称为河北省妇幼保健所。1951 年成立妇幼卫生工作队，随后在省内石家庄、保定、唐山、秦皇岛建立民办的妇幼保健站；1952 年河北省卫生厅下设妇幼卫生科，1955 年改为妇幼处。截至 1957 年，各地、（市）县普遍设立了妇幼保健站，重点开展妇幼卫生状况调查、培训专业技术人员、推广新法接生、普及城市儿童入托等工作。[2] 1962 年，省卫生厅妇幼处和防疫处合并为防疫妇幼处。

在妇幼工作开展的同时，计划生育政策的呼声也越来越高。1953 年 8 月，政务院批准了卫生部的《避孕及人工流产办法》。同年，河北省开始计划生育工作，最初由省卫生厅负责，1954 年成立了河北省节制生育领导小组，负责节制生育行政事务，具体工作由妇幼处开展。1955 年中共中央对卫生部党组关于节制生育问题的报告做了批示："节制生育是关系广大人民生活的一项重大政策性的问题。在当前的历史条件下，为了国家、家庭和新生一代的利益，我们党是赞成适当地节制生育的。各地党委应在干部和

---

[1]　《华北五省卫生概况》，中央人民政府卫生部编印《全国卫生情况参考资料》，1950，第 40 页。

[2]　徐延香、张学勤主编《河北医学两千年》，山西科学技术出版社，1992，第 334 页。

人民群众中（少数民族地区除外），适当地宣传党的这项政策，使人民群众对节制生育问题有一个正确的认识。"① 节制生育政策，得到了中央和地方各省的支持。1963 年，中共河北省委发出《关于进一步开展计划生育的指示》，重新开展节制生育的工作。同年 5 月 29 日，成立了河北省计划生育委员会，并着手建立地方性的计划生育委员会。1966 年受"文化大革命"影响，各级计划生育委员会及其办事机构停止工作。

6. 基础卫生组织。1950 年 8 月，卫生部提出，"建立全国各级基层卫生组织，以解决群众的卫生需要，这是实现卫生事业为人民服务的一个关键任务"；整顿医院，要从思想、技术、制度三个方面着手。② 为此，河北省召开了全省卫生行政工作会议，对省内的 90 所公立地方医院进行统一的编排命名，并明确了各自隶属关系，解决了之前冗杂、责任不清等问题。截至 1952 年，河北省全省已有县级以上医院（卫生院）173 所，疗养院 11 所，门诊部（所）463 所，专科防治所（站）3 所，床位 5356 张，医务人员 6083 人。到 1962 年时，县级以上医院达到 207 所，疗养院 34 所，国办公社卫生院 172 所，门诊部（所）468 所，专科防治所（站）4 所，病床 24125 张，医务人员 21383 人。③

与此同时，河北省加强农村卫生组织的建设，建立健全县医院、县卫生防疫站、县妇幼保健所（站），同时建立区（后来改为公社）卫生所（后改为卫生院）、大队（村）卫生所（室），在较短时间内建立起一套完整的从县到村的农村基层卫生组织。④ 另一方面，联合诊所的出现适应了当时社会的需要。早在 1944 年，江西就出现了此类组织，名为"金川镇中医联合诊所"。1951 年 4 月 4 日公布的《关于调整医药卫生事业中公私关系的决定》中，进一步提出了组织"联合诊所"的要求。《决定》指出："各级卫生行政机关对私人联合经营的医疗机构，应给以适当的鼓励、指导与扶助，

---

① 《中共中央批转卫生部党组〈关于节制生育问题的报告〉（摘要）》，《中国计划生育年鉴》编辑委员会编《中国计划生育年鉴（1986）》，人民卫生出版社，1987，第 1 页。

② 贺诚：《第一届全国卫生会议总结报告》，《新华月报》第 3 卷第 1 期，1950 年 11 月。

③ 《河北省志·卫生志》第 86 卷，第 34 ~ 35 页。

④ 《新中国预防医学历史经验》第 1 卷，第 312 页。

并动员个别开业的医务人员组织联合医院或联合诊所，使其成为公立医疗机构的助手。"① 河北省在这一政策的指导下，组织广大农村地区的个体医务人员，也建立联合诊所。到 1954 年，全省共有联合诊所 1391 个，参加联合诊所的医生达 7560 名。

二　新中国成立初期医疗卫生事业的发展

医疗卫生体系的建构，为河北省医疗卫生事业的开展创造了条件。在中央的领导下，河北省在医疗卫生方面进行了积极的探索，全省卫生环境和医疗水平有了较大改观。

（一）先进医疗设备的引进

新中国成立后，各类新型专业的医疗器材被运用到医学治疗中，这为提高医疗水平创造了条件，促进了国家医学事业的进步。河北省大力引进先进设备，主要有以下几个方面。

第一，临床检验设备。新中国成立后，河北省在省、地（市）级医院配备了 2000 倍以上的高倍显微镜；1957 年，显微镜已在县级医院普及，同时在医院里面配备了光电比色计、分光光度计、电泳仪等分析设备，有了专业的检验科室；1958 年，一些医院增设肾功能、肝功能等生化项目，建立血库，装备了专业仪器。1970 年，地（市）级以上医院开展了胎甲球、乙型肝炎表面抗原等免疫方面的检验和血脂测定。

第二，配备超声、影像、心电图。1949 年以后，全省各级医院逐步增设放射科，装备 X 光机；50 年代，随着国家制造医疗机械能力的提升，开始给县级及以下层级医院配备放射透照仪器；1957 年，X 光机已普遍使用，一些大型医院放射技术有了巨大提高，开展特殊造影发展到膀胱造影、脑血管造影等新项目。1966 年，放射设备和技术主要向乡村医院和公社医院

---

① 《关于调整医药卫生事业中公私关系的决定》（摘录），财政部文教行政财务司编《文教行政财务制度资料选编》（2），中国财政经济出版社，1990，第 196~197 页。

普及发展。

第三，物理治疗。新中国成立初期，虽然全省的大型医院设立了理疗科，但大多使用的是蜡疗、拔火罐、水疗等较为传统的技术。随着医疗技术的发展，离子导入、电磁治疗机、电睡眠治疗机等开始使用；60 年代，红外线灯、紫外线灯、中频电疗机也逐步普及，增加了治疗疾病种类，改进了治疗手段。到 1976 年，全省重点医院和地、市级医院都有了理疗科室和理疗设备。

据统计，到 20 世纪 80 年代初，河北省县级医院装备的主要医疗器械平均 3 ~ 4 件，市级医院 6 ~ 8 件，省级医院平均 10 件以上，有的达到 15 件。①随着科学技术的不断发展和大量仪器设备的不断引进，河北省各级医院的医疗条件逐步好转。

（二）加强医药管理

新中国成立初期，河北省制药技术非常落后，对一些私人制造的药物也缺乏监管和评估。河北省政府 1952 年先后出台了《管理中药商暂行办法》《管理成药暂行办法》，对药品制造和企业加强监督和管理；组成药品检查委员会，对全省的药物生产、设备状况、产品种类、药品质量进行调查和控制。为解决贫苦落后地区缺医少药的情况，省政府有计划地筹建了邯郸新联制药厂、承德市制药厂、安国县制药厂等药品生产企业。

特殊药物的使用，关系到人民健康问题。当时，特殊药物主要分三类：一是麻醉性药物，如鸦片、吗啡；二是毒药，如农药、老鼠药等；三是精神类药物。这些药物若使用不当，会直接危害人民的生命健康。1950 年 2 月，中央人民政府政务院颁布了《严禁鸦片烟毒的通令》，禁止私自种植罂粟，不准贩制烟土，不得私存鸦片、吗啡、海洛因等毒品，违者从严治罪。② 这为河北省清理烟毒奠定了基础。河北省人民政府卫生厅为确保特殊药物的用途正确，着手制定并颁布了一系列管理办法，如《麻醉药品统一

① 《河北省志·卫生志》第 86 卷，第 57 页。
② 《当代中国的医药事业》编辑委员会编《当代中国的医药事业》，当代中国出版社、香港祖国出版社，2009，第 332 页。

管制暂行办法》（1949 年 12 月 20 日颁布）、《统一管制麻醉药品具体执行事项》（1950 年 3 月 9 日颁布）、《管理毒品暂行办法》（1951 年 11 月 5 日颁布）等。这些法令的实施一定程度上解决了新中国成立初期毒品泛滥、药物用途不明等问题，加强了对特殊药物的管控。

（三）临床诊疗技术的提高

新中国成立初期，市、县级医院仅能做到内、外分科，相应的设备极为有限。随着国家、地方政府的重视和诊疗设备的不断引进，专业的科室逐步建立起来，临床诊疗技术不断提高。

内科的发展和完善。新中国成立前，河北省诊疗技术落后、药物不齐备，内科科室主要诊断一些常见病。新中国成立后，开始将组织疗法、封闭疗法、溶血疗法等较为先进的诊疗手段推广开来。同时，磺胺药物、青霉素、链霉素也开始用于临床治疗，肺炎、脑膜炎、痢疾等病的医治过程大大缩短。1960 年后，心电图和心导管检查技术被广泛用于临床诊疗中，并开展肝脾超声波检查、内窥镜检查、肝功能检查等新项目。

外科技术的发展和实践。新中国成立初期，河北省外科手术技术非常落后，一些省内的大型医院仅能开展下腹部手术。为提高外科技术的硬实力，各级医院纷纷开始学习先进外科技术并展开实践。1955 年河北医学院第二医院增设泌尿外科，1956 年实施脑肿瘤摘除手术，1957 年 4 月成功进行了主动脉阻断二尖瓣闭式分离术。1958 年 9 月，河北省掀起了技术革命的高潮，河北医学院第二医院开设脑外科，第三医院设立了骨科，第四医院成立了肿瘤科；各级地、市级医院相继开设了烧伤外科、胸外科和心、脑科等。1960 年，承德医专附属医院、张家口医专第一附属医院、秦皇岛市医院开展了心瓣膜分离术、修补术。①

妇产科、儿科。妇产科在 20 世纪 50 年代初期是以处理难产问题为主，到 50 年代中期，各地、市级医院及县医院均能完成剖宫产、子宫摘除和卵巢囊肿摘除手术。儿童时期是疾病多发的阶段，因此广泛普及和接种疫苗

---

① 《河北省志·卫生志》第 86 卷，第 61 页。

极为关键。新中国成立后，儿童疾病的诊疗技术不断提高，大大降低了儿童死亡率。1958 年，河北省各级医院开始运用小儿头皮静脉输液技术，治愈率得以大大提升。1960 年后，针对小儿腹泻病，多种新仪器和疗法不断出现，该病也得到了有效治疗。

（四）传染病防治

新中国成立后，河北省政府集全省之力，迅速组建卫生防疫机构，积极开展疫病防治工作，成效较为显著。

1. 疫情报告制度的建立

1950 年下半年，河北省疫情报告制度初步建立。1950 年至 1952 年，其疫病报告工作方法主要是各地、市、县卫生行政部门按时向省卫生厅防疫处报送旬、月、年疫情报表；1953 年河北省卫生防疫站建立后，各级人民政府也建立起地方性防疫站，旬、月、年疫情报表改为由卫生防疫站汇总报送当地卫生行政部门和上一级卫生防疫站，省卫生防疫站汇总后向省卫生厅和中央卫生部报告疫情。此方法的实施，有利于拓宽疫情的信息收集渠道，但由于层层报送、汇总，耽误大量时间，甚至影响疫情的及时发现和处理。

2. 主要疫病的防治工作

历史上，河北省疫病多发，黑热病、疟疾、霍乱、天花、麻疹等疾病长期侵害人民健康。新中国成立后，省政府把消灭疾病和预防疾病置于同等重要的位置，展开了一系列行动，取得了惊人的成绩。

（1）黑热病。黑热病曾是河北省流行较广的一种寄生虫病，1920 年以前就有记载，"解放初期全省统计有黑热病病人 6 万多例，年发病率达 150/10 万以上，病死率高达 90%"，[1] "在河北省除北部张家口和承德专区的几个县未发现有黑热病外，全省 151 个县市都有不同程度的流行"。[2] 1950 年，河北省将防治黑热病列为重点，成立两个黑热病防治大队，分别负责河北

---

① 河北省卫生防疫站：《河北省 1974～1984 年黑热病监测工作报告》，河北省档案馆藏，卷宗号：1028/1/113。

② 卫生部医学科学研究委员会血吸虫病研究委员会编辑小组编《寄生虫病研究资料汇编》（1959），上海科学技术出版社，1961，第 608 页。

省北部和南部的黑热病防治工作。同年，在流行区建立县级黑热病防治总站、区分站和防治小组。1957年，河北省又举办黑热病防治培训班，普及防治技术，训练工作人员。几年间，河北省陆续建立了黑热病防治队、防疫总站、分站和小组4275个，并培训基层防治干部41000多人。① 黑热病的主要传播媒介是白蛉，为控制其传播疫病，省卫生厅决定在白蛉活动最频繁的5~8月采用喷洒药剂的方式进行扑灭，主要喷洒在病人住处，对厕所、畜生栏也重点喷洒。河北省大力发动群众消灭白蛉和病犬，吸收公、私立医疗机构参加黑热病防治工作。经过多措并举，至1958年，河北省黑热病防治工作基本完成。

（2）疟疾。疟疾是华北地区常见的一种疾病，在抗战和解放战争时期有较高的发病率。疟疾本身传播速度较快，加之一些外来因素影响，极难控制，"我省的疟疾为散在的发病，但有时因水灾或人口移动的特殊情况下，可能引起爆发性流行，如我省南部的邯郸专区，于五八年水灾后流行较为严重，患病人数达一万余人"。② 1959年，河北省患疟疾人数达60万人以上，平均发病率为1.5%，严重影响了民众的生产建设和生命安全。③ 1950年后，河北省组织人力、物力开展疟疾防治工作。1957年组建河北省寄生虫病防治所，设立了疟疾科，负责全省疟疾防治工作。1958年在卫生厅的领导下，展开抗疟疾人员的培训，"几年来，我省共培训了高、中级抗疟疾工作干部435名，不脱产的初级抗疟疾工作者3000余名，并有3436个基层防治组织分布在广大乡村和城市，对疟疾进行了大力防治，因而致使我省疟疾发病率逐年下降。1957年比1949年疟疾发病率下降79.3%"。④

（3）霍乱、副霍乱。1950年，河北省接种霍乱菌苗582334人。1964

---

① 河北省卫生厅：《河北省1958/1959年黑热病防治工作总结》（1959年），河北省档案馆藏，卷宗号：1028/1/113。

② 河北省卫生厅寄生虫病防治所：《河北省五八年疟疾防治计划（初稿）》（1958年1月），河北省档案馆藏，卷宗号：1028/1/218。

③ 河北省卫生防疫站：《河北省消灭疟疾工作总结（一九五八年）》（1959年2月），河北省档案馆藏，卷宗号：1028/1/218。

④ 河北省卫生防疫站：《河北省消灭疟疾工作总结（一九五八年）》（1959年2月），河北省档案馆藏，卷宗号：1028/1/218。

年，河北省发现了副霍乱。同年 6 月 28 日，天津市南郊区葛沽公社小殷庄
首次报告细菌学确诊副霍乱病例 1 人，其后追溯调查天津南郊小站镇 6 月 2
日已有病人存在。7 月上旬以后，先后在天津市、沧州专区、保定专区流
行。截至 10 月 19 日，累计出现病人 915 人，死亡 17 人，检查健康带菌者
1151 人。① 河北省积极开展防治工作，大力发动群众参与，连续开展了三次
防治副霍乱的计划，组织上千名卫生人员前往病源区，同当地的卫生机构
合作，消灭副霍乱。② 1964 年，为提高人民对霍乱的免疫力，河北省开展了
预防接种，此后的两年内对疫区及受威胁地区人群完成了霍乱预防接种约 5
万人次，同时广泛实行水源消毒、改善饮食以及粪便统一处理等清洁措施。

（4）天花。新中国成立后，河北省各级人民政府予以高度重视，分别在
1949 年春、秋两季普种牛痘，以提高人民的免疫力，从源头上进行控制。③
1950 年颁布了《种痘暂行办法》，指导各地种痘工作。④ 同年，全省种痘计划
初步确定春季 1070 万人，实施种痘 8889969 人，完成任务数的 83%。紧接着，
省卫生厅向各级卫生机构下达指示："一九五〇年种痘工作成绩，对本省三年
内消减天花，起到了相当作用，但距离整个任务的完成还相差很远。……各
级卫生机构，必须吸取五〇年种痘经验教训，按照本地实际情况分析研究，
调整布置，大力发动群众进行。"⑤ 据 1951 年统计，"今年春全省共布置任务
是一千〇二十九万八千人，据各市统计共完成一一六八一七七三人，从建
省（四九年八月一日）到现在经过四次种痘共种数是二四二一七一九三人，
虽然其中有部分重种者，但按现有情况在消减天花方面已收到应有效果，

---

① 河北省卫生防疫站：《河北省 1964 年副霍乱流行情况与防治措施中若干问题的讨论》，河北
　省档案馆藏，卷宗号：1028/1/257。
② 《河北省志·卫生志》第 86 卷，第 201 页。
③ 河北省人民政府卫生厅：《河北省卫生厅三年工作目标》（1950 年 9 月 14 日），河北省档案
　馆藏，卷宗号：1027/1/308。
④ 中央人民政府卫生部：《为一九五一年秋季种痘指示》（1951 年 8 月 21 日），河北省档案馆
　藏，卷宗号：1027/1/308。
⑤ 河北省人民政府卫生厅：《河北省卫生厅为一九五一年种痘工作指示》（1951 年 1 月 22
　日），河北省档案馆藏，卷宗号：1027/1/308。

特别是从五〇起到现在患天花与死亡率大为降低"。① 1952 年种痘计划初步确定为 600 万人，到 5 月底完成了 611 万人。据疫情报告，1951 年上半年出现天花病例 244 例，1952 年上半年仅出现 13 例，到 1953 年全省仅出现 1 例病人，此后未再发现天花病例。② 河北结束了天花流行的时代。

（5）麻疹。麻疹是儿童最常见的急性呼吸道传染病之一，传染性很强。河北省 1949 年卫生工作总结的一份传染病统计表中，列有 2 市 26 县 1 镇麻疹发病 106223 人，死亡 14185 人。1950 年后，河北省每隔一年即有一次麻疹流行高峰，年发病率在 600/10 万以上，其中 1959 年发病率达 1373.3/10 万。③ 1972 年，省内卫生防疫站开始对儿童实行麻疹疫苗注射，制定了麻疹疫苗计划性接种方案。同时，建立预防接种卡，对注射儿童详细地摸底调查，以便总结经验在省内推广，麻疹发病率大大降低。

（6）流行性乙型脑炎。这是由乙脑病毒引起、蚊虫传播的一种急性传染病。河北省最早发现乙型脑炎病例的地方是唐山市，1942 年有类似病例 10 余例，并且有 3 例死亡。1950 年，保定、唐山、石家庄、秦皇岛等 4 市及清苑、满城、定县、昌黎、丰南、定兴、曲阳、行唐、宁河、完县、望都等 11 个县都有乙型脑炎病例出现。④ 由于缺乏防治经验，加之乙型脑炎传播迅速，病例逐年增加。1953 年，河北省 6 市 35 县共出现乙型脑炎病例 863 例，死亡 82 例。1954 年发病人数激增至 2031 人，死亡 829 例，发病地区扩大至 6 市 72 县。1955 年疫势减缓，全省 85 个县共报有 1098 名患者，死亡 390 人。至 1956 年，全省 7 个市 88 个县发病 3732 人，死亡 790 人。⑤ 为及早发现乙脑病例并及时处理，河北省把乙脑病例逐例标记在各发病县的地图上，及时深入疫区开展灭蚊防病工作，同时重点治理疫区的传播媒

---

① 河北省人民政府卫生厅：《五一年春季种痘工作总结报告》（1951 年），河北省档案馆藏，卷宗号：1027/1/308。

② 《河北省志·卫生志》第 86 卷，第 204 页。

③ 《河北省志·卫生志》第 86 卷，第 207 页。

④ 河北省人民政府卫生厅：《1956 年河北省流行性乙型脑炎初步总结》（1956 年 11 月 28 日），河北省档案馆藏，卷宗号：1028/1/111。

⑤ 河北省人民政府卫生厅：《1956 年河北省流行性乙型脑炎初步总结》（1956 年 11 月 28 日），河北省档案馆藏，卷宗号：1028/1/111。

介，如蚊子、苍蝇等。

（7）伤寒。肠伤寒疫情于 1958 年、1961 年和 1963 年形成三次高峰。[①]
资料显示，河北省的伤寒发病率从 1955 年开始悄然上升，到 1957 年全省发
病人数已增长到 3086 人，发病率由 1955 年的 3.50/10 万上涨到 7.73/10
万。[②] 1958 年 9 月 24 日，蠡县出现伤寒、痢疾病例 40 多例，26 日即增长到
1110 多例，死亡 18 例。[③] 无极县自 9 月下旬发现病人，到 10 月上旬发病达
1221 例，死亡 15 例，同时伴发家畜流行病，短时间内死亡牲畜 400 多头。
发病严重的村庄，竟有 70% 的劳动力不能下地。新城县马张村同时病倒 130
余人，致使 20 万斤红薯、全部玉米无法运送回村。[④] 1958 年伤寒、副伤寒
疫情波及 92 个县市，占全省总县市数的 64%。有的县流行极广，如徐水县
606 个村有 235 个村流行伤寒病。[⑤] 为防止疫情扩散，1959 年 3 月省内制定
了伤寒防治计划，随后两年里伤寒病例减少，到 1960 年下降到 21417 例。[⑥]
1961 年 1~7 月全省 44 个县市出现伤寒病例 2510 例，比上年同期增加 1575
例。进入 8 月以后，伤寒疫情以每旬数千例的速度发展。沧州专区疫情最为
严重，仅 9 月 1 日到 5 日新发病例 964 例，死亡 17 例。[⑦] 1963 年省内发生
特大洪水，洪灾过后蚊虫等疾病传播媒介增多，伤寒疫情再次暴发。普遍
接种伤寒疫苗是预防伤寒发病及传播的有效措施，1963 年预防接种工作大
力推行，政府发动各级卫生防疫人员深入疫区开展调查，使用大量漂白粉
和"六六六粉"，对灾区进行饮水消毒和蚊蝇消灭工作。

---

① 王胜：《新中国最大一次伤寒疫情及其社会成因——以河北省为例》，《河北学刊》2013 年
　　第 4 期。
② 河北省卫生防疫站：《河北省近年来伤寒、副伤寒流行规律与防治对策中几个问题的探讨
　　（初稿）》（1963 年 3 月 12 日），河北省档案馆藏，卷宗号：1028/1/211。
③ 河北省爱国卫生运动委员会：《关于天津、保定地区疫病流行情况和防治措施的通报》
　　（1958 年 9 月 30 日），河北省档案馆藏，卷宗号：1027/2/512。
④ 河北省爱国卫生运动委员会：《关于献县、青县防治上合格证经验通报》（1958 年 9 月 30
　　日），河北省档案馆藏，卷宗号：1027/2/512。
⑤ 《河北省志·卫生志》第 86 卷，第 211 页。
⑥ 王胜：《新中国最大一次伤寒疫情及其社会成因——以河北省为例》，《河北学刊》2013 年
　　第 4 期。
⑦ 新和县卫生防疫站：《关于 1963 年伤寒发病及防治情况的总结报告》（1963 年 12 月 30
　　日），河北省档案馆藏，卷宗号：1028/1/214。

（8）麻风病。据统计，1956～1960年河北省平均发病率最高为0.07/10万，患病率以1963年最高。[1] 为保障广大人民的健康，河北省各级政府开展麻风病的防治工作，于1950年、1951年对全省做了初步调查，掌握了麻风病的分布区域，建议中央在省内设立麻风病医院。该院于1953年开始筹建，1954年11月开始收容病人，但因当时条件有限，入院接受治疗的病人并不多。为了有计划、有步骤地开展麻风病防治工作，做到早发现早治疗，以免传播蔓延，河北省卫生厅提出，"先启发医务人员，自觉自愿的为保障祖国人民的健康担当起麻风病的防治伟大光荣任务，同时要向广大群众进行宣传，编制通俗易懂的麻风病防治的小册子，使他们认识到麻风病不是不治的绝症，是可以治疗也可以预防的"。[2] 20世纪50年代到60年代中期，河北省开展了大规模的麻风病流行病学调查，"以当地已经学会防治麻风病的医务人员为主，配合政府、公安等部门，深入发现麻风病的重点地区，逐步扩大的进行调查，在调查时要边调查边宣传边治疗，要求在重点县调查每一村时，不漏一户一人"。[3] 已经确诊的患者，则收容入院或者隔离治疗，进行登记，严格限制，不准随意流动。1957年后，河北省设麻风防治研究所，县设立防治站、麻风医院，并定期举办大规模的培训班，培养治疗麻风病工作者。

（9）性病。新中国成立前娼妓很多，性病四处传播，始终得不到控制。据统计，河北省性病患病率一般为1.5%～5%，严重的地方达40%，90%为潜伏梅毒，5%为现症。全省按1%计，有性病的约40万人。[4] 据当时参加防治性病的工作者张剑倜回忆，"我省发生梅毒最多的地区是城镇、少数民族地区和山区。据50年代初期调查，城镇患病率为4%～10%；一些农村患病率为0.5%～5%；严重地区和少数民族地区高达30%～40%"。[5] 这

① 《河北省志·卫生志》第86卷，第217页。
② 河北省卫生厅：《河北省麻风病流行情况及防治意见报告书》，河北省档案馆藏，卷宗号：1027/1/203。
③ 河北省卫生厅：《河北省麻风病流行情况及防治意见报告书》，河北省档案馆藏，卷宗号：1027/1/203。
④ 《河北省志·卫生志》第86卷，第216页。
⑤ 张剑倜：《对50年代河北消灭性病的回忆》，《河北文史资料》1992年第1期，第47页。

些数据反映出性病在河北省内大行肆虐的景象。新中国成立后，河北省政府下令取缔娼妓，对性病进行普查普治，主要采取"普查、普治、复查、复治、逐片根治"的方法。1952 年，承德地区开展了性病防治工作。同年，邯郸、张家口市分别成立河北省第一、第二性病防治队，先后采用"606"、"914"、单纯青霉素等疗法，治疗各期梅毒患者 2 万余人。① 到 1955 年，全省有两个性病防治队，分驻邯郸涉县及张家口赤城，根据两队在易县、涉县和赤城三县统计，共治疗患者 6869 人。② 1956 年中央公布了《一九五六到一九六七年全国农业发展纲要（草案）》，提出要在 12 年内基本消灭性病。为顺利完成预定目标，1957 年河北省掀起了"人人献计，个个献宝，大力采集单方、秘方、验方"活动。1958 年，隆化县老中医盛子章献出祖传治疗梅毒的"三仙丹"秘方，经试用后在全国范围内推广，收到了极好的治疗效果。同年，省内开展了大规模专业队伍与群众防治相结合的性病防治工作，开展广泛宣传活动。到 10 月，治疗现症性病病人 23610 人。1959 年，全省基本消灭梅毒。③

（五）国境检疫事业的进步

新中国成立后，中央和地方高度重视国境检疫事业，并采取了一系列措施。1950 年 2 月 27 日至 3 月 4 日，中央人民政府卫生部召开第一次全国检疫工作会议，中国检疫事业的发展进入了新阶段。为了加强国境卫生检疫建设，1950 年 12 月卫生部公布了《交通检疫暂行办法》，1951 年又公布了《民用航空检疫暂行办法》《交通检疫旗帜及服装暂行规则》。1957 年，第一届全国人民代表大会常务委员会第 88 次会议通过《中华人民共和国国境卫生检疫条例》。④ 相关国境检疫法规的颁布，为国境检疫提供了法律上的保障。在中央的指导下，河北省国境卫生事业取得了显著的进步。

① 徐延香、张学勤主编《河北医学两千年》，第 304～305 页。
② 河北省卫生厅：《关于各地性病、甲状腺肿防治工作计划总结及麻风流行情况》（1955 年 8 月 30 日），河北省档案馆藏，卷宗号：1027/1/203。
③ 《河北省志·卫生志》第 86 卷，第 216 页。
④ 何界生主编《中国国境卫生检疫学》，人民卫生出版社，1991，第 13 页。

进出口检疫。新中国成立初期，主要采取派员到船舱中进行检查这一方式。1951 年展开对船舶的环境卫生检查，1954 年 7 月开始实行在海外点名检验的方法。1957 年，为掌握外来船舶的情况，方便查验工作，秦皇岛检疫所对来往秦皇岛的船舶建立档案，切实加强了对秦皇岛港船舶的管理。① 1966 年 8 月，开始采取以卫生监督为主的检疫方式。出口检疫方面，主要是对船员以及旅客的健康证书和预防接种证书进行检查。在每个具体时间段，检疫工作的重点有所不同，采取的方法也有所变化，但其最终目的是一致的，即防止疾病的传入和传出，保障船员和旅客的身体健康。

船舶、口岸卫生监测。对于经常出入的船舶进行常规的卫生监督，能够及时发现问题并予以解决。1960 年，河北省把监督重点放在船舶上，一般隔 2 ~ 3 天检查一次，经常来往的外籍船舶平均每天检查一次。1966 年根据船只停留时间，确定了对外籍船只实行每天检查或隔天检查的制度。口岸卫生的监督主要是指口岸有关部门防治所辖区域内的病媒昆虫、啮齿动物，监督出入交通工具上的食物、饮水。新中国成立后，中央卫生部和水产部联合提出关于检疫方面的要求和规定，"加强港口检疫，发现病人或疑似病例，按当地有关检疫实施办法处理；加强粪便管理；供应消毒过的饮用水；加强饮食卫生行业卫生管理和灭蝇工作；加强公共场所卫生管理等"。② 除了上述常规检查之外，河北省在 1958 年多次对秦皇岛港务局自备供水水源卫生进行调查，1962 年对港口实施鼠密度调查。

交通运输部门的检疫。疫病的主要传播途径之一就是依靠交通线。河北省根据中华人民共和国卫生部和铁道部的检疫办法，制定了《河北省交通检疫暂行规定（草案）》，提出"在疫区县、市和邻近疫区的主要县市的火车站、汽车站、港口、码头、渔场（港）以及公路与航道的适当地点均应按照规定，设立临时交通检疫站"。③ 对于空运和海运也有详尽的检疫标

---

① 《秦皇岛市卫生志》编纂委员会编《卫生志》，河北人民出版社，1990，第 97 页。
② 《中华人民共和国水产部、卫生部关于加强渔港、渔民检疫联防工作的意见》，河北省档案馆编《河北省建国以来疫情防治文件选编》，内部资料，2003，第 90 页。
③ 河北省卫生防疫站：《河北省交通检疫暂行规定（草案）》，河北省档案馆藏，卷宗号：1028/1/354。

准，"航行国际航线的船舶、飞机进出我省各港口、机场一律按国境卫生检疫条例进行检疫。国内航线海轮进行疫港的检疫工作，由海港卫生检疫所兼理，不另行规定"。[①]

（六）妇幼卫生

新中国成立后，党和政府十分关心妇女儿童健康。1950年，在第一次全国妇幼卫生工作座谈会上，即确定将对妇女儿童生命威胁最大的接生问题列为妇幼保健的一项中心任务，并提出了"改造旧式接产，推行新法接生"的工作方针。河北省积极响应，展开了广泛的破除封建迷信、推广和普及新法接生的工作。1950年2月，石家庄市开始训练新法接生员，广泛宣传新法接生的好处。1953年，石家庄、唐山、承德等地区采用有线广播、展览、庙会、秧歌等方式普及科学育儿知识。针对佝偻病、缺铁性贫血、小儿腹泻等儿童常见病，全省组织了调查团队，对这些病的发病原理、患病率、发病规律等进行了分析考察。1955年，全省开展了幼儿卫生教育，对托儿所、幼儿园保育员等进行专业培训。河北省从科学育儿、托幼机构卫生管理、婴幼儿死亡原因调查、儿童营养及生长发育调查等方面着手，制定相应的政策，采取合理措施，以确保儿童的健康成长。随着各级妇幼保健机构的建立，儿童健康事业也有了极大的发展，儿童发病率和死亡率明显降低。60年代初，河北省开展了以营养不良性浮肿、闭经、子宫脱垂为重点的妇科病的普查和计划生育技术指导工作。70年代初，又开展了农村以子宫脱垂和尿瘘为重点、城市以防治宫颈癌为重点的妇科病普查普治工作。

三　群众性爱国卫生运动

爱国卫生运动有着很早的历史渊源，1932年1月12日中华苏维埃共和国临时中央政府人民委员会第四次常会决定开展全苏区防疫卫生运动，并

---

① 河北省卫生防疫站：《河北省交通检疫暂行规定（草案）》，河北省档案馆藏，卷宗号：1028/1/354。

在《红色中华》上号召苏区人民群众、红军战士、卫生人员团结起来，积极开展卫生防疫运动，讲究卫生，防治疾病。[1] 1952 年，美军在朝鲜战争中违反国际公约，悍然在朝鲜战场和我国东北地区投放细菌武器，发起了细菌战。同年 3 月 14 日，政务院会议通过决议，成立中央防疫委员会，各地开始建立防疫委员会。12 月 21 日中央人民政府决定，将各级防疫委员会改为爱国卫生运动委员会（简称爱卫会）。河北省积极响应中央号召，陆续建立起相应的卫生机构，开展爱国卫生运动。

（一）创建组织机构

在这场细菌战中，河北省深受其害，"一九五二年入春以来，华北各地疫病相继发生，并蔓延发展，以河北、平原两省最为严重，主要是流行性感冒、麻疹、猩红热和白喉等"。[2] 同年，全国第二届卫生行政会议召开，毛泽东做了关于粉碎敌人细菌战的题词："动员起来，讲究卫生，减少疾病，提高健康水平，粉碎敌人的细菌战争。"[3] 为应对多发的疫病，响应中央相关文件指示，河北省人民政府于 1952 年 3 月 21 日下发《关于立即建立各级防疫组织开展工作的指示》，决定建立省防疫委员会，负责全省卫生防疫工作，开展群众卫生活动，人民政府主席杨秀峰兼任主任，下设办公室，省卫生厅厅长刘和一兼任主任。[4] 办公室下设宣传、防治、交通管制（运输和封锁）、检疫、检查联络、农业、总务（器材和财务）7 个组，每组设组长，办公室设于省政府卫生厅。[5] 这 7 个小组的分工和责任如下：

> 农业组由农林厅负责，防治兽病及研究农作物病害及家畜病的防治。

① 《新中国预防医学历史经验》第 1 卷，第 291 页。
② 《建国以来毛泽东文稿》第 3 册，中央文献出版社，1989，第 341 页。
③ 中共中央文献研究室、中国人民解放军军事科学院编《建国以来毛泽东军事文稿》，军事科学出版社、中央文献出版社，2010，第 105 页。
④ 《河北省志·卫生志》第 86 卷，第 101 页。
⑤ 河北省防疫委员会：《河北省防疫委员会成立会纪要》（1952 年 3 月 19 日），河北省档案馆藏，卷宗号：1027/1/310。

防治组由卫生厅刘俊德负责，领导防疫队。

宣传组由教育处程荫轩负责，结合文教厅、宣传部、青年团、妇联会、学联、报社等组成。

检疫组由苏英俊负责。

检查联络组由黄月庭负责，结合省党委及团体组成。

交通管制组（运输和封锁）：运输组由交通厅负责，结合卫生厅人员进行检疫消毒。封锁组由卫生厅结合公安部门、人民武装部组成。

总务组（器材和财务）：器材组由卫生厅温献庭负责。财务组由靳博文负责。①

这 7 个小组密切配合，构成了领导群众进行卫生运动的骨架。

（二）主要活动

新中国成立初期，开展以除四害、讲卫生、消灭疾病为中心的爱国卫生运动有着深刻的现实原因，河北省卫生条件差，广大民众缺乏健康知识，导致疾病多发。为改善卫生条件、保障人民健康，在爱卫会的领导下，主要做了以下工作。

1. 开展清洁扫除运动，消灭蚊虫等病毒传播媒介

1952 年 2 月，美国飞机在华北地区散布带有病毒、病菌的昆虫、老鼠及树叶。为了有效、及时扑灭害虫，全省人民行动起来。保定建立了省防疫大队，下分三个中队，一中队驻昌黎，二中队驻宁河，三中队在保定，共 160 人。一、二中队负责丰台到山海关一带防疫工作，三中队负责北京至邯郸一带防疫工作。保定、唐山、秦皇岛、石家庄 4 个市和通县卫生实验院建立 7 个防疫预备队，每个县建立 30 人的预备队，均由县卫生院和卫生工作者协会人员组成，共计 3900 人。②

---

① 河北省防疫委员会：《粉碎美帝国主义细菌战的计划》（1952 年 3 月 17 日），河北省档案馆藏，卷宗号：1028/1/23。

② 《河北省志·卫生志》第 86 卷，第 106 页。

　　1952 年 3 月，在城镇开展轰轰烈烈的大扫除运动。秦皇岛、唐山、天津、邯郸等地区有 80% 的住户进行了大扫除。仅秦、石、唐三市即清理出垃圾 76704 吨，改良厕所 21337 个，填污水沟 2314 立方米。大部分地区还进行了家畜管制。① 据不完全统计，截至 5 月底全省共清除垃圾 1292712 吨，迁移坟墓 216 个，改良厕所 48290 处，迁移 80 个粪场，填平污水坑 321 处，填平污水沟 26390 多立方米。② 爱国卫生运动的第一年，取得了这样的成绩具有重要意义，这不仅激发了人民群众的积极性，同时也明确了卫生工作中的薄弱点，为制定下一年工作计划做了铺垫。1953 年，河北省人民政府制定了《河北省人民政府 1953 年卫生工作计划纲要》（修正稿），提出将爱国卫生运动与群众运动结合起来，实行突击与经常相结合，科学指导与群众创造相结合，全面、深入开展春季、夏季两次突击活动，大规模地灭蝇、灭蚊、灭蚤、灭臭虫和捕鼠等。2 月 12 日发布了《关于进行春季爱国卫生运动突击运动的指示》。这次突击卫生运动是以挖蝇蛹、清洁扫除和填坑疏渠为主。如石家庄市填平了危害较大的 4 个水坑，共 11387 立方米；邯郸专区曲周县填平大小污水坑 156 个。据统计，通县专区 8 个县从 2 月 20 日到 3 月中旬共挖蝇蛹 2643 斤，保定市在运动开始的 7 天里就挖了 904 斤。6 月，爱卫会又制定了《夏季卫生突击运动计划》。这次卫生运动的工作重点是进一步改善环境卫生和个人卫生，消灭蚊蝇滋生地，发动群众开展五灭（灭蝇、灭蚊、灭臭虫、灭虱子、灭跳蚤）一捕（捕鼠），加强饮食行业管理，减少肠胃传染病。③ 1953 年的卫生改善工作，也取得了较大成绩，改良厕所 115610 个，新建 3280 个，改良水井 1623 处，新建 171 处，填平污水坑 5712 个共 50391598 立方米。④

　　爱国卫生运动的陆续开展，与政府正确的决策和人民的积极参与密不

① 河北省防疫委员会：《河北省一九五二年四、五月防疫工作简报》（1952 年 6 月），河北省档案馆藏，卷宗号：1028/1/23。

② 《我省爱国防疫卫生运动热烈开展　城乡环境卫生显著改进》，《河北日报》1952 年 6 月 29 日，第 3 版。

③ 《河北省爱国卫生运动委员会确定在各市镇开展夏季爱国卫生突击运动》，《河北日报》1953 年 6 月 29 日，第 3 版。

④ 《一年我省卫生工作获得很大的成就》，《河北日报》1954 年 1 月 1 日，第 3 版。

可分。因为每年所面临的卫生任务和考验不同，所以政府的决策也是各有侧重。1956 年河北发生大水灾，该年以灾区疾病的防治为工作重点；1959 年由于全省麻疹、猩红热等疾病流行，故整个爱国卫生运动以围绕如何有效防治传染病进行；1964 年针对沿海地区的副霍乱流行，主要开展了以预防肠道传染病为中心的爱国卫生运动。"文革"发生后，爱国卫生运动陷入停顿状态。

2. 积极开展卫生知识宣传工作，提高人民群众对疾病的认知

新中国成立初期，广大民众知识水平不高，对各种疾病防治的方法多来自民间偏方或封建迷信，疾病得不到有效治疗。从 1952 年反细菌战开始，全省爱国卫生运动始终坚持卫生宣传先行，采取各种形式广泛开展卫生宣传。在爱国卫生运动中，卫生宣传工作得到了足够的重视，取得了显著成效。

1952 年，全省以党的宣传部门为核心，组织 300 多万人的宣传大队，开展反细菌战宣传。河北省下发《石家庄爱国卫生运动》幻灯片 400 套，《预防传染病》小册子 1.5 万册，《预防流行性乙型脑炎》幻灯片 6650 套，《预防肠道传染病》幻灯片 400 套，《防疫常识》《防疫简要读本》等小册子共 14.06 万册。① 1953 年为了开展夏季爱国卫生突击运动，河北省印发了 12 种卫生宣传画册，资料 90020 份和 19 种标语、传单 35 万份。② 除发放宣传资料外，《河北日报》也开辟专栏，主要报道爱国卫生运动的进展和宣传一些防疫疾病的知识，如《怎样防止霍乱》《霍乱、疟疾简单急救方法》《怎样预防伤寒》等。1954 年全省印发宣传品 50 多万份，巡回放映电影 30 次，仅据 7 市 23 县统计，受教育群众达 300 多万人。1956 年，在全省重点市、县开展了卫生教育座谈会，向各地供应宣传材料 150 万份、展品模型 300 余套、各种防病小册子 14 种 11 万余册。各地举办"除四害"展览 2400 多场次，卫生讲座与报告会 5 万多次，放映卫生影片和幻灯片 5440 场次，全省

---

① 《河北省志·卫生志》第 86 卷，第 114 页。
② 河北省爱国卫生运动委员会：《一九五三年夏季爱国卫生突击运动简报》，河北省档案馆藏，卷宗号：1027/1/311。

受教育人数 2700 多万人次。① 针对一些地区人民群众识字率低的情况，采取了通俗易懂的宣传方式。山海关机务段在 1952 年出版了两期漫画刊、30 期黑板报，② 秦皇岛市采取了读报、读卫生材料的方法，受到当地民众欢迎。

举办卫生展览会，也是宣传卫生知识的一种常用方法。这种方法在河北省的爱国卫生运动中发挥了巨大的作用。1952 年 4~5 月，石、保两市展览 10 次，参观群众达 23 万余人次。③ 展览会上，人们看到了有关环境卫生、个人卫生、传染病防治等漫画挂图，还看到了天花、麻疹、猩红热等病菌图片，大大增长了科学知识。涞水县举办展览会时，来参观的群众学到了很多知识，并主动要求经常举办。该县卫生院根据群众要求，建立起经常性的卫生展览棚，每逢集日开棚展览，还有专人负责宣传讲解。④ 秦皇岛和京山线进行显微镜宣传，通过显微镜来观察病毒，加深了群众对疾病的认识，留下了更直观的印象。⑤ 滦县借了几架显微镜，把苍蝇、跳蚤、细菌制成标本，在县代表会上展览，让他们看到细菌、苍蝇等的形象，也起到了较好的宣传作用。⑥

3. 评比检查活动

为推动爱国卫生运动的发展，提高全省各地的积极性，河北省参与全国性的卫生评比活动。在第二届全国卫生会议上，河北省有 6 个单位和 1 人被评选为卫生模范，其中河北省山海关市、山海关机务段被评为甲等模范单位，河北省保定市二区二十三街、邯郸专区磁县陈家庄、尚义县四区土

① 《河北省志·卫生志》第 86 卷，第 115 页。
② 《劳动和智慧创造了崇高的荣誉——介绍山海关机务段在爱国卫生运动中的成绩》，《河北日报》1952 年 12 月 18 日，第 3 版。
③ 河北省防疫委员会：《河北省一九五二年四、五两月防疫工作简报》（1952 年 6 月），河北省档案馆藏，卷宗号：1028/1/23。
④ 《认真进行宣传开展爱国卫生运动　保定专区各县举办爱国卫生展览会》，《河北日报》1953 年 2 月 27 日，第 3 版。
⑤ 河北省防疫大队：《1952 年上半年工作总结》（1952 年 7 月），河北省档案馆藏，卷宗号：1028/1/23。
⑥ 河北省防疫大队：《唐山专区署昌黎滦县环境卫生工作总结》（1952 年 5~6 月），河北省档案馆藏，卷宗号：1028/1/25。

木路村被评为乙等模范单位，河北省张家口市花园街被评为丙等模范单位，河北省邯郸专区涉县戎月琴被评为乙等模范个人。① 1952 年 7 月，河北省政府为进一步推动爱国卫生运动的开展，开始制定评选卫生模范的条件和办法。同年 7~12 月，省内组织了大规模自上而下的互相联查，省协调了 10 专区 4 市、峰峰矿区、省防疫大队共 41 人，组成 4 个卫生检查团，分赴各专区、市重点抽查，检查 4 市 13 县 5 镇 1 矿区的 77 个机关、53 个厂矿、23 个公营企业、9 条街道、38 个村、18 个学校、208 个行业，其他 13 个。② 根据评选的条件和办法，12 月 30 日在省内的爱国卫生运动奖模大会上选出了 178 个模范单位、190 名个人模范。③

1953 年 8~9 月，河北省爱国卫生运动委员会配合华北卫生工作检查团，开展了一次省内大规模卫生工作摸底，检查了保定、石家庄、唐山 3 个市和山海关的 18 个工厂、3 个工地、1 个煤矿、17 个街道、11 个机关、学校和医院等共 50 个单位及部分饮食行业，以重点抽查结合个别访问方式，进行了普遍深入的检查。④ 调查发现，唐山陈家庄的卫生模范于雨田耐心帮助卫生最为落后的十三号大院，使其成为模范大杂院。康保县六区南井沟村村主任张贵 3 个月捕鼠 401 只，带动全村 300 人在 3 个月内共捕鼠 3789 只。⑤

爱国卫生运动中，许多省份采取了订立竞赛协议的办法，以求卫生工作的互相监督和互相进步。1958 年，河北省与相邻的山东、河南、山西签订了 4 省消灭病害的协议书。此后每一次开展卫生运动后，都会进行卫生评比和检查，不仅巩固了已有卫生成果，还总结经验，明确下一次卫生工作的开展重点。爱国卫生运动是在特定历史时期展开的，"打死一个苍蝇就是

---

① 《全国卫生模范评选工作完毕，我省六个单位和一个人当选为全国卫生模范》，《河北日报》1952 年 12 月 9 日，第 1 版。
② 《河北省志·卫生志》第 86 卷，第 135 页。
③ 《全省爱国卫生模范全部名单》，《河北日报》1952 年 12 月 30 日，第 3 版。
④ 河北省爱国卫生运动委员会：《配合华北爱委会观摩检查团河北组对夏季爱国卫生运动检查的报告》（1953 年 10 月），河北省档案馆藏，卷宗号：1027/1/311。
⑤ 河北省爱国卫生运动委员会：《关于一九五三年爱国卫生运动总结（草案）》（1953 年 12 月 2 日），河北省档案馆藏，卷宗号：1027/1/311。

个美国鬼子"，"做好爱国卫生工作就是增加抗美援朝的实际力量"。① 这些口号虽带有一定的政治色彩，但将卫生运动和爱国主义结合起来这一做法不仅起到移风易俗的作用，还培养了人民对新中国的深厚情感，加深了对社会主义的认同。"爱干净，讲卫生"逐渐成为人们的共识。

四　改革开放以来河北省的医疗卫生事业

1966~1976 年，受"文化大革命"对医疗卫生事业的冲击，大部分医院、卫生院、诊所都处于瘫痪状态，医疗卫生工作陷入半停顿状态。1978年12 月党的十一届三中全会后，我国进入以改革开放为鲜明时代特色的社会主义事业发展新时期。河北省卫生系统适时转变工作重点，贯彻落实党和国家的各项方针政策，调整医疗卫生机构，革新医疗救治技术，努力拓展医疗卫生事业。

（一）医疗卫生机构的变迁

1. 卫生行政机构

改革开放后，省直机关也掀起改革浪潮。1983 年 7 月，河北省卫生局改称河北省卫生厅。9 月 2 日，工业卫生处撤销，其相关工作职责划归卫生防疫处。1987 年 6 月，以中医处为基础新成立河北省中医管理局，专门负责中医行政管理。至此，河北省卫生行政组织系统初步完备。在地方上，成立地区行署卫生局和市、县人民政府卫生局及乡（镇）卫生院。到 1988年底，全省共设有地区行署卫生局 9 个、省辖市卫生局 9 个和市、县（含县级市、民族自治县）卫生局共 139 个。② 1995 年 2 月，河北省政府发文规定，省卫生厅设办公室、政策法规处、人事处、计划财务处、医政处、卫生防疫处、科技教育处、妇幼卫生处、药政管理处、外事处、保健处、地

---

① 华北爱国卫生运动委员会：《一九五二年华北地区爱国卫生运动总结》，河北省档案馆藏，卷宗号：1027/1/311。
② 《河北省志·卫生志》第 86 卷，第 15 页。

方病防治办公室、省爱国卫生运动委员会办公室、公费医疗办公室等 14 个职能处室和机关党委。2000 年 6 月，河北省卫生厅进行调整，改设办公室、人事处、规划财务处、卫生法制与监督处、基层卫生与妇幼保健处、医政处、疾病控制处、科技教育处、外事处、保健处等 10 个职能处室和机关党委。2005 年 1 月，基层卫生与妇幼保健处更名为妇幼卫生处，并将其承担的城市基层卫生工作并入农村卫生管理处，成立农村与基层卫生管理处。2007 年 3 月，成立河北省新型农村合作医疗管理中心。2013 年 11 月，原河北省卫生厅、省人口和计划生育委员会撤并组合，正式成立河北省卫生和计划生育委员会，下设 21 个职能处室。新组建的省卫计委在职能转变、主要职责、内设机构、人员编制等方面进行调整，取消、下放、转移行政审批和行政管理，进一步明确了卫生计生工作政府管理职责。2018 年 11 月，河北省卫生健康委员会成立。

2. 卫生监督机构

为适应日益增加的药政与药检任务需要，1984 年省卫生厅贯彻执行《药品管理法》，加强药政机构建设，增加各级专职药政人员。1986 年 6 月，省卫生厅聘请 39 名医药专家，组成河北省药品评审委员会，在全省县级以上卫生行政部门设立药品监督员。至 1988 年底，全省共有药政、药检及药品监督人员 767 人，设有河北省药品检验所、地（市）药品检验所、县药品检验所三级药品质量检查网。1992 年河北省进行卫生防病监督体制改革，省市卫生行政部门成立卫生防病监督办公室，下设卫生防病监督所。1993 年省卫生防病监督所成立，各市也相应成立防病监督所。1996 年 3 月将原挂靠在各级卫生行政部门的卫生防病监督办公室更名为公共卫生监督办公室。2001 年 8 月，河北省完成了省级卫生监督体制改革，在撤并省卫生防疫站、省职业病防治所、省地方病防治所、省放射卫生研究所和省医学科学院 5 个单位的基础上，组建省卫生监督所。2002 年，全省设区市、县级卫生监督体制改革工作全面启动。2003 年，在药品监督管理局的基础上，成立食品药品监督管理局，开启了综合协调监督管理食品、药品的新思路。截至 2007 年底，全省省级、11 个设区市和 172 个县（市、区）卫生监督体制改革已全部完成，省、市、县三级卫生监督网络基本建成。①

3. 卫生服务机构

1984 年后，随着经济体制改革深入，河北省卫生系统实行了一系列改革措施：城市扩大全民所有制卫生机构自主权，实行院、所、站长负责制；发展村级医疗组织；积极开展城乡结合，建立医疗协作联合体。1988 年进行医院体制改革，实行院长对医院工作进行全面领导并承担责任制，逐步改变过去党委领导下的院长分工负责的办法；公办乡镇卫生院（包括县分院、中心医院）实行承包责任制。② 90 年代初，全省开展等级医院、全国百佳医院评审，规范血液中心和血站建设，且全省各市、各级医疗机构成立了医疗卫生下乡领导小组，带动了村级卫生组织的建设。1994 年开始实行乡、村卫生组织一体化管理。1999 年对全省医疗机构开展了登记、审校、注册和发放"医疗机构执业许可证"的工作，进一步规范了医疗机构的"名称""类别""服务方式""诊疗科目"等内容。截至 1999 年底，在河北省卫生厅登记、注册的医疗机构共 97 所。③ 2001 年起加强社区卫生服务机构建设，2003 年起重新规划确定乡（镇）卫生院的布局、数量和规模，创建标准化乡镇卫生院；同时加快社区卫生服务网络建设，企事业单位、社会团体、个人等社会力量多方举办社区卫生服务机构，全省社区服务中心和社区卫生服务站的数量和质量都有所提升。

在疾病预防与控制组织方面，1978 年 4 月设立中共河北省委防治地方病领导小组办公室，挂靠在省卫生局。此后各级卫生防疫站和各级专业防治所相继恢复和建立，并健全了规章制度、技术规范和岗位责任制，使整个防疫工作走上了稳步发展的道路。到 1988 年底，省、地（市）、县三级防疫网已趋完善。2001 年 8 月，成立省疾病预防控制中心。2006 年起，加强市级卫生行政部门的应急日常管理机构建设，在市卫生局成立卫生应急

---

① 《河北卫生年鉴》编辑委员会编《河北卫生年鉴（2008）》，河北科学技术出版社，2008，第 188 页。
② 《河北省志·卫生志》第 86 卷，第 35 页。
③ 《河北卫生年鉴》编辑委员会编《河北卫生年鉴（1989~1999）》，河北科学技术出版社，2005，第 201 页。

办公室，省、市、县疾病预防控制中心分别成立卫生应急处置机构，逐步形成了由政府领导、统一指挥、分级负责、分类管理、部门协调的突发公共卫生事件应急指挥体系和组织管理网络。在妇幼保健组织方面，各级妇幼保健组织逐步健全。1978年省卫生局妇幼处成立，各地市卫生局相继设立了妇幼科。1983年，省、地市的计划生育技术指导处（科）与妇幼处（科）合并，称妇幼卫生计划生育技术指导处（科）。县以上妇幼保健专业机构由站改所、院，规模迅速扩大。乡级卫生院设置了防保科（组），村配有专（兼）职妇幼保健人员。1990年开始筹建省妇幼保健中心，"七五"期间全省妇幼卫生服务网络基本形成。截至1999年底，各级妇幼保健院、妇幼保健所、妇幼保健站等妇幼保健机构共185个。① 2005年8月，省卫生厅召开会议，确定了加强省、市、县、乡、村五级妇幼卫生服务体系建设和妇幼卫生保健机构规范化建设的工作重点和任务目标。2008年起，妇幼卫生处配合有关处室成立了信息系统工作小组，建设全省妇幼卫生综合管理信息系统。

4. 民间卫生组织

1978年，中国防痨协会河北分会、中华护理学会成立。1981年9月，经省卫生厅、省科协批准，中国中西医结合研究会河北分会成立，全省各地市相继成立了分会。1986年，河北省针灸学会成立。其他的学术团体，如河北省抗癌协会、中国康复医学会河北分会、中华预防医学会河北分会等均于80年代恢复或成立，重新开展学术活动和科学研究。② 80年代，河北省的科学技术团体大多挂靠在河北省医学科学院，受河北省卫生厅和省科协的领导。1990年起，根据国务院《社团登记管理条例》，河北省医学学术团体开始在省民政部门进行登记，成为具有独立社团法人资格的学术团体。同年7月，中国优生优育协会河北分会成立，为妇幼卫生领域的学术性群众团体；同年在省民政厅登记注册时改名为"河北省优生优育协会"。1991年8月，中华预防医学会河北分会向省民政厅登记注册，改名为河北

---

① 《河北卫生年鉴（1989~1999）》，第217页。
② 《河北省志·卫生志》第86卷，第503页。

省预防医学会，挂靠省卫生厅，受省科协领导，以预防保健为中心开展活动。1991 年 6 月，中华全国中医学会河北分会更名为河北省中医学会，后更名为河北省中医药学会。此外，中华医学会河北分会更名为河北省医学会，中国中西医结合学会河北分会更名为河北省中西医结合学会，中国康复医学会河北分会更名为河北省康复医学会等。

改革开放后，为规范卫生行业环境、维护行业群体权益，省卫生行业工作者、行业内组织自愿组成了多个全省性、非营利性的卫生行业组织。较有代表性的是以注册的职业专业人员（执业医师、执业助理医师）组成的医师协会，以依法获得医疗机构执业许可的各级各类医疗机构（不含卫生院、所及医务室）组成的医院协会。2001 年 9 月，河北省女医师协会成立，成为女医师凝聚力量、提高业务素质和学术水平的重要阵地，承德、沧州两市也成立了女医师协会。2006 年 11 月，河北省医师协会成立，为中国医师协会下设的地方协会。2004 年，原河北省医院管理学会更名为河北省医院协会，至 2018 年分支机构已有 25 个，单位会员 205 个，个人会员千余名。

（二）卫生政策、法规的出台

1984 年，河北省医疗卫生系统的改革全面展开，省卫生厅先后下发了《关于卫生工作改革实施意见的报告》《关于开展卫生改革中需要划清的几条政策界限》《关于卫生战线改革情况报告》等 3 个文件。1997 年，《中共河北省委、河北省人民政府贯彻落实〈中共中央国务院关于卫生改革与发展的决定〉的若干意见》颁布，河北省人民政府印发了《关于进一步深化卫生改革的意见》《关于加强农村卫生工作的意见》《关于加强预防保健和爱国卫生工作的意见》《关于发展中医药事业的意见》《关于加强卫生人才培养和科技工作的意见》《关于完善卫生经济政策增加卫生投入的意见》《关于加强卫生系统精神文明建设的意见》等专件。

改革开放后，河北省贯彻落实国家文件精神，制定或修订了若干制度文件，涉及组织管理、社区服务、农村合作医疗等方面，以下择其要者简要予以介绍。

医院、诊所及个体从医人员的管理。1978 年 5 ～ 8 月，河北省卫生局先后下发《医院工作条例》《医院工作制度、医院工作人员职责试行草案》，加强对医疗卫生单位、开业医生医疗活动的指导、监督和管理。1982 年 2 月，省卫生局颁发《河北省个体开业行医及联合诊所暂行办法》，对个体、联合诊所从医人员的开业条件、考核审批、任务要求、收费标准及组织管理等都有详细规定。1988 年 9 月，河北省卫生厅印发《河北省个体开业行医、联合诊所、民办医院管理暂行办法（试行）》的通知，要求各地、市管理部门对上述医疗机构进行严格检查，对不符合条件者进行查处。1993 年 4 月，河北省卫生厅颁发《河北省卫生厅关于深化医院改革若干问题的意见》。为加强对社会办医机构的管理，1995 年 9 月河北省第八届人民代表大会常务委员会第十六次会议通过《关于加强社会办医机构管理的决定》。1999 ～ 2000 年，针对一些医疗机构名称混乱、价格不合理等问题，河北省卫生厅等部门先后出台《河北省医疗机构管理实施办法》《关于对医疗机构名称进行清理整顿的通知》《关于加强义诊活动管理的通知》《关于城镇医药卫生体制改革的指导意见》《河北省改革医疗服务价格管理的实施意见》等制度文件。2008 年，为规范护士执业注册管理，根据《护士条例》和《护士执业注册管理办法》，制定了《河北省护士执业注册管理规定》，对注册机关、执业注册、延续注册、注销注册、重新注册、变更注册等方面做了具体规定。2010 年 9 月，为进一步加强医疗机构监督管理，规范医疗机构执业行为，增强医疗机构依法执业意识，制定《河北省医疗机构不良执业行为记分管理办法》《全省卫生系统非法违法生产经营建设行为专项整顿行动实施方案》等文件。① 为树立良好的医德医风，先后发布《医务人员十不准》（1984）、《医务人员道德规范手册》（1988）、《河北省医务人员医德考评实施细则》（2012）等文件、守则。为确保临床用药安全有效，出台《医疗机构药品集中招标采购实施办法》《河北省整顿和规范医疗服务市场秩序工作方案》等规章制度，切实为群众提供优质、高效、便捷、低廉的

---

① 《河北卫生年鉴》编纂委员会编《河北卫生年鉴（2011）》，河北科学技术出版社，2011，第 191 页。

医疗服务。

社区卫生服务。2007 年，为大力发展社区卫生服务，构建以社区卫生服务为基础、社区卫生服务机构与医院和预防保健机构分工合理、协作密切的新型城市卫生服务体系，省卫生厅等相关部门出台《河北省城市社区卫生服务机构管理办法实施细则》《河北省城市社区公共卫生服务项目考核评价办法》《关于加强城市社区卫生人才队伍建设的实施意见》《河北省城市社区卫生服务发展设置规划（2007～2010 年）》等文件。① 2008 年 9 月，为进一步加强乡（镇）卫生院标准化建设和规范化管理，省卫生厅出台《河北省创建标准化、规范化乡（镇）卫生院示范县（市）实施方案》《河北省乡（镇）卫生院基本设施、设备、人员配备标准》《河北省乡（镇）卫生院规范化管理标准》等文件。

农村合作医疗方面。1992 年 2 月，河北省人民政府发布《河北省农村实现 2000 年人人享有卫生保健规划目标》，提出分"三步走"，"四个实施阶段"的规划安排，坚持各级政府统一领导、部门协作、群众参与和预防为主，医疗、预防、保健相结合的基本原则。2003 年，为进一步加快农村卫生事业发展，建立新型农村合作医疗制度，河北省先后出台了《河北省农村初级卫生保健发展规划（2001～2010 年）》《河北省新型农村合作医疗管理办法》《河北省农村卫生机构改革与管理的实施意见》《关于加强农村卫生人才培养和队伍建设的实施意见》等文件制度。② 2004 年，省卫生厅、财政厅、农业厅根据国务院办公厅转发卫生部等 11 个部门《关于进一步做好新型农村合作医疗试点工作的指导意见》的精神，先后印发《河北省 2003～2010 年新型农村合作医疗调整后实施进度安排》《河北省新型农村合作医疗基本药物目录》等文件。同时为进一步加强农村卫生工作，省卫生厅出台了《河北省乡（镇）卫生院管理办法》《河北省村卫生室规范化建设与管理标准》等规定。③ 2011 年 2 月，省卫生厅根据国家和省关于医疗服务项目和

---

① 《河北卫生年鉴（2008）》，第 142 页。
② 《河北卫生年鉴》编辑委员会编《河北卫生年鉴（2004）》，河北人民出版社，2004，第 139 页。
③ 《河北卫生年鉴》编辑委员会编《河北卫生年鉴（2005）》，河北人民出版社，2005，第 118 页。

价格的有关规定，对河北省卫生厅 2007 年颁发的《河北省新型农村合作医疗诊疗项目补偿规定（试行）》进行修订，制定《河北省新型农村合作医疗诊疗项目补偿规定》，要求各地新农合定点医疗机构坚持因病施治，为参合农村居民提供质优、价廉的医疗服务。

（三）医疗卫生事业的拓展

1. 优化医疗资源配置

改革开放后，许多现代科学技术的新成果被运用到医学领域。全省各级医院医疗设备发展很快，特别是部分省、地（市）级企业大医院，装备了核磁共振诊断仪、CT、超声断层、大型 X 光机等现代化仪器，仪器装备的管理和维修亦形成了完整体系。1980 年以后，地（市）级以上医院引进了多种现代化的检验仪器、同位素设备、理疗设备。80 年代初，河北省县级医院配置的主要医疗器械平均 3～4 件，市级医院平均达 6～8 件，省级医院平均 10 件以上。至 1985 年，超声、影像、心脑电图设备和技术在全省普及。随着经济和卫生事业的发展，河北省各级财政对卫生事业的拨款逐年增加。自 1990 年开始，全省各地组织城市医院开展了"卫生支农"活动，每年派出卫生下乡工作医疗队，深入农村、山区开展卫生技术和知识培训，捐送医疗仪器、设备、药品等，省市医疗机构对县级医疗机构建立长期对口支援关系，建立巡诊、义诊制度，提高了农村地区卫生技术水平，基本缓解了全省农村地区缺医少药的现状，卫生资源向农村地区流动，有力地缩小了城乡医疗卫生差距。

2. 完善卫生防疫体系

改革开放后，河北省开始建设三级防疫网，进行有计划的卫生防疫工作。全省大力推进计划免疫、卫生防疫法制的建设，成功建立了冷链系统，加强了劳动卫生和对职业病的防治，在污染调查、地表水源、放射医学方面也做了大量的检测和科研工作。各级政府也建立了计划免疫领导组织，防疫措施得到落实，白喉、流行性脑脊髓膜炎、百日咳、脊髓灰质炎、伤寒等各种传染病患病率大幅度下降。到 1981 年已无黑热病、钩端螺旋体病例报告，1986 年基本消灭了疟疾、麻风。到 1988 年底，全省各病（疫）区都有了一直从事地方病防治的专业机构、队伍，形成了地方病防治网，对碘缺乏病和地方性甲状腺肿、地方性氟中毒、克山病、大骨节病、布鲁氏菌病等防治工作取得了显著成绩。

3. 加强妇婴卫生建设

改革开放以来，河北省在继续巩固和提高新法接生质量、普查普治妇女常见病和多发病的基础上，实行孕产妇系统保健管理、围产保健和母子保健保偿责任制，使胎儿性难产发生率、孕产妇死亡率、新生儿破伤风发生率及死亡率显著下降。随着各级妇幼保健机构的建立，儿童保障事业有了较大的发展，从科学育儿到托幼机构管理及儿童常见病防治，从儿童保健系统管理到优生优育指导，均得到加强。儿童发病率和死亡率明显降低，健康水平明显提高。河北省根据党中央指示开展了计划生育工作，各级卫生部门认真进行计划生育的技术指导，有效地控制了人口增长速度。"七五"期间，全省妇幼卫生服务网络基本形成，尤其是 1994 年《母婴保健法》颁布实施后，广大妇幼卫生工作者以"爱婴儿、爱母亲"为职业道德风范，以依法行政为准则，妇女儿童的健康水平得以进一步提高。

4. 建立医疗保障制度

1992 年，河北省政府出台《河北省农村实现 2000 年人人享有卫生保健规划目标》，落实分三步走、四个实施阶段的战略规划。[1] 随后，全省社区卫生服务试点工作全面启动。截至 1999 年底，全省各试点区建立健全了市、区政府、街道办事处、居委会、企业社区卫生服务领导小组和办事机构，成立了社区卫生保健部，开展了社区居民常见病、多发病调查，采用宣传单、宣传册等多种形式，普及防病治病知识，提高了居民健康水平。[2] 2003年"非典"疫情暴发，公共卫生服务体系建设的紧迫性日益凸显。河北省先后制定多个城市社区卫生服务发展设置规划，加快构建以社区卫生服务中心为主体、社区卫生服务站以及其他基层医疗机构为补充的社区卫生服务体系。同时各地加强对社区卫生服务机构和人员执业资格、执业行为的

---

① 《河北卫生年鉴（1989～1999）》，第 129 页。

② 《河北卫生年鉴》编辑委员会编《河北卫生年鉴（2002）》，方志出版社，2002，第 183 页。

监督管理，加强区卫生服务机构的规范化、标准化建设。2009 年底，启动了促进基本公共卫生服务逐步均等化工作，同时加强行业监管，以乡镇卫生院、村卫生室、社区卫生服务中心、社区卫生服务站为依托开展覆盖全省的公共卫生服务。①

1998 年，《国务院关于建立城镇职工基本医疗保险制度的决定》出台，标志着中国城镇职工基本医疗保险制度在全国展开。1999 年，河北省开始实施城镇职工基本医疗保险制度。2009 年 4 月，中共中央和国务院出台了《关于深化医药卫生体制改革的意见》，将完善基本医疗保障制度作为医改的重点之一，要求城镇职工医疗基本保险继续扩大覆盖面。同年，《河北省医药卫生体制改革近期重点实施方案（2009 ~ 2011 年）》公布，要求在三年内全省城镇职工基本医疗保险、城镇居民基本医疗保险和新型农村合作医疗覆盖城乡全体居民，参保率提高到 90% 以上，逐步提高城镇居民医保、新农合筹资标准和保障水平及政策范围内的住院费用报销比例、医保最高支付限额。② 2011 年起，全省重大疾病保障从试点转向全面推开，并进一步扩大了重大疾病种类，将妇女乳腺癌、宫颈癌、重性精神病、艾滋病机会性感染、血友病、慢性粒细胞白血病、急性心肌梗死、结肠癌等多病种纳入保障范围。2013 年，《中华人民共和国城镇职工基本医疗保险条例》颁布。

5. 推行新型农村合作医疗

2002 年 10 月，《关于进一步加强农村卫生工作的决定》出台，提出建立由政府组织、引导、支持，农民自愿参加，个人、集体和政府多方筹资，以大病统筹为主的农民互助共济制度——新型农村合作医疗。2003 年，卫生部、财政部、农业部正式出台《关于建立新型农村合作医疗制度的意见》，明确提出要把"建立新型农村合作医疗制度作为首要工作目标"。同年，省政府办公厅下发《河北省新型农村合作医疗管理办法》和《河北省农村合作医疗基金财务管理办法（试行）》等文件，并选择枣强县、曲周县

---

① 《河北卫生年鉴》编纂委员会编《河北卫生年鉴（2013）》，河北科学技术出版社，2013，第 58 页。

② 《河北卫生年鉴》编纂委员会编《河北卫生年鉴（2010）》，河北科学技术出版社，2011，第 94 页。

进行试点。省政府成立了新型农村合作医疗领导小组，并建立了新型农村合作医疗联席会议制度。① 2004 年，确定蔚县、承德、卢龙、三河、青县、涞源、鹿泉、宁晋等 8 个县（市）为 2005 年扩大试点县（市）。2005 年又决定新增 25 个试点县（市、区）。2006 年 9 月，确定 2007 年新增第一批共 67 个试点县（市、区）。2007 年河北省新农合制度基本普及。到 2013 年，全省共有 5146.38 万人参加新型农村合作医疗，参合率 98%。②

（四）独树一帜的河北中医

1. 注重中医院基础建设

改革开放后，河北省根据国家政策，广泛调动地、市、县级的积极性，新建或改建了一批中医医院。河北省主动调整中医医院内部结构，端正办院方向，选拔了一批热爱中医事业、熟悉中医业务的人员担任领导，把一些优秀的中医药人才调到中医医院，对不适宜的人员进行岗位调整。同时，优化中医医院的科室设置，突出中医特色，加强专科建设，改变中医医院只有一个大内科的状况，鼓励扶植有专科优势的县级中医医院发展为中医专科医院。③ 至 1999 年，全省各地、市卫生局都成立了中医科，实现了县县建有中医医疗机构的目标。④ 2001 年，出台《加强中医医院建设的若干意见》，明确把中医专科（专病）作为促进医院发展的着力点和突破口。2010 年，争取中央扩大内需民生建设项目，整合全省中医专科资源，按专业成立脾胃病科等 10 个重点中医专科协作组，打造一批在省内乃至全国享有较高知名度的中医专科。2012 年，按照"内部实用、外观新颖、整体和谐、体现特色"的总体要求，以打造精品工程、地标性建筑为目标，邀请国内一流设计单位对省中医院进行整体规划。⑤ 全省逐年增加对基层中医院的投入，加大基础建设力度，不断更新医疗技术水平、诊断和治疗设备，为患

---

① 《河北卫生年鉴（2004）》，第 202 页。
② 《河北卫生计生年鉴》编纂委员会编《河北卫生计生年鉴（2014）》，河北科学技术出版社，2015，第 156 页。
③ 《河北省志·卫生志》第 86 卷，第 316 页。
④ 《河北卫生年鉴（1989~1999）》，第 246 页。
⑤ 《河北卫生年鉴（2013）》，第 402 页。

者和医护工作提供良好环境和条件。

2. 提升中医服务质量

从 1997 年开始，河北省在全省开展了"河北省农村中医工作先进县"建设工作。一些地方结合当地实际，资源共享、优势互补，建立了县、乡、村中医药业务技术指导、人员培训进修、双向转诊会诊的联动机制，真正发挥县中医院的"龙头"带动作用、乡镇卫生院承上启下的"枢纽"作用和村卫生室"网底"的一线作用，各地农村中医医疗服务网络进一步健全。2003 年"非典"疫情暴发后，省中医药管理局号召广大中医药人员积极应对，组织中医专家加入非典技术专家组，参与非典病人的会诊治疗，并对中医药预防非典工作进行了规范，建立中医医院发热门诊。2004 年，开始试点社区卫生服务中医药特色示范区建设，加强中医药融入社区卫生服务功能。2008 年，进一步组织实施了中药制剂能力、中药房建设、急诊急救能力建设等 9 类中医药服务能力建设项目，全年争取国家发改委、财政部和国家中医药管理局各类中医药项目资金 18643 万元，项目规模居全国前列。此外，在新兴农村合作医疗工作中，河北省采取多种措施发挥中医药的作用，为广大农村群众提供优质的中医服务，如将中医医疗机构纳入新农合定点医疗机构，将中医药服务纳入新农合补偿范围，采取多种政策措施鼓励参合农民选择中医药服务，鼓励农村中医药人员提供中医服务等。[1] 2013 年起，河北省加快中医服务体系建设，主要体现在以下几个方面：在社区卫生服务机构和乡镇卫生院设立"国医堂"和"国医馆"，创建中医药特色示范村卫生室，组建中医联合体；开展中医"治未病"工程，建立"治未病"中心（基地）；实施基本公共卫生服务中医药健康管理，形成了"预防、医疗保健康复、健康教育、计生技术指导"多元一体的社区卫生模式；投入专项资金提升基层医疗卫生机构的房屋改造、设备购置、专科建设、预防保健和人才培养，将增加中医药服务量、培育中医特色专科、提高诊疗水平作为重点；充分利用中医药技术方法和现代科学技术手段，提供急

---

① 《河北卫生年鉴（2010）》，第 257 页。

危重症和疑难复杂疾病的诊疗服务；等等。①

3. 强化中医事业管理

1987 年 6 月，河北省成立中医管理局，负责中医行政管理。1992 年 2 月，依据国家出台的《中医医院分级管理办法》，省卫生厅成立河北省中医医院分级管理评审委员会与评审委员会办公室，开展中医医院评级工作，并积极建设全国示范中医医院。1994 年起开展了中医医疗市场清理整顿工作，检查内容包括医院管理、医疗质量、护理质量病历和门诊处方书写、护理及医技人员的技术操作等，并开展了中医医疗机构执业登记工作。2001 年 11 月《河北省发展中医条例》颁布，对中医工作的方针、组织与机构设置、经费保障、教育科研与对外交流等各个方面都做了明确的规定，是河北省中医事业健康发展的法规保障。2005 年，开展中医"医院管理年"活动，并在全国率先建立了全省中医医院中医特色评价标准，将检查评价与中医特色检查考评紧密结合，通过各级卫生行政部门的指导和监管，以及各级中医医院的自查和整改，提高了医院的管理水平和综合服务能力。2006 年，为解决中医特色不浓这个问题，在全国率先开展了"中医特色年"活动，以规范和特色为重点，加强了中医医院的科学化、规范化和中医特色建设。2007 年，成立了河北省中医药工作厅际协调小组，负责对全省中医药工作的宏观指导，协调解决中医药事业发展的重大问题，从而为扶持河北医药事业的发展提供了有力的组织保障。2009 年 11 月，《河北省人民政府关于扶持和促进中医药事业发展的实施意见》正式印发，明确中医药事业改革与发展的思路和政策措施。2013 年，在全国率先开展中医医院基础设施评测研究，运用多种信息技术构建了 12 所中医医院数字化演示平台，有效展示了河北省中医医院建设成果，评审医院数量、质量和效率居全国前列。

4. 推进中医人才培养和教育

改革开放后，为加快河北中医药队伍人才的培养，河北省做了大量工作，如开办西医学习中医班、中医进修班、中医师资班等，又根据中医自

---

① 《河北卫生计生年鉴（2014）》，第 200 页。

身特点采取传统师带徒的方法。① 20 世纪 80 年代，中医教育、科研工作进入了新的发展阶段，中医学科专业增加，科研工作加强，并开始了培养中医研究生的工作，临床研究和中医古籍整理研究工作也都取得了显著成绩。20 世纪 90 年代起，河北省多次举办不同类型、不同层次的培训班、学习班，努力提高中医药队伍的专业技术水平。1992 年，省卫生厅委托河北中医学院、河北省职工医学院多次举办中医内科、妇科、针灸、中药等专业大专证书班。1993 年，国家中医药管理局把河北省作为中医药类成人高等教育招生考试科目改革试点，选择河北中医学院为试点单位。此后，作为中医药在职人员学历教育的重要途径，成人教育在省属各高等医学院校迅速推开。2003 年，在全国率先制定出台了《河北省中等中医药教育主要专业设置评估指标体系》，组织专家对全省 14 所中等卫生（中医药）学校申报的中医药专业进行了实地评估认定，促进了专业内涵建设，提高了专业设置水平。同年，河北医科大学中医学院中医诊断学被国务院学位委员会批准为"博士学位授权学科"，被省教育厅评为"河北省精品课程"。2004 年 3 月，为进一步加强中医药继续教育工作的组织领导，成立了河北省中医药继续教育委员会和河北省中医药继续教育委员会办公室。同年，又实施了优秀中医临床人才培养项目，在全省遴选中医药理论功底扎实、悟性较高的中青年中医人才，采取个人自学、集中培训、跟师学习相结合的方式，着力提高辨证论治能力和临床实践水平。2005 年，启动了"河北省中医人才 3515 项目"，即省、市、县三级中医医院分别遴选 15 名、5 名、3 名青年中医进行重点培养。2007 年，省中医药管理局与省教育厅联合下发《河北省乡村医生中医专业中专学历教育项目实施方案》，组织发动各地大力开展乡村医生中医专业中专学历教育。

5. 创新中医药科学研究

20 世纪 80 年代，河北省开始组织进行民间验方、秘方的搜集和整理，对于中医经典学科的阐释，主要有山东中医学院、河北医学院校释的《黄

---

① 晁恩祥：《明医之路　道传薪火：北京中医药大学首届毕业生从医回顾及学术精华集》第 3 辑，北京出版社，2013，第 8 页。

帝内经素问校释》，邢锡波的《伤寒论临床实验录》，李兆华编著的《传染病证治从新》，王体仁主编的《温病条辨注释》等，涉及医经、伤寒、金匮、温病等方面。此外，基础学科（基础理论、诊断学、中药学、方剂学、医案医话）、临床学科（内科、外伤按摩、妇产科、儿科、五官科、针灸）等的理论与技术也有所发展。至 1990 年，全省有中医科研机构 2 所，为河北省中医药研究所和张家口中医研究所。2000 年，河北省建立了安国新型颗粒饮片厂，将邯郸市中医院的新型中药颗粒饮片科研成果转化为生产力。2002 年，河北省有 3 项中医科研课题（钢柱糖尿病医药科技有限公司的"麻痛消颗粒治疗糖尿病周围神经病变临床前的实验研究"、以岭医药研究院的"超微粉碎技术应用示范研究"和"肌萎灵注射液临床研究"）列入国家"十五"科技攻关重大计划项目。2003 年"非典"疫情期间，各级中医医院按照国家和省有关规定和要求，遴选老、中、青中医临床技术骨干组成科研小组，开展"非典"等急性传染病的中医药研究。2005 年，以吴以岭为首席科学家的"络病学说与针灸理论基础研究"项目列入国家"973计划"。为提升中医药队伍的科研水平，河北省中医药管理局多次组织举办了中医药科研培训班，邀请全国知名专家就中医药科研设计、科研质量把控及中医药研究方法和产权保护等进行培训和专题讲座。2009 年，学科建设工作取得新的进展，河北省中医院中医脾胃病学等 5 个学科被确定为国家中医药管理局中医药重点学科建设单位。2010 年，组织实施河北省重点中医药研究室建设项目，首次安排专项资金启动省中医院慢性肝病浊毒证重点研究室、石家庄市中医院心病瘀毒证重点研究室等多个省级重点中医药研究室建设工作，初步建立了一批基于中医药学科特点、代表全省中医药科研水平的研究基地，为中医药理论、临床和产业发展提供了重要支撑。①

---

① 《河北卫生年鉴（2011）》，第 456 页。

下　编

第五章　民间组织与河北医疗卫生

近代以来河北医疗卫生的发展，与民间组织在河北进行的卫生活动密不可分。本章选取平教会、壬申医学社及红十字会三个民间组织，探讨其发展演变及其在河北的医疗卫生活动概况，管中窥豹，以期为读者呈现民间组织对河北医疗卫生的发展所做出的努力与贡献。

一　平教会在河北的医疗卫生活动

平教会（全称中华平民教育促进会）于 1923 年 8 月在北京成立，主要在广大城市和农村进行平民教育，开展识字活动。1926 年，晏阳初选定河北定县开展农村平民教育活动，后逐渐发展为促进农业发展、推进农村进步、提高农民素质等方面。由此，平民教育运动发展为乡村建设运动。平教会开展的一系列卫生保健措施，对定县或者说河北乃至全国都产生了一定的积极效应。在本节，笔者拟对平教会的建立过程及发展进行考察，并重点梳理平教会在定县的医疗卫生活动及其影响。

（一）平教会的建立及其发展

探究平教会的建立，就不得不提到教育家晏阳初。一战期间，晏阳初在美国耶鲁大学毕业后前往法国，为在法华工提供社会服务。这期间他了解到这些华工虽有聪明的头脑，但不能读写，于是他着手开办学习班，教华工识字，此为平教会运动的发端。在这个过程中，华工的求知精神深深地打动了他，于是他立志回国为穷苦的文盲同胞服务。1920 年晏阳初回国，在北京组织创办"大众教育联合社"，由此正式开始了他在国内的平民教育历程。

纵观平教会的工作，可大体分为以下三个阶段：1920 年至 1926 年为文字教育阶段，主要在城市推广识字运动。1922 年 3 月，平民教育实验首先在长沙进行，主要教授对象为城市的工人、学徒和工匠等，而教授内容主要是晏阳初编写的《平民千字课本》。此课本是晏阳初回国后历时一年多，考察了 9 个省市，根据他们平常的语言习惯编订而成。课本选用《语体文应用字汇》，选用常用字 1000 个左右，分 4 册出版，每册 24 课，每课含生字 10 个，供平民学习。此后，晏阳初以长沙的经验为基础，又在山东、浙江等地开展平民教育。为使平民教育工作推行更为具体化、组织化，1923 年 8 月，中华平民教育促进总会在北京正式成立，朱其慧女士任董事长，陶行知任董事会书记，晏阳初为总干事，其宗旨为"除文盲、做新民"。晏阳初说："我们内受国家固有文化的陶育，外受世界共通新潮的教训，自觉欲尽修齐治平的责任，舍抱定'除文盲、做新民'的宗旨，从事于平民教育的工作而外，别无根本良谋。"[1] 他认为，中国存在的问题非常复杂，虽有 4 亿同胞，但文盲却达 3 亿人以上，最根本的解决方法还是要从人入手：一是"除文盲"，教人识字，以取得基本教育；二是"做新民"，即培养适应国家发展的具有知识力、生产力、公德心和健康体魄的人。这两项内容前者为基础，后者为目标。

第二阶段为农村建设阶段，即平教会开始把工作重点从城市转向乡村。晏阳初认为："中国是以农立国，中国大多数的人民是农民，农村是中国 85% 以上人民的着落地，要想普及中国平民教育，应当到农村里去。"[2] 经过多方研究，他最终选定定县为华北实验区，以翟城村为中心开展农村平

---

① 晏阳初：《平民教育的宗旨目的和最后的使命》，宋恩荣主编《晏阳初全集》第 1 卷，湖南教育出版社，1992，第 115 页。

② 晏阳初：《中华平民教育促进会定县工作大概》，宋恩荣主编《晏阳初全集》第 1 卷，第 245 页。

民教育运动。1926 年至 1929 年是前期准备时期，主要进行社会调查、乡村教育和生计教育三部分的工作。而社会调查分为普通调查、农业调查和农业经济调查三股。1928 年，晏阳初在平教会成立统计调查处，聘请李景汉主持定县调查工作。经过三年的社会调查，晏阳初对定县的情况有了基本的了解。他认为，农村主要存在四大基本问题，即愚、穷、弱、私。针对这四大基本问题，他提出进行四大教育，即以文艺教育救愚、以生计教育救穷、以卫生教育救弱、以公民教育救私。四大教育的实施依靠三大方式：一是学校式教育，主要针对青年，如设立乡村小学，进行初级平校及以上之教育，除文盲的实验及妇孺教育等；二是社会式教育，主要针对群众，如成立同学会，组织各种文艺、生计和卫生活动；三是家庭式教育，主要针对家庭成员，以解决家庭与学校的矛盾，同时对儿童教育、家务管理等家庭问题进行研究。总之，要通过这些教育的实施，来培养有知识、有生产力和有公德心的人。

第三阶段为县政改革阶段。1933 年以前，平教会进行乡村工作都是自下而上的，也就是纯学术性的研究实验，没有与政府发生任何关联。晏阳初认为，实验工作进行到这一步，若想继续推行下去，就不得不与政府合作，使得"学术政治化，政治学术化"。1933 年，河北省县政建设研究院成立，研究院的地址就选在定县。研究院下设调查部、研究部、实验部和训练部。晏阳初及其同事在对县政状况做了一定的了解后，计划主要进行两方面的工作，一是改革政治组织，二是培养行政人才。

以上就是晏阳初从事平民教育的三个阶段，这三个阶段是不断深入、不断发展的。1937 年抗战全面爆发后，日本开始大规模侵占华北，平教会不得不撤出定县，同时在定县进行的一系列改造与建设乡村的计划也被迫终止。

（二）平教会在定县的医疗卫生活动

1926 年至 1937 年，平教会在定县进行了以救"弱"为核心的卫生教育。晏阳初认为，"卫生教育的目的，就是要根据农村医药卫生的实际状况，顾到农村的人才经济，与可能的组织。一方面实施卫生教育，使人人为健康的国民，以培养其身心强健的力量；一方面要创建农村医药卫生的制度，以节省各个农民的医药费用，改进今日医药设备的分配状况，以促成公共卫生的环境"。① 故平教会实行了旨在将预防医学和治疗医学相结合的现代医疗模式，使人们不再是在生病后才想起看医生，而是学会预防疾病，提倡以改善个人卫生来促进个人的健康。根据平教会的调查，当地农民没有良好的公共卫生和个人卫生习惯，厨房、卧房和茅房的卫生情况一塌糊涂。传染病肆虐，人们营养水平低下，常患肠胃症、肺痨、眼病等。1930 年，定县共有 6 个区，共计 453 个村，446 个医生，平均每个村约合 1 个医生，但有 226 个村庄（多半是小村）没有一个医生，有 119 个村每村有 1 个医生，有 52 个村每村有 2 个医生，有 27 个村每村有 3 个医生，有 18 个村每村有 4 个医生，有 11 个村每村有 5～9 个医生。② 由上可知，村内的医生数量少，而且分布不均，而仅有的这些医生中很多是非专业人员，以行医为副业，而不是赖以生存的正业。晏阳初及同行试图改变这一现状，遂在定县进行了大胆尝试。1926 年至 1937 年，平教会在医疗卫生方面开展了一系列工作。

1. 建立三级卫生保健制度

1929 年 9 月，平教会创立卫生教育部，其目标是创建一个在现时社会、经济条件下中国其他地区能够借鉴的医疗卫生体系。起初，卫生教育部由姚寻源负责。姚氏因故离开后，由陈志潜负责。陈志潜 1932 年来到定县，他提出，"卫生发展的程度，以国家经济状况为标准。农民经济既然如此困难，一切卫生设施，当然不得超过农民担负能力"。③ 为了更好地了解定县的卫生状况，制定符合实情的卫生规划，陈志潜开始进行现场调查。首先，关于这个地区居民患病与死亡的原因，调查结果显示，感染性疾病和传染病是这个地区主要的疾病。其次，关于学生的健康状况，调查结果表明，有 10% 的儿童会定期缺课，缺课的原因是生病或干活，结膜炎、头痛、皮

---

① 晏阳初：《中华平民教育促进会定县实验工作报告》，宋恩荣主编《晏阳初全集》第 1 卷，第 330 页。
② 李景汉编《定县社会概况调查》，中华平民教育促进会，1933，第 292～293 页。
③ 陈志潜：《定县社会改造事业中之保健制度》，章元善、许仕廉编《乡村建设实验》第 2 集，中华书局，1935，第 461 页。

肤病、腹痛等是儿童常患疾病。陈志潜及其同事认为造成以上疾病的原因有两个方面，一是广大平民健康意识缺乏，二是农村卫生医疗人才缺乏。于是，他们试行了以村保健员、区保健所、县保健院为纽带的三级乡村卫生体系（见图 5 - 1）。

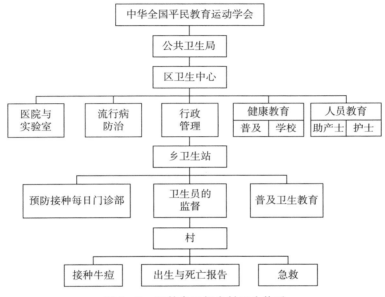

图 5 - 1　平教会三级乡村卫生体系

资料来源：陈志潜《中国农村的医学——我的回忆》，端木彬如等译，四川人民出版社，1998，第 91 页。

村保健员是这个体系的基础。每村设立 1 名保健员，由平民学校毕业同学会推选热心服务、忠实可靠、身体健全、年龄在 20 岁到 35 岁的合格者担任。他们先在各区保健所培训，培训的内容主要包括 7 课，10 天左右完成。第一课是一般卫生问题，第二课关于供水与公厕的修建以及天花与霍乱的预防接种技术，第三课是复习与预防接种技术的个人实践，第四课是深入探究清洁与消毒课题，第五课是伤口包扎与其他急救技术的实习，第六课为再次复习以及指导填写简单的出生与死亡表格，第七课包括临床内容与药品使用规定及转送病人到乡卫生站的程序。[1] 保健员都是志愿参加且没有

---

[1]　陈志潜：《中国农村的医学——我的回忆》，第 103 ～ 104 页。

报酬的。保健员的主要职责为记录村民的出生与死亡，对公众种痘以预防天花，进行简单急救，水井改良等。① 同时每个保健员都配有一个价值 3 元的药箱，药箱内配有绷带、纱布、棉花球、胶带、压舌板、玻璃棍、滴管、剪刀等器具，还有阿司匹林、二锅头酒、苏打、韦氏膏、碘酒等药物，以便应对伤风、头痛、头癣等疾病。②

为了对保健员的非专业化操作进行监督，各村的繁盛之处设置有保健所。每所配医生 1 人，护士 1 人，助理员 1 人。医生月薪 40 元，助理人员月薪 10～15 元，医生多是河北省医学院的毕业生。平教会认为，只有具有专业知识和素养的医生，才能培养出负责任的保健员。因此，医生在上岗之前还要接受两年的培训。第一年进行课堂教学和监督下的现场实习，第二年则全部从事监督下的现场实习，以培养医生的专业性及更好地训练保健员。保健所的职责除训练和监督保健员外，还要进行卫生教育、预防注射、逐日治疗。③ 这些医生每天半天门诊，半天轮流督导保健员工作。④ 保健所是连接村保健员和县保健院的纽带，医生与保健员保持一种良好的师生关系，向保健员传授医学知识，指导并监督他们的工作。而保健院与医生，就像领导与被领导的关系，保健所的医生每周回保健院汇报工作。

定县保健院为全县最高卫生机构，1933 年建成，地址在城区中心。县保健院配备检验室、研究室、讲堂、病房等。院内设有内科、外科、牙科和妇产科四科，还设有兽医。院内有男、女医师各 1 人，助理医师 2 人，男、女护士 8 人，药剂师 1 人，检验师 1 人，事务书记及助理员 6 人。⑤ 这些医生、护士多毕业于协和医学院。院长的月薪在 250 元左右，医师 100～

---

① 陈志潜：《中国农村的医学——我的回忆》，第 92 页。
② 陈志潜：《定县社会改造事业中之农村卫生实验》，《卫生月刊》第 4 卷第 1 期，1934 年 1 月，第 9 页。
③ 《中华平民教育促进会定县实验工作报告》，宋恩荣主编《晏阳初全集》第 1 卷，第 330～331 页。
④ 政协北京市委员会文史资料研究委员会编《话说老协和》，中国文史出版社，1987，第 191 页。
⑤ 《河北省县政建设研究院工作概况（续）》，《河北月刊》第 4 卷第 7 期，1936 年 7 月，第 4 页。

200 元，护士 15～30 元。① 院内共有 50 张病床，为了节省费用，病床都是简单的支架结构。保健院的职责范围广泛，除了要培训省医学院校的毕业生及其他当地卫生人员、指导特殊问题的学习、编写与散发教学材料外，还要进行研究与统计工作，解决社会卫生问题，如戒毒、节育等。保健院是整个三级保健体制的中心，当保健所出现无法处理的重症患者时，则转入保健院。保健所医生也须定期参加在保健院召开的会议。

保健网的三个组成部分可以相互支撑、密切合作。1932～1936 年定县保健院、保健所及保健员的大体情况详见表 5-1。

表 5-1　1932～1936 年三级保健制度发展情况一览

单位：人，所

	1932	1933	1934	1935	1936
保健院医师人数	8	8	11	12	11
保健所数目	4	3	4	7	6
保健员人数	4	17	51	80	152

资料来源：晏阳初《平教工作概览》，詹一之编《晏阳初文集》，四川教育出版社，1990，第242 页。

实验区工作的医师绝大部分毕业于北平协和医学院，具有国外留学或进修经历。他们受过长时间的医学训练，具有较高的专业素质，长期深入乡间，将卫生知识传播开来。此外，他们借助自身的学术资源，与其他卫生机构和高校开展合作，从而为实验工作的深入开展提供便利。

三级卫生体系的意图是"将医学知识通过各种培训项目向下传播，而病人则按照其病情增加的复杂性向上传播"。② 据统计，1932 年至 1934 年定县 8 个区陆续设了保健所，管辖 80 个村的 80 个保健员，这 8 个区分别为城区、李亲顾区、西城区、清风店区、马家寨区、西建阳区、明月店区、东亭区。到 1936 年，全县已有 151 个村设有保健员。③ 可见，平教会的三级保

① 国民政府军事委员会委员长行营、湖北地方政务研究会调查团编述《调查乡村建设纪要》，湖北地方政务研究会，1935，第 20 页。
② 陈志潜：《中国农村的医学——我的回忆》，第 88 页。
③ 《河北省县政建设研究院工作概况（续）》，《河北月刊》第 4 卷第 7 期，1936 年 7 月，第 6 页。

健组织已基本覆盖了定县的各个地方。而这个体系的三个组织中有专业和非专业人员，他们互相支持，层层监督，使得最底层的百姓能够接触到现代医疗卫生知识，疾病也能得到有效的治疗。

2. 传染病的预防

平教会认为，应对传染病最好的措施就是预防。传染病的发生和蔓延，多数是因为农民公共卫生意识淡薄，不注意个人卫生和公共卫生。据调查，20 世纪 20 年代的定县，随地便溺者多有，粪池离水井只有几尺远，饮用水不煮沸就直接喝，更不用说消毒了。而当地致死率较高的疾病中，有 70% 是传染病，如天花、霍乱、黑热病及肠胃传染病等，大多若采取措施是可以有效预防的。针对这样的情况，平教会采取了一系列措施。

第一项工作是种痘。这项工作可分为三个阶段，第一阶段为 1930 年，是种痘的尝试阶段。第二阶段即 1931～1933 年，是施种牛痘的调查研究阶段，卫生教育部调查定县民众的天花免疫情况和研究区单位普种牛痘的方法。在这段时间内，共有 10760 人接受种痘，15％的人未接受种痘，种痘工作已扩展至小学学生（8～14 岁的儿童），对于婴幼儿的种痘工作尚未展开。第三阶段即 1934～1936 年，是种痘的推广时期，扩展到各个年龄段的民众。[①] 到了 1936 年全县已有 47000 多人接受种痘，学龄前儿童、婴儿和妇女都接受了种痘。1934 年天花大肆流行于全国时，定县几乎未发生感染。在七年时间里，定县的种痘工作可以说是成绩喜人（见表 5－2）。

表 5－2　1930～1936 年定县种痘情况

单位：人，%

	1930	1931	1932	1933	1934	1935	1936
区域	研究区	研究区	研究区	研究区	全县	全县	全县
种痘人数	2630	3216	4914	13939	31785	37746	47168
妇女种痘人数	531	971	1863	5575	10377	12564	17365
初种人数	—	—	1018	3124	9148	11378	14648
初种比例			20.7	22.4	28.8	30.1	31.1

资料来源：俞焕文《定县种痘七年经过》，《民间》第 3 卷第 15 期，1936 年 12 月。

---

① 俞焕文：《定县种痘七年经过》，《民间》第 3 卷第 15 期，1936 年 12 月，第 5～6 页。

除了对天花的预防外，平教会还重视对霍乱、伤寒、白喉等疾病的管控。如为了有效预防霍乱，平教会用画画宣传的方式告诉农民如何避免传染，同时雇用特别警察督促病人住院。

另一项工作是改善公共卫生，加强宣传教育。定县生活用水大多取自村内水井，水井结构简单，井口无盖无台，且水井多邻近厕所和猪圈，地面污物很容易流入，遇有大雨，脏水直接污染井水，导致饮用生水的民众多患肠胃性疾病。工作人员一方面推行伤寒、霍乱等肠胃流行病预防注射，另一方面对水井进行消毒，并着力改进水井，采用加盖子、悬挂公共取水桶等方法减少用水污染。1932 年至 1936 年 8 月，共改良水井 56 个。鉴于村中缺少洗澡设施，卫生教育部建筑了 3 个公共浴室，小学生和保健员洗澡免费，其他村民每人每次收取 1 分钱。卫生教育部与定县各学校合作于 1930 年夏举行灭蝇运动，并张贴广告收买苍蝇，捕蝇满百奖励 6 枚铜元。① 它们还组织妇女排演有卫生教育意义的戏剧，督察乡民清洁房屋和道路，宣传各种预防疾病的方法。② 经过平教会的努力，定县的传染病死亡率逐年降低。

3. 学校卫生

定县将初等小学作为学校卫生改进的中心。卫生教育部首先访视、联系 20 所初等学校的负责人及教员，确定学校卫生范围。之后，对小学生进行健康检查，在接受检查的 1255 人中患有沙眼与疑似沙眼的占 75.6%，患有头癣的占 19.9%。③ 卫生教育部召集学生家长谈话，宣传矫治的必要性。矫治以沙眼和头癣为主，采用价值 1 元的药箱，内置治疗需用药品，并配有《小学校应用药品指南》。④ 卫生教育部每周派 1 名护士到学校为患病学生治疗，并指导教师简单的治疗方法。两相配合，矫治工作取得了显著成绩（见表 5 - 3）。卫生教育部对牙齿矫正、耳脓治疗等也给予了关注，1932 年至 1936 年 8 月矫正牙齿学生达 1248 人，上千人进行了耳脓治疗。

---

① 《定县新闻——灭蝇运动》，《农民》第 6 卷第 1 期，1930 年 6 月，第 12 页。
② 陈志潜：《中国农村的医学——我的回忆》，第 98 页。
③ 陈志潜：《定县乡村学校之卫生教育实验》，《卫生半月刊》第 1 卷第 8 期，1934 年 10 月，第 55 页。
④ 陈志潜：《定县乡村学校之卫生教育实验》，《卫生半月刊》第 1 卷第 8 期，1934 年 10 月，第 55 ~ 56 页。

表 5 - 3　　1932~1933 年定县沙眼、头癣矫治统计

单位：人

	1932 年 3~8 月		1933 年 3~9 月	
	开始矫治数	矫正或减轻数（占比）	开始矫治数	矫正或减轻数（占比）
沙眼	474	153（32.3%）	529	279（52.7%）
头癣	143	73（51.0%）	66	51（77.3%）

资料来源：陈志潜《定县乡村学校之卫生教育实验》，《卫生半月刊》第 1 卷第 8 期，1934 年 10 月。

　　健康教育是学校卫生中又一重要内容，其目的在于督促学生养成卫生习惯。在初等小学，健康教育分课上、课外两种方式进行。卫生教育部护士每周在课上讲授 1 小时卫生知识。据统计，1933 年 3~8 月共讲授卫生知识 293 次，学生平均每人听讲 14 次。1935 年度，共讲授卫生课 1599 次，学生上卫生课共 73479 次。[①] 卫生教育部辅助学校添置、改良各种简单卫生设备。课外活动以清洁检查为主，检查范围包括学生的服装、双手、面容、指甲等。卫生教育部还协助学校组建卫生队，将头皮、手指和面部的清洁检查作为日常首要工作，并负责教室和厕所的清洁工作，在平民学校编写《平民千字文》等科普读物，以传播卫生知识。如《性命要紧》告知民众苍蝇和蚊子会传染疾病；《你要害人的性命吗》劝告大家不要随地吐痰；《空气》讲解空气对人的重要性；《好家庭》告诉大家"家里饮食起居，都要讲卫生，求清洁"。[②] 这些科普读物内容通俗易懂，宣传效果好。

4. 妇幼卫生

　　平教会对于妇女和婴幼儿的卫生问题十分重视，主要采取了三方面的措施。首先是开展卫生教育，主要通过家庭访视、母职培训班、婴儿健康大赛等途径。其中母职培训班 1935 年开班两次，训练内容包括家庭卫生、婴儿护理及歌曲、儿童玩具制造等。其次是助产接生，主要经历了三个阶段：第一

---

① 《定县乡村卫生实验报告（二）》，《民间》第 3 卷第 8 期，1936 年 8 月，第 15 页。
② 华中师范学院教育科学研究所主编《陶行知全集》第 6 卷，湖南教育出版社，1985，第 158 页。

阶段，引进经过培训的助产士以及产科医师；第二阶段，对旧式产婆进行再培训；第三阶段，选拔年轻女性作为助产培养对象，包括接生婆的年轻家庭成员或亲属。卫生教育部克服了不少困难，取得了一定成绩（见表5-4）。

表5-4　1932~1936年定县妇婴卫生教育开展情况统计

单位：人，个

	1932	1933	1934	1935	1936
接生数	26	49	46	38	44
产前检查	91	121	109	96	161
产后检查	38	43	18	12	6
家庭拜访	216	27	102	242	688
训练产婆	31	4	7	0	0
母职训练班	0	0	0	33	43
参加婴儿健康大赛人数	0	116	123	299	1470

资料来源：晏阳初《平教工作概览》，詹一之编《晏阳初文集》，第244页。

　　在当时的农村，由于卫生知识缺乏及接生婆的疏忽，产妇和婴儿死亡率很高。据调查，产妇最主要的死因有三：产后热、胎毒和产后失血。[1] 其中产后热和产后失血这两项死因都与产婆有直接关系，她们没有现代医学常识，接生只能依据经验，当遇到难产的产妇时毫无办法。而且接生婆几乎没有任何专业的接生工具，平常剪脐带用的剪刀也没有经过专业的消毒，遇到失血的产妇时竟然用灰土来止血。为了减少产妇在生育时受到的伤害，平教会引进年轻的助产士和产科医生，但是由于村民们不信任年轻的助产士，这项工作没办法继续进行。于是平教会转而对村里的接生婆进行培训。到1933年共培训了27个产婆，她们一共接生了428个婴儿，其中只有8名婴儿死亡，而产妇无一人死亡。通过一系列的举措，定县婴儿的死亡率不断降低。[2]

　　再次，节育宣传。受多子多福等传统思想的影响，民众很少采取节育

---

① 　陈志潜：《接生婆》，《医学周刊集》第1卷，1928年1月，第128~132页。
② 　陈志潜：《中国农村的医学——我的回忆》，第97页。

措施。1933 年，卫生教育部在毕业同学会上开展节育宣传，宣传节制生育的益处，介绍避孕知识和避孕药物。同时在县保健院设立节制生育陈列室，陈列各种节育器材、药品等，提供生育节制咨询和指导服务。这些活动的陆续开展，逐渐引起了民众的注意，不到两个月就有 10 多个村的青年到中心接受指导。1935 年，工作人员走访了 15 个村庄 835 个家庭后发现 108 家需要节育，经过劝说 34 家接受节育实验。[①] 由于当时所劝导之节育方法，对农村来说价格昂贵，且不十分可靠，这一工作推行不易。

5. 治病救人

定县积极筹设诊疗所。1929 年 12 月，定县城区诊疗所正式成立，每天上午有普通门诊，下午每星期施行两次外科手术，两次为孕妇与婴儿进行检查。1930 年 5 月牛村保健事务分所成立。该分所在每星期三、六上午开诊，每次约有 20 个病人求诊。1931 年 5 月高头村保健站开放，每星期二、四两日上午诊病，就诊人数平均亦达 20 人。姚寻源任职期间，定县门诊治疗约计有 11162 人次，乡村诊疗所门诊治疗 4758 人次，出诊427 次，学校治疗 485 人，齿病治疗 452 人次。[②] 1932 年，陈志潜继任后依靠三级保健网，进行医疗救治。1932 年至 1936 年 8 月，定县医疗救治情况如表 5 - 5 所示。

表 5 - 5　1932~1936 年定县医疗救治简况

单位：人

		1932	1933	1934	1935	1936
保健院	住院人数	224	418	515	626	376
	手术人数	25	214	200	257	172
保健所救治人数		22126	26764	41929	67989	39291
保健员救治人数		4109	22418	68624	137188	139865

资料来源：晏阳初《平教工作概览》，詹一之编《晏阳初文集》，第 242 页。

定县卫生教育部设立巡回诊疗团，农闲时到各村施行诊疗及预防医务。

---

① 《定县乡村卫生实验报告》（二），《民间》第 3 卷第 8 期，1936 年 8 月，第 17 页。
② 中华平民教育促进会秘书处编《定县实验二十年度工作概略》，教育编辑馆，1933，第 11 ~ 12 页。

巡回诊疗团有医生 1 人，护士 1 人，夫役 1 人。名为诊疗团，其工作并不仅限于治疗，还承担普及卫生知识、预防注射等工作。诊疗团在"每处住一星期，每日午前为人民诊病，施种牛痘，为平民学生检查身体。午后开设卫生班，讲授卫生功课。……晚间与农民开谈话会，讨论关于村中卫生问题，并有留声机，图画，射影灯，以佐教授"。巡回诊疗团"每到一村之前，预先有相当之接洽。至村中之第一日，先与村中执事人员开会讨论进行事宜。离村之日，考试学生发给证书。然后与村民开交际大会，茶水瓜子之外，并有各种游戏，以助兴趣，村民多视为空前之举动也"。①

除了以上这些医疗活动外，平教会还重视人才培养工作。除了上文提到的对村保健员、保健所的医生进行训练外，还成立农村卫生护理工作组，对区里的年轻妇女和毕业护士进行培养。建立培训基地，培训来自协和医学院、湘雅医学院、上海医学院的学员，把定县医学实验推广到全国各地。平教会利用刊物，向民众传播卫生常识。1925 年 3 月，平教会于北京出版《农民》杂志，目的是"要使能识字的同胞都得着国民必不可少的常识"。②初为旬刊，后改为周刊，登载了大量有关卫生方面的消息，如蓂君《随便吐痰的危险》、李柳溪《谈谈可怕的霍乱症》等。

（三）平教会医疗卫生工作之绩效

从 1926 年开始，平教会在河北定县开展了一系列卫生运动。在此过程中，平教会首次将"预防"与"治疗"相结合的观念引入定县，力图培育国民的现代卫生观念，以增强国人的体魄。平教会力图从平民教育出发尝试拯救农村，卫生工作是整个平民教育工程的一环，三级保健制度为定县人民构建了一个由上至下的卫生网络体系，这一体系不仅在一定程度上保障了人民健康，还在全国起到了一定的示范作用。晏阳初称此制度"证明为农村卫生建设最经济最有效的组织，自信堪为全国卫生制度所取法"。③

---

① 姚寻源：《中华平民教育促进会定县实验区卫生教育部十年工作计划及成立后二年工作概况》，《医学周刊集》第 5 卷，1932 年 1 月，第 42 页。

② 《本报的宗旨与目的》，《农民》第 1 期，1925 年 3 月，第 1 页。

③ 晏阳初：《平教工作概览》，詹一之编《晏阳初文集》，第 237 页。

晏阳初、陈志潜利用个人关系网积极进行宣传，不断扩大定县模式的影响力。定县卫生体系引起了社会的广泛关注，许多中外人士慕名到定县卫生实验区参观。两位国联卫生官员斯坦巴（Dr. A. Stamqar）和拉希曼（L. J. Rajchman）到定县考察保健制度后，表示这种办法适用于欧洲和南美，他们邀请陈志潜到美国讲学，介绍工作经验。① 国内如姜书阁、毛应章、马博厂、李旭等人曾到定县考察，他们都认为保健制度值得称道，"这种卫生保健工作，实在有相当的成功了"。②

平教会起初以识字运动为开端，"在进行识字教育时，同农民建立了亲密的友谊"。③ 1929 年，运动的重点从广泛的识字教育转移到乡村生活之研究方面。乡村建设的领导者一方面利用自己的学术资源和社会威望，加强与高校及科研机构的合作；另一方面，他们深入乡村，与农民同吃同穿同劳动，把自己掌握的科学技术运用于生产实践，在这个过程中与农民相互了解。在调查研究的基础上，陈志潜主张立足于当地实际，培养当地人员参与卫生实验，把城市中已广泛应用的现代医学传播到农村。定县卫生工作一直与教育工作结合进行，"最初与平教会秘书长瞿菊农联合，从千字课扫盲的对象中抽人做卫生工作。后与社会教育部汪德亮先生联系，从平民夜校、同学会中产生培训对象。当然这些人又都有村民的推荐，所以他们的基础和现实表现都是较好的。同时还通过主编千字课本的孙伏园先生，将卫生知识纳入平民读物。艺术部门也配合着制作预防疾病、节制生育的宣传画"。④ 通过三级卫生网络，加上社会调查、卫生、文教等部门的密切结合，定县卫生实验形成了上下通气的三位一体。

定县围绕卫生建设开展了大量的工作，取得了不菲的成就，具体来说，体现在以下几个方面：第一，医药卫生状况有所改善。定县卫生工作的开展，使当地医药设施得到了逐步改善，当地的卫生状况有明显改观。第二，

---

① 晏阳初：《平民教育运动的回顾与前瞻》，宋恩荣主编《晏阳初全集》第 2 卷，湖南教育出版社，1992，第 293 页。

② 李旭：《参观定县教育纪实》，《师大月刊》第 6 卷第 25 期，1936 年 2 月，第 339 页。

③ 晏阳初：《定县的乡村建设实验》，宋恩荣主编《晏阳初全集》第 1 卷，第 258 页。

④ 陈志潜口述《卫生工作在定县》，詹一之编《晏阳初文集》，第 426 页。

民众健康水平有所提高。受家庭收入、医疗条件、传统观念等因素所限，过去定县村民生病后很少及时就医。有了三级卫生保健系统后，普通疾病由保健员进行直接救治，实现了"乡村普通病症治疗有人"的目的，超出保健员治疗范围的病人送至保健所、保健院。保健制度建立后，种牛痘工作取得成效，天花得到了基本控制。俞焕文曾写道："近年来，临县时有天花流行而本县无之。现在如遇到农村中六个月以上的婴儿，询其父母，什九均答'已经种痘'，种痘工作的普及可见一斑，无怪定县天花已称绝迹。"① 第三，医疗卫生观念有所转变。民众对卫生产生了新的认识，传统卫生观念有所改变，定县"现有多村之农民自动请求训练保健员，以应村中之需要"。② 人们开始接受并相信疾病可以预防，定县卫生工作人员提到，"本年虽无霍乱流行，然至各保健所受霍乱菌液注射者，仍有 1391 人，一般民众在并无疫病发现时，情愿接受预防注射"。③

但不可否认，平教会在开展医疗卫生工作中亦存在一些不足。比如定县卫生实验有忽视甚至排斥中医的倾向。工作人员大多受过长时间的西医训练，坚信西医在预防、治疗等方面的作用，"中医虽然也有数千年的历史，但我们因它无科学的根据，所以不采取它"。④ 排斥中医的做法限制了卫生工作在当地的扩展。进而，民众的一些传统卫生观念很难在短时期内彻底消除。据参观者言，定县"老百姓新旧的观念还很深，觉得平教会工作是个变戏法，进取的参加，顽固的观望，这固然是一种新推行的必然现象，但有些事实，却未及顾到，如保健制度推行，乡下的医生，仍然存在，保健员下乡送疹目疾，而县城几家眼药店，却大发其财，即如表证示范村，也还看到这种'马应龙'等的眼药广告，要问老农夫那个眼药好，则十分之七还是答旧的眼药好"。⑤ 当然，民国政局变动无疑也是制约卫生实验的重要因素。尽管如此，正如前文所述，定县开展的卫生工作，在一定程度

①　俞焕文：《定县种痘七年经过》，《民间》第 3 卷第 15 期，1936 年 12 月，第 6 页。
②　《定县平民教育促进会访问记》，《河北月刊》第 1 卷第 5 期，1933 年 5 月，第 7 页。
③　《定县乡村卫生实验报告》（二），《民间》第 3 卷第 8 期，1936 年 8 月，第 15 页。
④　姜书阁：《定县平民教育视察记》，察哈尔教育厅编译处，1932，第 87 页。
⑤　李旭：《参观定县教育纪实》，《师大月刊》第 6 卷第 25 期，1936 年 2 月，第 347 页。

上促进了当地卫生条件的改善以及民众卫生观念的改变，无疑也为其他地区开展卫生建设提供了范本。

二　壬申医学社的医疗活动

壬申医学社成立于1932年，是河北省立医学院的学生发起组织的医疗卫生社团。成立后，即发行《壬申医学》（半年刊），宣传其医疗卫生主张，传播医疗卫生常识。与此同时，该社还为河北省的医疗卫生工作做出了一定的贡献。

（一）壬申医学社创立与发展概况

壬申医学社是由河北省立医学院的学生及教员发起组织的社团，成立于1932年4月，因此年为壬申年，故名。社址位于河北省立医学院院内第八斋，后于1933年迁入依山傍水的致爽轩。该社以"研究医药，探讨医理，普及医学及改进社会卫生"① 为宗旨，以兴办有关的医药卫生事业为己任。

该社社章规定，"凡河北医学院教职员及同学对于本社简章表示恪守者，皆得加入本社社员"。社员享有选举权、被选举权，有使用该社一切设施的权利，同时须履行一定的义务，包括遵守社内一切规则、按期缴纳社费、每期投稿至少一篇等。② 社章还规定，实行聘请辅导员的制度，聘请河北省立医学院教授数人为辅导员，辅导员有享受该社设施的权利及辅导之义务。学社成立初期，社员和辅导员共33人。社内设总务、编辑、发行三部。总务部有主任1名，干事3名，包括文牍干事、交际干事、事务干事。编辑部设主任1名，干事3名，分别为编辑干事、出版干事、保管干事。发行部设主任1名，干事2名。其中总务部总揽该社一切事务，编辑部负责编辑、保管和出版等事务，发行部负责杂志的发行。同时规定，每学期进行

---

① 《壬申医学简章》，《壬申医学》第1卷第1期，1932年6月，第137页。
② 《壬申医学简章》，《壬申医学》第1卷第1期，1932年6月，第137～138页。

一次换届选举，该社换届是与《壬申医学》杂志的出版同步的。从 1932 年
壬申医学社成立至 1937 年因抗战全面爆发而解散的 5 年时间里，《壬申医
学》共出版 7 期，故壬申医学社共进行过 7 次换届选举。这 7 次分别为
1932 年、1933 年各 2 次，1934 年、1935 年、1936 年各 1 次。社员可连任 1
次，如有社员在任期间表现优异，也可再参选。如杨学涛曾担任第一届编
辑部出版干事，后又连续担任第三届、第四届编辑部编辑干事，第五届编
辑部主任，1936 年又出任第六届编辑部编辑干事。壬申医学社前几届的职
员情况见表 5 - 6。

表 5 - 6　壬申医学社职员情况一览

职务	第一届	第三届	第四届	第五届	第六届
总务部主任	孙生桂	王俊秀	康镕楚	田兆崑	黄邦彦
总务部文牍干事	巫祈华	马文会	王俊秀	吕踵珣	刘锡霖
总务部交际干事	王俊秀	王毓琛	牛扶汉	孙乃忠	田兆崑
总务部事务干事	毛振家	毛振家	傅谨独	杨济	杜修时
编辑部主任	赫光汉	牛扶汉	王毓琛	杨学涛	杨济
编辑部编辑干事	吴晋、董序五	刘春琴、杨学涛	杨学涛、王学诗	崔毓珊、李书田	杨学涛、刘元兆
编辑部出版干事	王荣昌、杨学涛	孙生桂、杨济	黄邦彦、石湘溶	孟庆明、于启文	崔毓珊、吕钟珣
编辑部保管干事	何彬、刘振铎	王荣昌、傅谨独	杜修时、杨济	赵敦、王毓琛	孟庆明、孙乃忠
发行部主任	杨金珂	黄邦彦	吕钟珣	黄邦彦	蔡润鹏
发行部干事	颜景坤、穆致中	黎素民、赫光汉	孙乃忠、马植培	王学诗、彭大春	李书田、于启文

资料来源：根据《壬申医学》各期制成。

　　学社经费的主要来源有社费、津贴、募捐、出版品及广告收入。社费
由社员于每学期交纳大洋 3 毛；津贴由学社向学院请求按月津贴；募捐是指
在必要时由该社社员、辅导员及赞助者捐募；另外还有出版品（刊物、论
著等）、广告收入。据统计，《壬申医学》前六期共刊登广告 49 个，广告收
入从第 1 卷第 1 期至第 3 卷第 2 期分别约为 22 元、28.8 元、65.8 元、59
元、71 元和 80.2 元，总计 326.8 元。在经费支出方面，学社的开支项目主

要有办公费、出版印刷费、发行费、会务公用费等。该社经费由总务部事务干事保管，并按月公布。

壬申医学社拟开展的社务包括研究医药、探讨医理、普及医学、改进社会卫生等项，力求通过兴办卫生事业增强国民体质。自成立以来，该社在力所能及的条件下开展了一系列的活动，主要有：发行《壬申医学》杂志，进行医疗卫生知识的宣传；邀请医学界名人或社员举行讲演会；组织医疗救护。1932 年 10 月 14 日，借河北省立医学院举办周年纪念展览会之机，壬申医学社社员进行了通俗讲演，题目有董序五的《预防沙眼应趋之方针》、赫光汉的《不生育的原因》与《呼吸器病普通预防法》、孙生桂的《传染病及其预防》等，讲演"为力求一般领解起见，殊少深奥学理的研究"。① 讲稿刊载于《壬申医学》第 1 卷第 2 期上，在宣传医疗卫生常识方面起到了积极作用。

1933 年 1 月 6 日，壬申医学社在病理教室召开第二届全体社员及辅导员联席大会，有五六十人出席。会上除讨论社务外，选举产生了第三届职员。该年寒假开学后，学社社址即由原来地方偏小的第八斋迁入致爽轩，"傍山带水，优雅异常"，有利于学社工作的开展。同时，学社不断扩充图书、杂志规模，除将前河北大学医学研究会所存 50 余种图书、杂志予以接收外，又新订购国内外著名医药杂志多种，将其陈列，"订有一定开阅时间，以便参阅"。② 同年 4 月 4 日，保定各界在莲池书院举行儿童节纪念会，邀请河北省立医学院参加，并担任检查儿童健康状况及卫生宣传工作。其间，壬申医学社董序五、张恩铨、王毓琛、牛扶汉等社员讲演儿童卫生问题，"听众数千人，对此项讲演极表欢迎"。③ 11 月 11 日，学社邀请该院新任院长兼内科主任教授朱其辉在学院阶梯教室做题为《睡眠问题》的学术演讲，"讲毕后极得同学满意"。④

壬申医学社诞生于日本不断扩大对华侵略之际，因此宣传抗日主张、

---

① 《编者志》，《壬申医学》第 1 卷第 2 期，1932 年 12 月，第 100 页。
② 《琐闻》，《壬申医学》第 2 卷第 1 期，1933 年 6 月，第 229 页。
③ 《琐闻》，《壬申医学》第 2 卷第 1 期，1933 年 6 月，第 229 页。
④ 《院闻一束》，《壬申医学》第 3 卷第 1 期，1934 年 12 月，第 180 页。

投身抗日救国成为其义不容辞的责任。1933 年长城抗战爆发后，壬申医学社组织社员奔赴前线，参加了河北省立医学院组织的抗日医疗救护活动，支援了抗战。1937 年全面抗战爆发后，河北省立医学院停办，壬申医学社也停止了活动。

（二）《壬申医学》的创办

壬申医学社成立后，于 1932 年 6 月正式发行《壬申医学》。至于创办该刊的原因，壬申医学社同人指出："医学是近代的科学的结晶，是人类幸福的维护者，我们这些学医的人，是不敢自私自利的，应该同民众们站在水平线上来，共同走向健康之途……这便是我们出这刊物的动力。…… 想把特殊阶级的医学变成民众化的，将一把民族健康的种子散布到我们的国家。"[①] 该刊《发刊词》中也声明，发行刊物"目的在把科学的病理药理，治疗方法，向一般社会，作广大的宣传"。[②]《壬申医学》出版后不久，著名医学家汤尔和为该杂志题写刊名，在第 2 卷第 1 期和第 3 卷封面上使用，显示出医学界对该刊的认可。为保证刊物质量，封面及插图多由该社辅导员在北平制版印刷。

《壬申医学》设论坛、专著、翻译、讲演、临床、问答、院闻、杂俎等栏，以刊载该学院教授和学生的文章为主，同时也刊载部分外来稿件。《发刊词》声明，"除医药本身问题以外，同学们有政治上、经济上、社会上、文艺上以及时局问题上的意见或作品，亦欢迎登载……河北医学院以外的同志们，若有意见或作品，交给我们，俾我们得到一种友谊上的指导，更欣然接受"，[③] 鼓励社内外人士踊跃投稿。该刊原定每年 5 月、12 月各出一期，但从第 2 卷第 1 期起由于时局、经费等原因均未能如期出版。1936 年 5 月，第 4 卷第 1 期出版后停刊。《壬申医学》共出版 7 期，下面对前六期情况做大致统计（见表 5 - 7）。

---

① 《编后余谈》，《壬申医学》第 1 卷第 1 期，1932 年 6 月，第 139～140 页。
② 馥庭：《发刊词》，《壬申医学》第 1 卷第 1 期，1932 年 6 月，第 2 页。
③ 馥庭：《发刊词》，《壬申医学》第 1 卷第 1 期，1932 年 6 月，第 2 页。

表 5 - 7 《壬申医学》前六期内容统计

	第1卷第1期	第1卷第2期	第2卷第1期	第2卷第2期	第3卷第1期	第3卷第2期	总数
启事	5	6	5	8	7	1	32
插图	5	5	4	3		3	20
论坛	2	4	2	4	2	2	16
专著	11	5	6	4	2	6	34
翻译	4	2	5	4	2	8	25
临床	1	4	6	4	5	4	24
普通医学				6	6	4	16
解剖					11		11
问答		3	3	3	2		11
杂俎	4	8	3	5	10	2	32
院闻	4		11	9	5	4	33
讲演	3	10	6	5		4	28
通俗讲演				5			5
广告	5	7	9	10	10	8	49
新药介绍	2						2
附录	10	6	7	10	8	8	49
总数	56	60	67	80	70	54	387

资料来源：根据《壬申医学》各期目录统计而成。

其中，"论坛"栏登载了醒五《忠告青年学生》、张评轩《新旧医琐谈》、玉寒《九一八国耻纪念感言》、降慕和《生物在医学上之重要性》、紫胆《关于整顿军医之我见》、赫光汉《到民间来》、杜修时《论我国宜制造西药》、朱内光《赴日考察医药教育及学校卫生之所感》等文章。这些文章或是宣传抗日主张，或是呼吁普及医疗卫生知识，或是探讨如何推进中国的医药教育和医药卫生事业的发展。"专著"栏登载的文章很多，专业性较强。"翻译"栏译介国外医学卫生事业的发展情况，对我国医药界了解国外医学的发展情况起到了宣传作用。"临床"栏登载了医疗实践中的前沿问题。"解剖"栏登载有关解剖学和解剖学研究会活动的文章。"讲演"和"通俗讲演"栏，在普及医学卫生知识方面起到一定的效果。"启事"栏登载河北省立医学院及附属医院、《壬申医学》杂志的有关事宜。该刊还附有许多插图，如河北省立医学院院景、学院图书馆藏书楼、学院学员宿舍、壬申医学社职员合影、抗战救护队留影、附属医院院景等。

　　鉴于毕业同学离校后与母校消息隔离，《壬申医学》开辟"毕业同学离校后之消息"一栏，从1933年第2卷第2期开始登载前直隶医学专门学校、前河北大学医科、河北省立医学院毕业同学的工作情况，"以便同学精神上有永久之联络，潜心研究，庶不负同窗数载之亲切"。①

（三）壬申医学社同人的医学主张

　　壬申医学社同人围绕医疗卫生阐发了一系列的主张，登载在《壬申医学》上，主要涉及以下几方面。

1. 中西医之关系

　　如何处理中西医之关系，是近现代学人争论的一个焦点。在《壬申医学》创刊号上，周瑞麟撰文指出，中西医各有短长，二者不可偏废，"顾吾国之旧医则偏于哲学，西方之新医则重于艺术，哲学则易堕于虚无，艺术则必征诸试验，论者虽各有短长，然要非学者所能知其底蕴也"。他指出，"诸君于讲求新医学术，而能不忘中国药物，期待将来以中国药治吾国病夫，对于国家社会之贡献，诚非浅鲜"。② 这一认识是较为理性的。

　　张评轩对中西医的作用和中西医的分歧做了透彻全面的分析，并从中西医的起源、诊病之法、新旧医学之根本纲要（即指导思想）等方面进行了论述。在他看来，"中医重想象系宗教性，西医重试验乃科学性，医界中胸怀成见者，划清中西医之界限，彼此攻击，互相轻视，故酿成不可抑止之争潮，譬如中医谓西医实际上少经验，而西医则谓中医缺理学之研究，中医宣传西医谬遵新说，而西医又斥彼泥守旧法，各炫己长，攻人之短。实则中医之法，相传已数千年，不可谓全无益于人。而西医理论则究竟较为确实"。他认为，中医有其存在的合理性和必要性，"其所以能继续至今

---

①　《毕业同学离校后之消息》，《壬申医学》第2卷第2期，1933年12月，第235页。

②　周瑞麟：《序》，《壬申医学》第1卷第1期，1932年6月，第1~2页。

日者，固有其当然理由，即中药确有治病之功效也"，但"执中医者若仍墨守古法，不求进步，必被淘汰消灭，可无疑矣"。同时他指出，目前西医主要集中在城市，未能在中国全面普及。而且，西医界"自命英、美、德、日，诸派之分，虽不若新旧相争之甚，亦不免有各非之说"。进而，"有诸多城市及乡间之开业者，非在军队曾充医兵，即为某医院之听差，少有一知半解，因谋生计之关系，即出而应世，司卫生行政者，不加详查或碍于情面，给以开业知照，鱼目混珠，以致西医之尊位一落千丈。凡此各节，均西医不能得全国各界信仰之原因，望医界同仁改革之"。① 不难看出，张文对中西医学各自存在的问题进行了鞭辟入里的分析，并提出了较为理性的主张，有利于促进中国医疗事业理论与实践的发展。

2. 医疗平民化

近代中国，医疗资源分配严重不均。于复先在一次讲演中指出，"中国现在的医学界……太贵族化了"。普通老百姓因经济困难，患病不能及时得到医治，而"大部医生营利心失之太深"，又使患者的医疗费用大大虚增。他呼吁医生注意"医德"，要"维持高尚地位和尽医生天职，非要保持医生固有的道德，同时再力求平民化，使一般患者都得施救不可"。他主张借鉴德国，组织"病人储金会"，由政府主导，入会会员每年缴纳一定会费，"存储生利，人数一多，自然可以积成巨款。……用许多健康人少数的积金，即可补助一部分患者医疗费的困难"。在具体实施上，他主张从城市开始，向农村扩展，最终达到医疗平民化的目的，"于医生所得的报酬，也不致发生影响，而贫苦的患者，也可因此而得救了"。② 这种思想主张在当时的中国是难以推广的，但其医疗平民化主张对后世有一定的借鉴意义。

赫光汉的《到民间来》一文指出，近些年城市的医疗卫生状况有所改善，但在经济落后之地，医疗卫生条件仍极其落后，民众的医学知识匮乏，迷信盛行，老百姓有病难医。作者不禁生出"民间如此情形，试问谁去疗疾？谁去防疫？谁去作公共卫生的事业？民间如此情形，试问人口死亡率

---

　　① 张评轩：《新旧医琐谈》，《壬申医学》第 1 卷第 2 期，1932 年 12 月，第 5 ~ 7 页。
　　② 于复先：《医疗应如何平民化》，《壬申医学》第 1 卷第 1 期，1932 年 6 月，第 91 ~ 94 页。

何由减少？生产率何由增加？医学救国的责任又何由得尽"等诸多感叹和疑问。他呼吁医学毕业生要为医疗平民化做出自己的贡献，号召国内外的医药毕业生和已经执行医务的同人，"作到民间来的先锋队"。从这种思想认识出发，赫光汉与医界同人在山东聊城设立东临医院，其自任院长，以"矫拜金之私欲，开新医之正道；本科学之精神，谋同胞之健康"为座右铭，以亲身行动践行了"医疗平民化"的主张。①

民国时期，因民众缺乏卫生意识、各地卫生设施不完备，天花、麻疹等传染病肆意蔓延，严重危害人们的生命健康。周瑞麟撰文指出，创办《壬申医学》是为了"使一般民众得医学常识，不慑于难经悬解之艰，明了生死之重关，免贻夫养小失大之误，预知防病于未然，抑于社会国家固有益者矣"。② 吴霁棠也主张在加强公共卫生建设、提高防疫和治疗能力的同时，把医学知识宣传到民间去。③ 在《吐痰与炸弹》一文中，吴霁棠以通俗易懂的语言分析了吐痰传播病菌的过程及其危害，提醒公众在公共场合不要随地吐痰。④

3. 军队医疗建设

紫胆的《关于整顿军医之我见》介绍了中国军队医疗事业的状况，对军医的发展提出了诸多建议。该文指出，时人对当时军医的认识存在偏差，"惟世之谈医者，咸谓医师而入军医，必陷堕落不拔，患者而就军医，亦必危险万端……年来中日之战与同仁参加救护事业者，屡屡就观察所得，始深悉我国军医之破产，以及医务人员之腐败堕落"。在他看来，出现此偏差的原因在于"军事领袖者，对医务隔阂，不知注意；掌医务者，功利主义过胜，未肯开诚整顿；军医人才缺乏，入军队者类皆平庸无能"。有鉴于此，作者主张兴革军医制度，具体而言：首先，对军队医务人员的学识进行考核，聘用合格的医疗人员充任医官；其次，严厉训练看护兵，"军医院之整洁，病者看护之安全，以及清洁卫生等事宜，除医官及院长随时指导

---

① 赫光汉：《到民间来》，《壬申医学》第 2 卷第 2 期，1933 年 12 月，第 11 ~ 13 页。
② 周瑞麟：《序》，《壬申医学》第 1 卷第 1 期，1932 年 6 月，第 1 ~ 2 页。
③ 吴霁棠：《预防天花与种痘》，《壬申医学》第 1 卷第 1 期，1932 年 6 月，第 94 ~ 99 页。
④ 吴霁棠：《吐痰与炸弹》，《壬申医学》第 1 卷第 2 期，1932 年 12 月，第 175 页。

外，其大部责任，皆在看护兵之智识高低，收医兵之训练，为整顿军医刻不容缓之要图"；最后，扩充医院设备，在军队总部医院建设合理的外科室、手术室以及简便的内科检查室，充实急需治疗用械，改善病伤士兵的待遇，提高医务人员的待遇，改良团级医务所。①

4. 中国的西药制造业

随着西医在中国的广泛传播，西药也得到了推广和应用，但大量的西药属于舶来品。在抵制外货思潮高涨时期，医学界呼吁发展中国的西药制造业。杜修时在《论我国宜制造西药》中指出，目前"救生命之药，舍却舶来品，医生必尽束手，一入都市，非五洲大药房，即中英中法等药房……仿西法制造者，一无所有，我国所设之医校医院，尽系外货推销场，漏卮之大，实堪惊人"。②长期依赖外国，必然无形中受制于西方。因此，发展中国的西药制造业显得尤为迫切。他主张在"广大卫生宣传，倡言保护人民健康"之时，寻求解决途径，努力发展中国的西药制造。

作为河北省立医学院学生自发组织的医学卫生社团，壬申医学社创办《壬申医学》杂志，在普及医学卫生知识、改进社会卫生、宣传医疗平民化、呼吁军队医疗改革方面做出了贡献。该社在创办《壬申医学》之始，就把目标定为"在世界，最少在中国的医界里，占据一种重要的地位"。从后来出版情况看，《壬申医学》杂志确实为医药卫生知识的传播做出了贡献，尤其是在华北地区有着重要的影响，是河北省医学教育发展过程中的重要一环。1933年长城抗战爆发，壬申医学社社员积极参加抗战救护活动，为抗战的胜利做出了自己的贡献，成为政府救护活动外又一支不可忽视的力量。

三　红十字会在河北的医疗活动

中国红十字会是世界红十字会的重要组成部分。作为一个国际性慈善

---

① 紫胆：《关于整顿军医之我见》，《壬申医学》第2卷第2期，1933年12月，第6~10页。
② 杜修时：《论我国宜制造西药》，《壬申医学》第3卷第1期，1934年12月，第1~3页。

组织，红十字会始终秉承人道主义精神。19 世纪末，红十字会精神开始传入中国，中国的红十字组织也随即成立。1904 年，为救助在日俄战争中受伤的东北难民，由中、英、法、美、德五国共同发起成立了上海万国红十字会，这标志着中国红十字会的诞生。1912 年改称中国红十字会，1919 年中国正式加入红十字会国际联合会，成为正式会员。在总会的影响与帮助下，国内各地分会也纷纷成立。

（一）红十字会河北各分会的成立

在中国红十字会总会的影响下，直隶各地区着手成立分会，最早成立的是保定分会和天津分会。据民国《清苑县志》记载，直隶地区最早的红十字分会于宣统三年（1911）八月创设，地点在省城保定，此分会由保定地方士绅与北京红十字会合作创立，在大慈阁前路北租民房设临时事务所。初设时有名誉会员 1 人，特别会员 2 人，正式会员 24 人，普通会员 117 人。依照总会章程，设博爱、恤兵、救护、掩埋、赈济、医治等六组，主要负责办理医治伤兵、水灾急赈、掩埋尸体、收容和救济灾难民等事宜，"是年十月武昌起义，特设后方医院，医治伤病"。① 关于保定分会，《大公报》也曾记载道："保定红十字救济会刻下成立，其内容分为两部，一为救济医院，一为妇孺救济会，有愿入会者自二十五日起前往报名。"② 天津分会由陈蔗圃等发起，11 月初于河北第一蒙养院召开了发起大会，300 余人到会。会议推举白雅雨为临时会长，胡伯寅、钟惠生、郑崇瑞、刘善庭、刘子良、曾栋辰、陈泽浦、仲子凤为临时干事员，"继由各员分任筹款事宜"。③ 11 月 11 日召开成立大会，"华洋男女志士约千人，为向来会场所未有"。会议推举徐静澜为会长，孙实甫、金韵梅为副会长，干事部、庶务部、会计部、书记部等部的职员也予以确定。事务所设在河北官立第一蒙养院。④

1912 年 10 月，中国红十字会统一大会在上海召开，会上制定并通过了

---

① 民国《清苑县志·职官》卷 2，第 25 页。
② 《红十字会成立》，《大公报》（天津版）1911 年 11 月 22 日，第 9 版。
③ 《十字会开幕》，《大公报》（天津版）1911 年 11 月 5 日，第 3 版。
④ 《红十字会志略》，《大公报》（天津版）1911 年 11 月 12 日，第 2 版。

《中国红十字分会章程》，规定各地分会统一名称为"中国红十字会某处分会"，分会"在战时应遵守本国海陆军部定章及临时军司令官命令，协助医队救护病者伤者"，"在平时应筹募款项，设立医院，造就医学人才，置办医务材料，并预备赈济水旱偏灾、防护疫疬及其他各项危害之用"。① 这标志着中国红十字分会的设立与管理开始走向专业化与规范化。此后，全国各地开始纷纷成立分会。1922 年，在直奉战争的催化下，以救治伤亡士兵和流亡民众为目的的永清分会与霸县分会成立。到 1924 年，直隶境内共创立了 7 处红十字分会，主要包括保定分会、天津分会、蠡县分会、京兆分会、大名分会、霸县分会、固安分会。②

南京国民政府成立后，红十字会总会对各地分会的设立及管理更为规范。1934 年，国民政府内政部公布了《中华民国红十字会各地分会立案办法》，对各地成立红十字分会的具体过程、办理手续进行了更为细致的规定，使此后红十字会各分会的建立更加正规。1936 年，河北省芦台分会就是在这样的背景下成立的，其具体过程是：先由华北医社社长王玉玺呈请县政府提交保证书，经总会批准后在当地成立筹备会，准备各项手续等事宜，最后交由总会批准。1936 年 4 月，芦台分会在芦台北街正式成立。据统计，截至 1936 年底，河北境内的红十字会已经从 7 处增到 43 处。这一时期也是红十字会发展壮大的黄金时期。值得关注的是，红十字会的范围也从市、县一级扩展到一些大的乡镇，如苏曹镇分会、大庄镇分会、连庄镇分会、小站分会等。在经费方面，各分会除自行募捐外，依靠典当捐、鸡子捐、城乡染行捐、商场房租等。抗战全面爆发后，受战争等因素的影响，许多分会被解散，到 1937 年河北省内的红十字分会锐减到 26 处，③ 1940 年仅剩下 24 处，到抗战结束仅剩 5 处。

---

① 池子华、郝如一主编《中国红十字历史编年（1904～2004）》，安徽人民出版社，2005，第 23～24 页。

② 池子华、崔龙健主编《中国红十字运动史料选编》第 1 辑，合肥工业大学出版社，2014，第 113～115 页。

③ 中国红十字总会编《中国红十字会历史资料选编（1904～1949）》，南京大学出版社，1993，第 156～160、179～189 页。

（二）红十字会在河北的医疗卫生服务

中国红十字会以"战时扶伤拯弱""平时救灾恤邻"为宗旨，以战时救护、平时救济为其服务的主要内容。民国时期，中国红十字总会与河北各分会在河北境内开展了一系列的活动，为保护民众的生命与健康做出了积极的贡献。

1. 战地救护

战地救护是红十字会工作的一项重要内容，在战时，主要是派出救护队前往战争地点对伤员进行救护，具体可分为三个时期，即北洋军阀时期的战地救护、抗战时期的战地救护和复原时期的战地救护。战地救护的具体过程为前期组建救护队，前往救护地点，中期在救护地设置临时医院，到达战场后进行运送、救治伤兵，后期对战场进行消毒等工作，还担任部分掩埋的任务。同时，救护队还会为士兵或民众发放药品，以备不时之需。

在中国红十字总会与河北境内的各分会成立后，大大小小的战事救护中都能看见它们的身影。如1913年二次革命、1917年护法战争、1927年北伐革命、抗日战争和解放战争中，红十字总会都派出救护队前往救助。各地分会听从总会的调动，而总会方面则对各分会的救护行动提供经费等方面的保障。如1922年直奉战争爆发，红十字总会与各分会积极行动，保定分会立即筹备救济会21处，救护队2队，第一队奔赴霸县，救护伤兵80余人，除一部分伤兵送至军医院外，余下的都在红十字医院接受救治。第二队前往大城，在不到10天的时间里共救护伤兵350余名，其中送军医院180名，在第二救护队临时治疗所150多名，余下23名伤势较重的在红十字医院接受治疗。在此次战争中，保定红十字分会共救治伤兵近400名。[①]在救治过程中，红十字会坚持死者就地掩埋，以防尸气熏蒸，秋天发生瘟疫，活的要设法救治，以免伤残。1928年，昌黎分会治愈了大量伤病，鉴于"大军屯集，居住民宅，诚恐妇孺流离失所"，在北关设妇孺救济收容所

---

① 中国红十字总会编《中国红十字会二十周年纪念册》（慈善近录），甲子夏总办事处，1924，第28页。

两处，在沿滦河边战壕要冲区域设置办事处、疗养所、收容所，并在唐山办事处编组救护抬埋医疗队，以便随时随地救济伤病、难民。①

抗战初期，各地红十字组织受到严重的破坏，河北境内的也不例外，但红十字总会与分会始终秉承着"博爱，恤兵，尊重人道"的宗旨，进行战地救治。在长城抗战中，中国红十字会华北救护委员会成立，进行战争救护。华北救护委员会以北平为中心，设立救护医院与救护队，奔赴华北各个战场，有力支援了军医。救护队共分为13个队，前3个队奔赴前线救治伤员，其余10队分配到各后方医院配合医护人员。在后方医院成立防疫股，负责处理伤兵所用的棉被与衣服，对住所进行清洁、消毒等，预防天花、破伤风等疾病，同时还为士兵注射血清与种痘等。河北境内的红十字分会如武清、沧县、蠡县、任丘等分会，也积极进行战争救护，为抗战胜利做出了贡献。②

2. 疾病救治与预防

民国时期，中国的公共卫生事业发展相对落后，经费短缺，河北的医疗卫生事业发展也不例外。红十字会实施的一系列举措则推动了河北卫生事业的发展。

保定红十字救济会设立后将事业分为救济医院、妇孺救济会两部分，其中救济医院由美国人甘雅各及中西红十字会友人热心赞助成立，是一所临时特设医院，地址位于南关礼拜堂，同时以保定旧有卫生医院附设支部。在接收伤患部分，救济医院规定："本医院凡救济关于战地上之受伤军士及关于战地之受伤非军士，经过保定者，均为调治保养，无政见之歧别。"③可见，红十字会始终秉承人道主义的救助宗旨。但由于医院人手及设备有限，普通居民患有普通病症则不予接收。④ 妇孺救济会是为预防临时变乱、保护妇孺而设置的，在南北城共分设5处，地址位于城隍庙保定府官立中学

---

① 《各县通讯》，《大公报》（天津版）1928年8月25日，第6版。
② 孙柏秋主编《百年红十字》，安徽人民出版社，2003，第141~142页。
③ 《直隶保定红十字救济会简章》，《北洋官报》第2968册，1911年11月19日，第58页。
④ 池子华、丁泽丽主编《中国红十字运动史料选编》第2辑，合肥工业大学出版社，2015，第38~39页。

堂和厚福营师范附属小学堂。在对妇孺的管理上，要求其入会时只可携带被褥及衣物，由会内提供饮食、脸盆、碗盏、饭具、灯盏等，同时提出有疾病者先行入会，由其家人单独提供饮食。此外，对入会年龄也有着严格的要求。① 总的来说，妇孺救济会在特殊时期一定程度上保护了妇女与儿童的生命安全，同时救济会内部组织化与规范化的管理，对民众的安全卫生意识也有一定潜移默化的影响。

　　除了设立基本的医疗服务设施外，对普通民众进行日常的消毒检疫也是红十字会的重要任务之一。1912 年，红十字会对监狱进行消毒。据《大公报》记载，对男女押犯所各处厕所十余处进行消毒，"计用石灰、臭油、药水、夫役等款约在三百余元，较之辛亥前清官府防疫消毒即石灰、臭油等款，何啻霄壤"。② 1917 年水灾，尸体浮于水面，为避免尸体腐败以及产生细菌，天津分会派出会员进行尸体打捞掩埋，并用药粉和石灰对尸体和河水进行消毒。天津红十字分会在直隶水灾时还设置妇孺留养院，同时为院中妇孺提供小米吉豆粥，"以清内热而防疫气，既救其生又防其病"。③ 每逢夏季，天气炎热，也是传染病的高发期，红十字会一般会组织专人对民众进行血清注射，然后大面积地分撒白灰，以预防传染病蔓延。1931 年 6月 7 日，天津红十字分会购办猩红热及白喉血清，并将以前存有的白灰 2 万余斤分配下去用以消毒。④ 1948 年，天津分会与天津市卫生局合作，前往学校和工厂对学生和工人进行夏季防疫注射，在此期间共走访了 34 所学校、60 个工厂，接受注射的学生和教师共计 9106 人，工人达 3587 人。除此之外，天津分会还经常派出医疗队，前往周围的县城进行医疗救护工作。⑤

　　红十字会开展社会服务秉持"救济底层社会的贫苦人"的一贯原则，主要表现为灾难救济，一般包括对水灾、旱灾、虫灾、地震等自然灾害以

---

① 池子华、丁泽丽主编《中国红十字运动史料选编》第 2 辑，第 39～41 页。

② 《红十字会纪事》，《大公报》（天津版）1912 年 7 月 26 日，第 3 版。

③ 《防疫事宜之汇志》，《大公报》（天津版）1918 年 1 月 26 日，第 6 版。

④ 池子华、丁泽丽主编《中国红十字运动史料选编》第 5 辑，合肥工业大学出版社，2016，第 327 页。

⑤ 《红十字会医疗队出发安次》，《大公报》（天津版）1948 年 8 月 28 日，第 5 版。

及饥荒的调查与救济。如 1917 年直隶大水导致洪水泛滥、多地被淹，在此情况下中国红十字总会联合保定分会进行了一系列的救助活动。沈敦和召开议事会，为防止直隶水灾后民众患疥疮、痢疾、疟疾等病，决定"设法筹捐并多制痢疾、疟病、疥疮药品携往散放"。① 据统计，在这次水灾中，红十字会共发放赈款 112000 余元，棉衣 104000 余件，连同药品、面粉等，共合洋 220000 元。② 在华北五省旱灾中，中国红十字会派出救援队，在灾区开设诊疗所，分别为北通临时诊疗所、保定临时诊疗所、大名临时诊疗所，诊所每日从事救济、诊治灾民、种牛痘等工作。③ 1939 年清苑县境内暴发山洪，清苑分会派人勘察受灾情况，并设法抢救。

　　在中国红十字总会的帮助下，河北地区各分会自成立起即投入战地救护、平时救济和医疗卫生等工作中。红十字总会与各分会经历了北洋军阀时期、抗战时期、解放战争时期，在发生战事时都给予迅速而积极的救助，充分体现了其作为一个慈善组织的人道主义精神。此外，在医疗卫生、社会服务方面，红十字总会与分会协同努力，在河北地区成立红十字医院、对民众实施防疫消毒、为受灾群众提供药品的同时，还提供免费治疗，为当时河北地区的医疗卫生改善做出了一定的努力，也为后来河北地区公共卫生秩序的建立提供了借鉴。

① 《红十字会开职员会》，《申报》1917 年 9 月 1 日，第 11 版。
② 池子华、郝如一主编《中国红十字历史编年（1904～2004）》，第 35 页。
③ 《中国红十字会历史资料选编（1904～1949）》，第 475～476 页。

第六章　河北的医学教育

"百年大计，教育为本"，医学的发展和进步离不开医学教育的推动。河北的医学教育可谓源远流长，最早可追溯到战国时期的医学家扁鹊，《扁鹊内经》《扁鹊外经》等著作对中国的医学教育做出了贡献。之后的历朝历代，河北医学教育在艰辛探索中不断前行。鸦片战争后，西方医学传入中国，外国教会在各地陆续办起医院，进而招收学徒，创办医学校，西方医学教育也随之传入中国。洋务运动开始后，清政府步履蹒跚地开始了其近代化历程，在这个过程中医学教育也得以悄然发展。作为畿辅之地的直隶的医学教育在当时的各省中开展较早、成效显著，影响也较大。

一　清末民初直隶医学教育的兴起

（一）直隶医疗卫生教育的起步：李鸿章时期

19世纪60年代到90年代，清政府举办洋务运动，在军事、经济、教育等领域开展了多项工作。其中在教育方面，清政府开办京师同文馆，在上海、广州创建广方言馆，致力于外语人才的培养。各地也积极效法，学堂风潮涌起。逢此之际，直隶总督李鸿章目睹了西方传教士在华开办的医院、诊所后，也着手开办医学堂，致力于培养医学人才，从而拉开了直隶开展医学教育的大幕。

1. 天津医学馆

近代直隶的医学教育，始于 1880 年李鸿章集资在紫竹林设立的一家小型医院——施医养病院，西人称"总督医院"。12 月 2 日，施医养病院建成，李鸿章专门举行了"开院礼"，"中西官宪咸至"。内中细节在张焘《津门杂记》中有详细记载，摘录如下：

……津郡素称善地，育婴堂，恤嫠有会，惠民善政，无不备举，独于施医一事阙如。蒙爵阁督宪李推民胞物与之怀，行济世惠人之政。俯念民瘼，爰思拯救，乃延英医马君根济，假馆曾公祠，施医舍药。求诊之人，络绎不绝。或投以丹丸，或与之针砭。痿痹则起以电机；赘疣则施以剒杀。疲癃尽起，微肿全除。凡局内之经费，皆中堂之仁施。万姓讴歌，四民感戴，而中堂仁惠之心有加无已。念沉疴之孱弱，赴局维艰；悯宿疾之阽危，就医宜迩。乃复命于紫竹林医寓之旁，捐建养病院一所。每年经费，悉出中堂恩施。阖郡官绅，亦各解囊襄助。于是量地布基，鸠工构宇，经始于己卯九月，落成于庚辰季秋。大厦宏开，登痑痪于衽席；善门广辟，起疾病以刀圭。将见三津苍赤，共乐春台；四境黎元，咸登寿域。是皆爵阁督宪之殊恩，乐善诸公之盛德也。爰勒文石，以垂永久，俾后之君子有所考焉。是为记。

龙飞光绪六年庚辰秋九月穀旦敬立

又记。斯院工竣于光绪庚辰之九月，至十一月朔行开院礼。是日李爵相亲临，中西官宪咸至。中国自运宪海关道宪而下四十余位。西国自各国领事、税司而下三十余位。马君援泰西例，上爵相德政颂。英、俄诸领事亦皆颂爵相之德。而爵相虚己不伐，归功众善。主宾酬酢，极为欢洽，洵有中外一家之概焉。爰勒于石，以志盛事。

斯院在紫竹林后梅大道旁。其中挂号房、司帐房，诊脉发药之房、割症房、养病房无不毕具。另有学习医理之塾，在院肄业，颜曰"医学馆"。其房屋之轩敞，规模之整肃，药品之精良，器具之美善，可称完备矣。兼施种牛痘，戒除烟瘾。厅前有楹对一联，为合肥相国手书。

其文曰："为良相，为良医，只此恫瘝片念；有治人，有治法，何妨中外一家。"①

天主教刊物《益闻录》以《津郡病院落成》为题也对养病院进行了报道：

> 设局施医，虽广好生之德，总不若病院之设，尤能扶养贫病，大推胞与之怀。合肥李爵相，于天津紫竹林地方建设病院一所，鸠工庀材，已阅一载，于前月初一日落成，规模宏敞，位置咸宜，院前建有牌楼一，中悬匾额，曰爵阁督部堂施医处。院内两旁，矮屋鳞比，为病人调养之所。中间大厅一，为宾客聚会之所。其药炉丹灶及置各种机器处，均井井有条，截然不紊。主是席者，为西国马医士。②

次年，马根济向李鸿章建议，召回中国派往美国的留学生，对他们进行西方医疗技术的训练，学成后分派到陆、海军充任军医。这一建议得到了李鸿章的首肯，并于 1881 年 12 月 15 日委托法国人欧班和久瓦尼开设医学馆，附设于养病院内，由马根济任总办，授课老师由英、美驻天津的海军医官担任。医学馆设有化学、生物学、解剖学、生理学、内科学、外科学、妇产科学、儿科学、五官科学、皮肤病学和药物学等课程。第一班学生 8 人，除 2 人中途辍学外，余下 6 人于 1885 年顺利毕业，其中林联辉、徐华清两名优秀毕业生留校充任教习，其余被派往陆、海军岗位工作。第二班 4 名学生是香港师范学校的毕业生，1883 年入学，1887 年毕业。第三班 12 名学生，来自香港中心学校，1884 年入学，由于英文水平低而延长了学习年限，其中 2 人转入电报学校。1888 年 8 月马根济去世，施医养病院被英国伦敦会收购，医学馆则由清政府接收，李鸿章派法国军医梅斯尼负责医学馆的工作。

---

① 张焘：《津门杂记》，丁绵孙、王黎雅点校，天津古籍出版社，1986，第 125～126 页。
② 《津郡病院落成》，《益闻录》第 84 期，1881 年，第 6 页。

2. 北洋医学堂

1888 年，海军衙门在李鸿章、奕譞共同主持下，参照西法编写了《北洋海军章程》。章程规定，设立总医官、一等医官。二等医官二员，左翼中营和右翼中营各一员。三等医官十八员，分别是中军中、左、右三营，左翼左、右二营，右翼左、右二营，每营各一员；后军左、右、前、后、中、副中六营，每营各一员；精练左、右、前、后四营，每营各一员；督运中营一员。① 次年，李鸿章在威海卫、旅顺口水师养病院开办的基础上，筹建天津储药施医总医院（又名天津总医院）。天津总医院内分三个部门，分别是西医学堂、施医院和储药处，由海军提督水师营务处和津海关道会商派员管理。②

天津总医院于清光绪十九年十一月初一日（1893 年 12 月 8 日）开院试办。在李鸿章看来，"天津总医院为北洋、旅顺、威海各口水陆军营医药之总汇，各口医院海军战舰正副医官皆由总医院选派，平日则诊军民疾病，有事则随行队医伤、却病、全生，所关最大，而各处医官续派乏人，亟应造就医学人才以资续派"。③ 基于此，他上奏设立医学堂，以医学馆为基础，后取名为北洋医学堂（也称天津医学堂），经费由北洋海军筹拨，是中国官办的第一所西医学校。北洋医学堂的第一任校长由医学馆毕业生林联辉担任，英国医官欧士敦为总教习，其学科设置仿照西式医学章程，包括解剖学、心理学、内外科学、妇产科学、眼耳喉鼻科学以及细菌学等。学生不仅要学习课堂上的医学知识，还要实习，四年期满后可以获得中英文两份文凭。④ 1900 年，学堂因义和团运动及八国联军侵华而关闭。

从天津医学堂开始，直隶地区陆续筹办多所医学堂，也培养出许多优秀的医官人才。在这之中，李鸿章无疑起到了关键作用，在清政府面临内忧外患的情况下，他创办的一系列医学堂可谓开中国医药学堂之风气，为

---

① 张侠等编《清末海军史料》，海洋出版社，1982，第 481 页。
② 陆肇基：《中国最早的官立西医学校》，《中国科技史料》1991 年第 4 期，第 26 页。
③ 《北洋创设西医学堂详文》，《申报》1894 年 3 月 6 日，第 2 版。
④ 高时良、黄仁贤编《中国近代教育史资料汇编——洋务运动时期教育》，上海教育出版社，2007，第 576～583 页。

直隶地区的医学发展贡献良多。

（二）直隶医疗卫生教育的继起：袁世凯时期

新政举办伊始，学堂教育为教育改革的重中之重。在湖广总督张之洞和两江总督刘坤一等人的"江楚会奏三折"上达朝廷后，全国出现了一片废科举和兴学堂的呼声。各省官员、士绅也逐渐投入兴办学堂的洪流之中，各类学堂如雨后春笋般出现。直隶总督袁世凯主政期间创建了不少西医学堂，为直隶地区的医疗卫生教育做出了积极贡献。

1. 北洋军医学堂的初创

1901 年李鸿章逝世后，袁世凯继任直隶总督兼北洋大臣，还负责督练新军并统辖北洋陆军六镇，掌握军事大权。上任后，为培养具有近代军事知识的军官和培植私人势力，袁世凯设立学校司，陆续兴办了诸如北洋行营将弁学堂、速成武备学堂、北洋陆军讲武堂等一批学堂，军医学堂亦同时兴办。

1905 年 3 月 28 日，袁世凯上奏清廷："东西各国，崇尚教育，医计器械皆设专科，以专科之学问定军佐之职司，是以士饱马腾，虽襄创异伤而愈奋……臣援遵照新章，参酌西法，谨于武备各学堂外，区设专门各学堂：曰军医学堂，计挑取满、汉学生共一百四十名，分班毕业，分年授课，以储正副军医官、军医长之选。"① 北洋军医学堂不久于天津正式成立。学堂设立总办 1 人，会办 1 人，监督 1 人，其职责包括督率教习、筹划学堂事宜、帮办经理一切事宜和监督功课、管教生徒；还设有专司文件公牍的文案专员、专管收支账目的收支员、翻译医书印刷功课的清书 3 人，以及稽查一切杂物的专员等。学堂专门聘请总教习 1 人，分教习 4 人，汉文教习 2 人。学堂对入学学生也有相应的要求，要求学生在 15～20 岁，通达中文且谙熟英文。此外，还要求资质聪明、身体健壮且未沾染不良嗜好。

北洋军医学堂学生主要学习中西医，还兼习化学、物理、中文、英文。学堂的课程，第一年主要有物理学、化学、动植物学、生理学、组织学及

① 《袁世凯奏议》下册，第 1111～1112 页。

实习、胎生学、算学、汉文、日文、英文；第二年学习解剖学、生理学及实习、病理学、病理解剖学、诊断学、外科总论、药物学、汉文、日文、绷带学、药方学、内科总论；第三年学习内科学、外科各论、眼科学、产科学、妇科学、婴科学、传染病学、普通卫生学、内外科诊验、汉文、日文、军阵外科学、军阵卫生学；第四年学习内科学、外科各论、眼科学、皮肤病学、耳鼻喉科学、产科实习、细菌学、法医学、精神病学、内外眼科/妇婴科诊验、军队卫生事务、军事学、汉文、日文、学堂卫生学、工业卫生学。学科分类较为全面，覆盖面广。学堂还有自编教材，延聘会通中西学的翻译 1 人，将中西学之优长分别拣摘，然后编成备用的教科书。①

北洋军医学堂设有防疫专科，光绪三十二年（1906）开设北洋防疫医院，"为诸生研习功课之地"。该院能制造牛痘苗及狂犬病治疗液，对天花、狂犬病进行防治。② 院内开设种痘总局，其种痘时间为每天下午 1 ~ 3 点，无论老幼均可前往。该局还备有痘种，非本院医生也可就近采买。该局还自配有一种药水，"如遇狂犬所噬，不拘时刻，该院医官能将犬毒尽力洗涤"。③ 至于医学堂防疫专科的毕业考试情况，在《大公报》上有详细记载，"北洋防疫医院正考试毕业各科，工课分门别类，由初十日起上午、下午考试两次。除星期照例停试外，一日考试一次"，考试科目主要有解剖、东文法、生理、微菌学、诊断、种痘学、内科、药理学、外科、卫生学及卫生实验、花柳病及皮肤病学、妇科及产科、传染病学及传染病预防学、绷带学及看护学等。考试完毕后，举行毕业典礼。④

1906 年，北洋军医学堂改属陆军部军医司，改名为天津陆军军医学堂。同年 12 月迁入河北黄纬路新校址。新校址为欧式建筑，能容纳学生 200 人。当时有学生 150 余名，分为 3 个班，由徐华清任总办，聘日本驻军医院院长平贺精次郎为总教习。教习由日本人和中国人担任。学校为北洋陆军培养

---

① 哈恩忠：《清末陆军部兴办军医学堂》，《历史档案》1999 年第 1 期。
② 张宏铸主编《天津通志·卫生志》，天津社会科学院出版社，1999，第 80 页。
③ 《防疫院开办种痘》，《北洋官报》第 1005 册，光绪三十二年四月二十一日，第 8 ~ 9 页。
④ 《医院考试详录》，《大公报》（天津版）1908 年 6 月 15 日，第 2 版。其具体试题可参看《医院考试各题照录》，《大公报》（天津版）1908 年 7 月 2 日，第 2 版。

军医，1907 年第一期 35 名学生毕业，分配于北洋各镇，皆担任官职。1912
年，改校名为天津陆军军医学校，分普通医学科（四年毕业）和军医本科
（五年毕业），面向全国招生。1917 年该校迁往北京。①

2. 重建北洋医学堂

清光绪二十八年（1902），直隶总督兼北洋大臣袁世凯奏请恢复庚子一
役中被毁的北洋医学堂，改名北洋海军医学堂，校址设在马家口下海大道。
学堂对招生有着严格的要求，年龄在 18 岁以上 22 岁以下、具有中学毕业或
同等学力毕业资格者方能入选，且需品行端正、身体健康且无不良嗜好。
该校每隔 2~3 年招生一次，一次最多 30 名。学堂经费由北洋海军筹拨，总
办为屈永秋，总教习是法国军医梅斯尼。学校仿照西医章程进行创建，学
科设置依照西式医学院，其主要目的是培养海军医官，为海军服务。该校
学生除了在课堂上学习医学课程外，还需到附属医院里实习。②

1912 年 10 月教育部颁布了《专门学校令》，北洋医学堂据此于 1913 年
改名为直隶公立医学专门学校。1915 年收归海军部管辖，更名为海军医学
校，发布《海军医学校规则》。学校设校长 1 人，"掌管全校一切事务，并
指挥校中各职员"；另设佐理官、学监、军需官、书记官各 1 人，正、副教
员若干。学校以"养成海军医学高等专门人材"为宗旨，设医学本科和预
科，学制为本科 4 年，预科 1 年。课程主要遵照预、本科阶段而设置，第一
学年研习预科课程，主要有国文、外国文、化学、物理学、解剖学、生理
学、理化实习和体操；第二学年开始研习本科课程，主要有国文、外国文、
物理学（附医电学）、解剖学（系统解剖学）、组织学、生理学、医化学
（附毒药学）、药物药性学、外科学（小外科）、药物标本实习、绷带学实
习、医化学实习、组织学实习、解剖学实习、生理学实习、体操；第三学
年增设了病理学、病理解剖学、诊断学、内外科学、解剖实习、病理解剖
实习等课程；第四学年有胎生学、卫生学、细菌学、矫形学、眼科学等；
第五学年有海军卫生学、耳鼻咽喉科学、妇科学、产科学、儿科学、皮肤

---

① 张绍祖主编《近代天津教育图志》，天津古籍出版社，2013，第 76 页。
② 白金艳：《清末直隶西医教育研究》，第 16 页。

病学、花柳病学、精神病学、裁判医学、军阵法医学等。可以说，学校的学科门类齐全，课程设置亦较为完善。[1] 1933 年，学校停办。

3. 保定医学堂

清光绪三十一年（1905），直隶总督袁世凯和清苑知县罗正钧先后颁布《兴学告示》，保定新学蜂起，城内外出现了学堂林立的可喜局面，截至 1906 年，保定开设的官立、公立学堂共 34 所。[2]

1904 年初，布政司经历柳甡春倡办保定医学堂。在上呈文中，他痛切指出："泰西讲卫生之术，视医学为政治之原，诚以体质不充，即无以为富强之本，其引重何如。中国则视医为贱役为小道，通儒学士恒鄙夷之，其托业于医者，类多读书不成，借资糊口，甚且之无不辨，率尔操觚，医学失传，由来久矣……不读书，焉能知病；不设学，谁肯读书；然则中医非不逮西医，以失学之中医自然不逮西医耳。"基于此，他提出设立一所医学堂，"多购医书，精聘教习，招考聪颖子弟二十人。教以医学普通书，仿照各学堂课程授读，限以三年；三年后，由教习查审各学生之性质，分为大方脉、妇科脉、儿科三科，授以专门学之书三年；三年后，再授以西学医书。有六年中医学之功，然后令其参互考证西医学三年，计一人磨砺医学者九年，纵不能决其造诣精通，然较之不学无术之时流，应有区别"。呈文另附《保定医学堂章程》（8 条）。[3] 保定医学堂很快获准成立，校址设在保定城内的三皇庙。学校以专门培养本省名医为宗旨，学习年限有两种，一种是三年制，一种是九年制。该院学生共 20 名，年龄多在 20 岁以上，"聪明过人、学力兼人者，不收学费，专收本籍学生；外籍学生需要每月缴纳四元作为饮食、书籍、纸笔费用"。第一期的学生在年龄和学力上均放宽，之后较为严格。入学须有保人，保证学生能够在校顺利完成学业；退学者则从入学之日起每月罚学费 4 元。学堂设有严格的课程条规，具体如下：

---

①　杨志本主编《中华民国海军史料》，海洋出版社，1987，第 423～424 页。
②　《调查保定官立公立学堂一览表》，《北洋官报》第 912 册，1906 年，第 5 页。
③　朱有瓛主编《中国近代学制史料》第 2 辑（下），华东师范大学出版社，1989，第 542～543 页。

一、医学盛于两汉，李唐以后，方书庞杂，渐至失传，其敝由智者目为小道而弗精求，愚者求之而弗能精。今欲开通风气，必非躐等所幸获，须以三年为小成，九年为大成，循序渐进，以期有得。

二、医分三学，一曰人体学，二曰知证学，三曰知药学。人体者，经络脏腹部位之所以生成也。知证者，一病必有数证，定其主名，辨其疑似，考其分合也。知药者，一药有一性，或取其质，或取其气，或取其味，其制法煎法各具精义也。

三、三学有经有纬。人体学以《灵枢》《难经》为经，以中外明堂、剖解各图为纬。知证学以《素问》《伤寒论》《金匮》为经，以各方家著作为纬。知药学以《神农》《本草》为经，以《濒湖》《纲目》为纬。至三学之外，更有通化学、经验学。通化者，司天运气，五方赋畀，体质强弱，万有不齐，神明变化，运于一心也。经验者，先议病，次议药，安危之机，决于望闻问切之际也。然此二学，自其治病而言，须俟一年后学有心得，使之临证，视其志类通达如何，以定工拙。

四、知医必先知药。古医药由自备、制法、煎法、合法具有精微，故能尽药之性，用辄见功。今之药概取之肆中，一煎之外毫无余事矣。即如泰西医院，最重制药。别其良楛，考其原质，虽未臻古圣之神妙，然视华人用药则较精矣。今订逐日两课，分本草为一课，并将各种药品陈设于前，庶学者读医必先读药，读药必先识药。医与药本分为二，将来丹膏丸散均可自制，何便如之？若夫西人以化学制药，实能格药之性，足补前人所不及，应俟体要既立，再为讲求。

五、每年讲授之书及读法须分次第，今将初年逐日课程列左：第一日早课《灵枢经》，晚课《本草》；第二日早课《素问》，晚同上；第三日早课《难经》，晚同上；第四日早课《伤寒论》，晚同上；第五日早课《金匮》，晚同上；第六日早晚课俱考问。

六、学生每日早晚上堂作课两次。早课以八点钟为准，晚课以一点钟为准，每课多则二小时，少则一小时。各携纸墨课本入座，静听教习讲授，不得任意喧哗，亦不得私自出堂，违者记过。

七、考问之期，诸生只准带纸、笔、墨各一具，不得私携课本。

八、学生讲授毕退归私室，温理所授故业，以熟读深思为主。每星期前一日由教习考问，以定分数。

九、学生每逢星期放假，余日不得私行出堂，违者查出记过。

十、每日眠起饮食均有定时，晨起以六点钟为定，早饭不过十二点钟，晚饭不过六点钟，夜间灭灯安寝不过九点钟。照各学堂章程办理。

十一、堂内不得吸食洋烟，及酗酒、聚赌种种恶习，违者斥退出堂。

十二、学生入堂三月后甄别一次，有功课不满分数者或于医道非性之所近者，均各视其材质改授他业。其留堂者再阅三月季考一次，嗣后每三月季考，年终大考由教习评定甲乙。列在前茅，由堂备给优奖，以资激励。

十三、次年，三年课程，须俟一年后视学生所造深浅再定。

十四、本堂不放暑假，以暑月病证最多，正可借资考证。年假则仿照各学堂通例一律办理。①

从课堂条规不难发现，保定医学堂的课程设置大体是中西结合，学生既要研读《灵枢经》、《本草纲目》、《素问》、《难经》和《金匮要略》等中医书籍，也要学习内科学、药物学、生理学、病理学、化学、国文、中医病理学、中医内科学等课程。学校对学生的日常要求比较严格，定期进行考核，以保证培养质量。该校自成立以后，收入颇丰，1910 年岁入 3665两，岁出 1513 两。1910 年，该校有毕业生 11 人，在堂学生 16 人。②

4. 北洋马医学堂

袁世凯认为，晚清急需"考求各国卫生之术，并储马医之选"。况且现在各国的军器设备日新月异，应当选择"最新最利者"，以资战备。于是，他援照新章，参酌西法，在武备学堂设立的基础上设立了各专门学堂：一

---

① 《保定医学堂课程条规（十四则）》，《北洋官报》第 274 册，1904 年，第 1～2 页。

② 保定市政协文史委员会编《保定近代教育史略》，河北大学出版社，1992，第 30 页。

是军医学堂，计划挑选满、汉学生共 140 名，分班毕业，分年授课，"以储正副军医官，军医长之选"。二是马医学堂，计划选取速成正课学生 100 名，也是分班授学，分期毕业，"以储正副马医官，马医长之选"。三是军械学堂，以"明医药解剖之术，胜收讨军实之任者"，"庶几军心有恃而愈固，军气有备而愈扬，未事既调护筹画之周详，临敌自奔走驰驱之恐后，此中外不已之理，军人制胜之基"。① 在袁氏看来，及时学习西方先进的军医技术、军器设备，通晓医药和解剖技术，胜过取敌人首领之首级，是克敌制胜的重要办法。

马医学堂创办于清光绪三十年（1904），由北洋医学堂总办徐华清兼任马医学堂总办，监督是第一批留学归国的海军军医姜文熙，学生分正课、速成两班。创办之初国内师资力量薄弱，学堂聘请日本的野口次三郎为总教习，筱原保熊、伊藤浪三、浅见正吉、中田醇等几人为分教习。② 1907 年6 月，更名为陆军马医学堂，改隶陆军部。截至 1915 年，学校已经招收了 6 期学员，其中已培养 3 期毕业生，在校读书的仍有 3 期学员。1908 年，第一期毕业学员 36 人，包括上等 27 人，中等 9 人。③ 学堂的毕业生学成归国后，多数返校任教，从事教材编译等工作。1912 年，学校改名为陆军兽医学校。

除为部队培养兽医人才外，1913 年马医学堂创办了蹄铁科，学制为两年，目标就是培养蹄铁工厂的技术人员和管理人才，是我国创建兽医矫形外科学和蹄铁工艺的基础。在兽医国际学术交流方面，1908 年 12 月正课班毕业后，选派 15 名学生赴日本考察学习，开我国近代兽医人员出国进修学习的先河。1914 年派遣竹垤厚到英国伦敦，作为中国代表参加第十届国际兽医大会，会后到欧洲各国学习考察马政和畜牧。1919 年，时任北洋政府总统徐世昌将天津军医学校和马医学堂合并，改称北洋陆军兽医学校，校址由保定迁至北京富新仓。④

---

① 《袁世凯奏议》下册，第 1112 页。
② 白金艳：《清末直隶西医教育研究》，第 18 页。
③ 张侠等编《北洋陆军史料（1912～1916）》，天津人民出版社，1987，第 355 页。
④ 关于北洋陆军兽医学校创立及其发展的历史，详见李青山《中国近代（1840～1949 年）兽医高等教育溯源及发展》，博士学位论文，中国农业大学，2015，第 60～66 页。

5. 北洋女医学堂

清政府大量引进西方先进的科技和医学知识，但在女医方面则较为欠缺。外国设有专门的女医学堂，以教授妊娠等专门医学知识，中国却没有专门的妇产科医生，替人接生的只是在村中有经验的稳婆，没有相应的接生技术，因而导致许多女性在生产时出现生命危险。光绪二十八年，袁世凯在天津创办了中国第一所女医学堂——北洋女医学堂，校址在天津东门外水阁大街。学校经费每年由海关筹拨 700 元，医院诊费收入和官商捐助作为款额不足的补充。①

第一任院长金韵梅于光绪三十三年（1907）用 2 万两白银开办了女医学堂，招考学生要求年龄为 30 岁以上，粗通书算，修习产科，兼习妇科和其他。② 学堂原定招考学生 40 名，分产科、看护两科，修业年限两年。创办初期经营困难，开学之期也一时难以定夺，因此考生都在家等候，未能及时入学。金韵梅建议定于八月初一日考试，初十日开学，"届时一体与试，按格录取，以广造就"。③ 学堂设立正、副女教习各一员，还聘请英国医士卫淑贞为教习。学堂学制三年，开设物理学、化学、算学、生理学、解剖学、看护学、药物学、病理学、外科学、诊断学、内科学、眼科学、产科学、妇科学、家庭卫生学、育儿学等专门课程，还设有英文、体操课程。入学学生不收取任何费用，学堂提供伙食。在校学生不能无故退学，一切均须依照学校的规章行事。学生平时不能穿奇装异服，均穿青色或蓝白色衣服，不能涂抹胭脂水粉。学生考试合格后方可领取毕业证，一年后可与教习到北洋女医院实习。该学堂的首届毕业生进入了北洋女医院充当护士。1916 年袁世凯去世后，学校的经费出现了问题，由近代教育家严范孙接办，由芦纲公所每月拨给经费，后改名天津女医院附设护士学校。④

总体而言，近代直隶医疗卫生事业由李鸿章率先发起，在直隶先后设

---

① 白金艳：《清末直隶西医教育研究》，第 18 页。
② 《添设女医》，《大公报》（天津版）1906 年 6 月 10 日，第 2 版。
③ 哈恩忠编选《清末金韵梅任教北洋女医学堂史料》，《历史档案》1999 年第 4 期，第 64 页。
④ 白金艳：《清末直隶西医教育研究》，第 20 页。

立了天津医学馆、北洋医学堂等，培养了大批优秀的医学人才，推动了医学教育的发展。其后袁世凯继承李鸿章之衣钵，大办医学教育。北洋军医学堂、保定医学堂、北洋马医学堂和北洋女医学堂等一系列医学堂的设立，是直省医学教育的继续发展，同时也带动了周边地区教育的发展，改善了当地较为落后的医疗卫生状况，在全国得到了赞誉。可以说，直隶的医学教育在当时全国范围内尚属首创，先在直隶地区进行医学教育实验，显现成效后再渐次推广至全国。因而，直隶省也成了全国医疗卫生教育的模范省。

二　民国河北的医学教育：以河北省立医学院为例

民国时期，河北省投入医药卫生经费用于医学院建设，在经费支持和政策的引导下，一大批公立、私立医学院诞生。在开办的诸多医学院当中，河北省立医学院最具特色，本节就此略做考察。

（一）学校概况

河北省立医学院的前身是李鸿章设立的北洋医学堂，1913 年改称直隶公立医学专门学校。1915 年，归海军部统辖，称为海军医学校，而直隶省以该校改归中央为由，停拨其经费。值直隶高等师范学堂停招，房屋有余，遂将原有之直隶公立医学专门学校改设于直隶高等师范学堂内，以该校原有经费之一半作为筹办费，附设附属医院、助产看护女生班。学校第一任校长韩蕴珊，继任者有马鉴滢、张仲山，行政与经费皆由高师合署管理，由直隶省政府主管。1920 年 10 月，与高师分离。1921 年 6 月，直隶省政府将医学专门、农业专门、高等师范合并成立河北大学，设医、农、文、法四科。首任校长曹锐，医科主任由张仲山、吴兴业、齐清心、赵翰恩、马馥庭（桂丹）、上官悟尘相继担任。学校迁至保定西关外原直隶高等学堂旧址，由直隶教育厅主管。至 1928 年直隶省改为河北省后，仍由省教育厅领导。1931 年夏，省教育厅将河北大学取消，医、农两科分别建立独立学院，

1932 年 1 月医科称"河北省立医学院",第一任院长马桂丹。① 学校以"倡导医药卫生科学,造就医学药卫生人才,发扬社会服务精神"② 为宗旨,出版《河北省立医学院半月刊》《壬申医学》等刊物。③

1932 年 10 月 24 日,河北省立医学院举行成立周年纪念,保定各学校学生纷纷前往参观。开放三日,每日参观者均逾万人。"展览部分计有统计沿革展览室、学生生活部、生理化学试验室、生理教室、细菌教室、解剖教室、病理教室、X 光室、产妇科及小儿科、内科。该科分数部,皮肤花柳科、耳鼻喉咽科、外科,及眼科各部"。④ 同年,河北省立医学院附设助产班,以"造就助产专门人财,并将助产知识普及全省"为宗旨,学制两年。⑤ 1934 年 7 月,戈绍龙接任河北省立医学院院长一职。就任后戈氏力谋"内部整顿"。当时,学校的附设医院刚刚开诊,但规模较小,不敷学生实习之用,戈氏筹划予以扩充,并计划逐年添设学生宿舍,招收学生,聘请优秀师资,"以期陶铸医学专门人才"。⑥ 1935 年 1 月,齐清心上任后,积极谋划医学教育之发展。同年 6 月,呈准开办附设高级助产及护士职业学校。次年,在城内设立产科分院,"既便于助产学生之实习,且对地方上之妇婴卫生予以莫大之改进",不断完备条件设施,改善教学方法。至 1936年,共有本科学生 4 个年级 4 个班,学生 125 人,教职员 91 人。毕业助产班共 3 个班,学生 51 名。

1937 年抗战全面爆发,保定沦陷,校舍大部分被日伪霸占,河北省立医学院暂时停办。抗战胜利后,学校于 1946 年在北平复校招生,1947 年迁至天津,由齐清心担任院长之职。1949 年 8 月起,开始招考本科班,学制五年,并招收医生班、眼科班和牙科班。

---

① 赵荣伦主编《河北医学院院志》,河北科学技术出版社,1995,第 1 页。
② 《河北省立医学院概况》(1949 年 2 月)、《河北省立医学院概况》(1949 年 12 月),赵荣伦主编《河北医学院院志》,第 559~566 页。
③ 庄文亚编《全国文化机关一览》,世界文化合作中国协会筹备委员会,1934,第 299~300 页。
④ 《河北医学院周年纪念约请各界参观》,《大公报》(天津版)1932 年 11 月 8 日,第 5 版。
⑤ 《河北省立医学院附设助产班章程》,《河北省滦县教育公报》第 8 期,1934 年,第 35~38 页。
⑥ 《河北省立医学院改组》,《益世报》(天津版)1934 年 8 月 5 日,第 6 版。

（二）组织运行

河北省立医学院设院长 1 人，总理全院事务；秘书室设秘书 1 人，商承院长处理全院事务，由院长聘任；秘书室分注册、文书、庶务、会计、斋务五课及医院。各课设课长 1 人，课员、书记若干人，分别办理各课事务；附设医院设院长 1 人，综理全医院事务。医院设内科、外科、耳鼻咽喉科、皮肤花柳科、妇产科、眼科和医局，各设主任 1 人。[①]

学校在《益世报》等报刊上登载《河北省立医学院招考男女生广告》《河北省立医学院暑期看护训练班招生广告》等，吸纳符合条件的学生入学。对于学生的入学资格及修业年限，招生简章中均有明确要求，"凡在公立或已立案之私立高级中学毕业，或大学预科修业期满，或有同等学历者"，经过体格检查合格，并通过国文、外国语（英文或法文）、数学、自然科学、党义考试合格者；本科修业年限 1932 年起改为五年，实习一年。助产班的报考资格为，身体健全、品行端方、年龄在 18 岁以上 30 岁以下之女子，具有完全小学毕业之程度，或有同等学力者，经体格检查及国文、算术、常识测验合格者，由各县保送，修业年限两年。暑期看护训练班，招收高级以上小学毕业生，或有同等学力之男女青年（18 岁以上 25 岁以下），修业期限三个月。助产及护士班，均招收初中毕业生，助产班两年毕业，护士班三年毕业。1935 年两班共招学生 60 人。[②]

在课程设置方面，本科设医学系，课程分基本课目和必修课目。基本课目有生物、化学、物理学、医学史、解剖学、生理学、生理化学、病理学、微生物学、药物学、内科学、外科学、妇产科学、眼科学、耳鼻咽喉科学、皮肤花柳科学、儿科学、精神病学、卫生学、法医学和理疗学，共 21 科。必修科目有党义、国文、军事训练、第一外国文（德文）、第二外国文（日文及拉丁文）。暑期看护训练班课程有红十字条约、解剖学、生理学、药物学、调剂学、看护学、绷带学、手术准备、救急法、担架术、卫生大意、德文。

---

① 保定市政协文史委员会编《保定近代教育史略》，河北大学出版社，1992，第 138 页。
② 《保定近代教育史略》，第 137 页。

学校经费主要由省库拨款，学生的学杂费只占很少部分。学校《招生简章》规定，本科生入学须缴纳以下费用：（1）保证金10元，于修业期满后退还；（2）学费，每学期18元；（3）讲义费，每学期5元；（4）制服费，每学期10元；（5）赔偿准备金，每学期10元，于学期终结算。助产班学生纳费标准：（1）学费，每学期12元；（2）讲义费，每学期5元；（3）宿费，每学期5元；（4）杂费，每学期3元；（5）制服费，每学期6元；（6）保证金6元。学校经费的支出主要是俸给、办公费两项，办公费中虽含校舍修缮费，但因开支项目多、经费少，修缮费微乎其微。校舍的建设，图书、教学仪器的购置均无专款。学院经费虽然逐年增加，1935年经费从初建时的10800元增至130990元，另拨护士班、助产班年经费15657元，但与《大学规程》规定的"独立学院各科开办费、年经费医学院应分别是20万元及15万元"相差甚远。① 因此，学院图书较为缺乏，附属医院规模较小。经费不足，是制约学校长足发展的一大因素。

（三）抗战救护活动

抗战爆发后，河北省立医学院学生积极进行抗日爱国宣传，号召包括医药界人士在内的全国同胞担负起抗日责任，挽救民族危亡。二十九军长城抗战之时，河北省立医学院组织了捐款活动，"捐洋二百数十元"，由学院杜修时、戴志成两位女士于1933年3月23日携款赴北平选购衣服400余件，送给宋哲元部。"虽杯水车薪，无济大事，然亦聊表景仰于卫社稷国军之微忱而已！"② 该年暑期，学院"鉴于今春抗日战争中看护伤兵人材之缺乏，特于暑假期中招考看护训练班"，③ 共录取男女生50人，课程由该院教授及职员讲授，以期培训的看护人员能在抗战中做出贡献。尤值得一提的是，河北省立医学院自发成立医疗救护队，两次赴前线参与抗战救护活动，在华北地区学生群体中树立了榜样。

---

① 《保定近代教育史略》，第138页。
② 编者：《琐闻》，《壬申医学》第2卷第1期，1933年6月，第229页。
③ 编者：《琐闻》，《壬申医学》第2卷第1期，1933年6月，第231页。

1. 第一次救护活动

1931年九一八事变发生后，河北省立医学院师生了解到"锦州之役，我义勇军死伤盈野，惨淡万状，本队即请求当局，出发救护"。不久，日军进攻上海，"一·二八"事变爆发，"前防［方］伤亡将士，急需救护，该院救护队，决于明日（一日）由附属病院院长于复光（绍庆）率领，出发上海，从事救护工作"。[①] 出发前，队员认识到"暴日飞机炸弹灭绝人道，吾人身临火线。生死存亡均难预卜。故非郑重自觉，不能贯澈终始，同仁等准备之先，均自行签名盖章，表示决心"。[②] 由此可见，救护队队员为抗日救国表现出了极大的热情和视死如归的精神气概。所有队员均是自愿参加，《壬申医学》收录了救护队征集同志启事：

> 启者：暴，凌我，战启淞沪，念余日来，我忠义勇敢之卫国战士，驰骋于枪林弹雨之下，喋血枕骨，辗转疆场，大小数十战，足使倭奴寒胆，世界震惊，诚以国家兴亡在此一举，救国杀敌乃国民道德最高尚伟大之表现，固全民责任之所在，非独我十九路将士已也。本队同仁，痛国事之阽危，哀民族之沦亡，九一八事变以来，首先组织，本爱国之精神，作高上之牺牲，数次要求出发而不可得，同仁等悲愤填胸而不得伸者久矣。今者，春申江上，炮火障天，黄沙浴敌人之血，碧草埋同胞之骨；我战士为民族国家而战，拔草拭血，裂旗裹创，而犹奋勇杀敌有进无退，其感慨悲壮可歌可泣之精神令人泪下，同仁乎！时急矣！势迫矣！一切顾虑，何足顾虑。惟有本国民天职，作实际工作，振我精神，出发救护，有一战士自我而救，即为尽国民一分责任，他日凯旋，行将见中华民族兆告复兴，太平风光重现闾里矣。抑当注意者：比次到达目的为淞沪火线，生死存亡，万难预计，必也抱定为国捐躯虽死犹荣之决心，蹈难历险誓不退怯之坚志，置生命于度外，抛家庭于脑后，不唱凯歌誓不空还，然后始能沈着勇迈尽我天职。事

---

① 《开救国会·救护队即赴沪》，《益世报》（天津版）1932年3月4日，第7版。
② 《本学院抗日救护队出发救护经过》，《壬申医学》第1卷第1期，1932年6月，第120页。

关慕重，应自行郑重决定，无可勉强。有志同仁，请即签名盖章，以便定期出发为荷。

二月二十五日[①]

虽然时值寒假刚结束，学生到校者还不多，但从 2 月 25 日启事发出到 26 日仅仅两天时间，救护队即组建完成。救护队于 26 日晚开会，选举队长，组织队属。救护队总队长为医院院长兼外科教授、医学博士于绍庆，救护队分为两队：第一队队长赫光汉，队员有穆致中、曹守矩、杨金珂、王作霖、齐国华、赵凤来、戴守信、刘振铎；第二队队长巫祈华，队员史青芝、韩耀武、沈逢辰、王荣昌、米国立、何彬、张怀璟、李登甲、毕瑶祥等。救护队共 20 人。另外，没有参加救护队的同学也积极练习战场救护技术，准备在必要时出发补充。救护队组建完成后，制作了旗帜，编制了符号，并购备了大衣、卫生袋等必需物资，马桂丹院长及各位教授、职员为救护队捐款数百元，以作费用。为使路上顺利，防止沿途军警留难，救护队拿到了由陆军独立第十四旅旅长发给的证明书，并要求队员统一服装，佩戴符号，做好出发的准备。3 月 1 日上午 9 点，在大礼堂召开欢送大会，院长演说国家现状以及救护队出发的意义，"秘书荆植新先生讲演长期抗日我国必胜的理由，见解卓绝，分晰详明，乃益信本队向来主战之得策，精神为之一振"。[②]

救护队出发后，经北平、天津、徐州、浦口、南京，于 3 月 7 日晚 10 时抵苏州，"苏距昆山前线仅数十里"。[③] 8 日下午总队长于绍庆随十九路军兵站处长乘小汽轮赴正仪总指挥部，见到了军长蔡廷锴将军及前来报告军事的旅长翁照垣。蔡廷锴将军对救护队的同志不顾牺牲，千里跋涉参加救国工作表示深切钦佩。"经后方医院接洽联系，救护队被安排在苏州第二后方医院工作。后因该院大部分伤兵运往无锡，又由该院介绍他们赴无锡军

① 《本学院抗日救护队出发救护经过》，《壬申医学》第 1 卷第 1 期，1932 年 6 月，第 120 页。
② 《本学院抗日救护队出发救护经过》，《壬申医学》第 1 卷第 1 期，1932 年 6 月，第 121 页。
③ 《本学院抗日救护队出发救护经过》，《壬申医学》第 1 卷第 1 期，1932 年 6 月，第 123 页。

政部后方医院。经与吴桥军政部第四临时后方医院院长靳连山先生、惠山镇军政部第四后方医院陈培瑜院长接洽，救护队被分到二院工作。在工作过程中，救护队深感后方医院治疗条件简陋和设备缺乏，在需要给伤兵做手术时，常有因'器械不全，仍会其暂缓手术'之事发生。"[1]

后因淞沪沦陷，战事暂时停顿，此次救护工作告一段落，救护队于19日开始返校，25日抵达保定。从出发到回校，历时25天。这次救护工作所表现出的省立医学院师生的"爱国热诚，令人钦佩，此行当为保定市学界扬眉不少"。[2]

2. 第二次救护活动

1933年长城战起，救护队见报上登载前方战事激烈，急需救护人才，遂准备再次赶往前线实地工作。救护队出发前，先派孙生桂、任盛章、赫光汉三位代表，赴前方各伤兵医院接洽工作。[3] 3月27日代表返校，在二十九军军医处谢处长处了解到，"前方治疗人才极感缺乏，伤兵因不得适当治疗，而殒命者颇不乏人，通县现正组织重伤医院，而治疗人员，尚无着落，请贵队速派人来通工作，敝军万分欢迎"。[4] 28日救护队发出征集同志启事：

同学们！

三岛倭寇，强夺去我们的东三省，又吞并了我们的热河，眼看着整个的华北又要被他们蚕食下去，我们若是仍旧胡涂酣睡，恐怕亡国灭种的惨剧，立刻就在面前表演了！

我们前敌的将士们，喋血枕骨，死拼疆场，他们牺牲了一切一切在枪林弹雨的场合里，替国家争人格，替民族争光荣，他们爱国的精神，真是可钦可佩！

---

① 王丽歌、秦国攀：《学生群体的抗日宣传与抗战救护活动——以〈壬申医学〉为中心的考察》，《山西档案》2016年第3期，第175页。
② 《开救国会·救护队即赴沪》，《益世报》（天津版）1932年3月4日，第7版。
③ 漫生：《本学院抗日救护队出发救护经过》，《壬申医学》第2卷第1期，1933年6月，第218页。
④ 漫生：《本学院抗日救护队出发救护经过》，《壬申医学》第2卷第1期，1933年6月，第218页。

同学们！

国家兴亡匹夫有责，前方正需救护人才，我们应该赶紧整队出发救护才算不放弃应尽的天职呢；但是本队因为预备参加保定第二后方医院工作，不能全队都离开学校，决定先派一队出发前线，三四年级同学们，有愿意牺牲一切出发救护的，请速到办公处签名，先报到的有优先权；足额后便不能再参加了！

外科主任李文轩博士率领出发，决定明日午后起程，出发的队员们务请在指定时间，将行装准备妥当，免去临时忙乱。

　　　　　　　　　　　　　　　　　　救护队三月二十八日①

这次赴前线救护队，由三年级、四年级学生自愿组成。"启事贴出不到半个钟头，预定的额数便被捷足者先登，还有很多的同学们，因为一步来迟的缘故，虽然抱着一腔热血，竟找不着发泄地点，仅好垂头丧气的难过罢了！"由此可见当时同学们为抗日救国上前线救护热情高涨。救护队因一部分须留保定第二后方医院工作，不能全队出发，决定由该院外科教授李文轩率领第一队，搭平汉线午车北上，携带多种重要治疗器械赴前线参加救护工作。② 这次救护队除指导员李文轩博士外，还有赫光汉、孙生桂、王俊秀、巫祈华、马文会、何彬、齐国华、王作楫，其中赫光汉为队长。救护队 29 日出发，经北平到通县后方医院。

3 月 30 日救护队抵达通县，因该处伤兵人数少，在此停留数日，其间在病室参加换药工作，和伤病员进行沟通，帮助伤兵写信。③ 4 月 13 日，因前方战事日急，治疗人才缺乏，救护队由通县转赴蓟县，参加二十九军伤兵医院工作。④ 该院"共可收容伤兵三百余人，共有病院二个，一名总院，

① 漫生：《本学院抗日救护队出发救护经过》，《壬申医学》第 2 卷第 1 期，1933 年 6 月，第 218～219 页。

② 《省立医学院救护队出发·李教授率领赴前方工作》，《益世报》（天津版）1933 年 4 月 4 日，第 7 版。

③ 漫生：《本学院抗日救护队出发救护经过》，《壬申医学》第 2 卷第 1 期，1933 年 6 月，第 221 页。

④ 《冀医学院抗日救护队赴蓟县工作》，《益世报》（天津版）1933 年 4 月 19 日，第 7 版。

一名分院，分院共有病室十个，总院共有病室十二个，此外尚有手术室二，设于分院，缠带室一，设于总院"。据了解，在该院服务的除该院的医官外，还有红十字会救护人员，"红十字会在此服务的，共有十人"。[1] 该院设备比较完备，组织有序，分工明确，只是"因病院容积太小，一时无法安插，致使一部伤兵横卧院内"，一些伤员在当时条件下没能得到有效的治疗，使"同仁等目睹此残酷凶剧，脑海里均生无限的怨愤"。[2]

4 月 15 日，为提高工作效率，解决混合工作带来的不便，医院将工作人员重新做了分配，其中"本队赫光汉、孙生桂担任第四组主任医官，管分院第五、第六二病室。马文会、王作楫担任第五组主任医官，管总院第一，二，三，四，四病室……巫祈华、何彬担任绷带室主任医官，管各组轻伤之治疗"。[3] 其间，由河北省立医学院救护队实施的手术有确切记载的有 22 次，统计见表 6 - 1。

表 6 - 1　1933 年长城抗战期间河北省立医学院救护队实施手术一览

单位：次

日期	医生	手术数	手术名	备注
4 月 17 日	巫祈华、齐国华（助手）、何彬（麻醉）	2	手指切断术；手指离断术	晚十二时做完
4 月 19 日	孙生桂、赫光汉、王作楫（麻醉）	2	手掌碎骨摘除；背部创口开大，搔爬腐败组织	晚间
4 月 21 日	赫光汉、孙生桂	2	大腿腐烂组织切除；取出背部弹片	晚十二时半完竣
4 月 22 日	漫生、齐国华	1	抢救梁国民	另有本队对民夫二人手部炸伤治疗
4 月 23 日	漫生、齐国华	1	王冠卿下颚部、面部炸伤治疗	

---

① 漫生：《本学院抗日救护队出发救护经过》，《壬申医学》第 2 卷第 1 期，1933 年 6 月，第 222 页。

② 漫生：《本学院抗日救护队出发救护经过》，《壬申医学》第 2 卷第 1 期，1933 年 6 月，第 223 页。

③ 漫生：《本学院抗日救护队出发救护经过》，《壬申医学》第 2 卷第 1 期，1933 年 6 月，第 223 页。

续表

日期	医生	手术数	手术名	备注
4 月 24 ～ 25 日	王作楫、马文会	3	下腿部炸片取出；大腿部碎骨及弹皮取出；肛门周围脓疡切开	徐得胜腹膜炎治疗；新兵种痘；手术晚十二时完竣
4 月 26 日	巫祈华、何彬	2	手背部炸皮摘除；胃部创口开大，取出异物	晚间
5 月 1 日	漫生、齐国华	2	足跟炸片取出；背部创口开大，取出异物	晚间
5 月 2 日	王作楫、马文会	2	大腿骨骨折；下腿炸片取出	晚十二时半竣事
5 月 4 日	孙生桂、赫光汉	2	大腿腐骨摘除；胸部创口开大，子弹取出	三时半
5 月 7 日	孙生桂	1	肛门瘘管切开手术	午后
5 月 8 日	漫生、赫光汉	2	肾脏周围脓疡切开；鼠蹊部脓疡及下腹部疖疮切开	晚间

资料来源：漫生《本学院抗日救护队出发救护经过》，《壬申医学》第 2 卷第 1 期，1933 年 6 月，第 223 ～ 228 页。

蓟县在救护期间，随时有日军飞机空袭的危险。5 月 10 日上午 9 点有两架日机空袭蓟县，半空投弹 7 枚，5 枚落于军医院，有 2 枚击中军医院院车厂，"炸毙民夫五人，上士一人，伤兵三人，医兵一人，炸伤伤兵六人，医兵四人，民夫三人，军医院里房毁窗碎，血肉狼籍，凄惨情状，不堪言喻"。[①] 由此而知，日军已经侦查到了医院所在地，遂对医院进行野蛮的轰炸，给医院、伤兵和医护人员的安全造成了很大的威胁。医院院长迅速采取了相关措施，在另寻房舍无果的情况下，只得把大部分伤兵及病兵输送到后方，给伤兵的及时救护带来了很大困难。后因前方战事停寂，医院无紧迫工作，救护队决定暂时返校参加学年考试，结束后再赴前方工作。至 5 月 13 日下午返回保定，结束了此次救护工作。

1932 年和 1933 年河北省立医学院两次派救护队赴前线进行救护，与红十字会、红卍字会及各地组织的救护队一道，形成了除政府救护以外的另

---

① 漫生：《本学院抗日救护队出发救护经过》，《壬申医学》第 2 卷第 1 期，1933 年 6 月，第 228 页。

一支救护力量。救护队成员大部分由学生组成，救护工作一方面使同学们了解抗战前线的艰苦条件，国家在外患日益严重时组织抗日的情况，以及不抵抗政策给国家抗战带来的危害，使同学们增强了报效国家的热情；另一方面锻炼了同学们的临床实践能力，为进一步学习医学增加了经验，更为重要的是，青年学生们用自己所学为抗战做出了积极贡献。

三　三级医学教育体系的构建

南京国民政府虽然也办了一些医药院校，但分布不合理，发展不均衡。1947 年全国 45 个高等医药院系，多数附设在综合性大学里面，独立设置者不到一半，在校学生仅有 18800 余人，平均每校有学生 260 余人，而 58% 的院系集中在沿海大城市，约有五分之一的院系接受美、英、法、德、日等国家的津贴，或直接掌握在外国手里，成为西方各国对我国进行文化渗透的基地。[①] 1949 年新中国成立时，河北省仅有高等医学校 1 所。1950 年 8 月第一届全国卫生会议提出，医学教育实行高、中、初三级制。1951 年 4 月，卫生部、教育部联合发布《关于发展卫生教育和培养各级卫生工作人员的决定》，指出"要建立适应中国人民需要的新的卫生教育制度，逐步改革旧的卫生教育"。[②] 河北省在中央卫生部的指示下，根据本省的实际情况，逐步发展起了地方的医学教育体系。

（一）高等医学教育

1949 年 1 月 15 日天津解放，人民政府对河北省立医学院进行了接管，同年 4 月改由华北人民政府卫生部领导。1951 年，省政府决定将学院迁回保定市，在保定关兴建立了附属医院，1952 年正式开诊，初设病床 90 张，后扩展到 250 张。1952 年，卫生部对全国高等医学院校进行了系统的调查

---

① 朱潮、张慰丰编著《新中国医学教育史》，北京医科大学、中国协和医科大学联合出版社，1990，绪论，第 1 页。

② 朱潮主编《中外医学教育史》，上海医科大学出版社，1988，第 144 页。

研究。结果表明，当时全国的 44 所院校中，国立 24 所，省立 7 所，私立 13 所，但这些学校规模小、招生少、设备差、校舍简陋、师资匮乏。另一方面，从学校布局来看，也不太合理。① 从调查的数据来看，当时华北地区只有 4 所国立医学院，分别是山西大学医学院、天津军医大学、河北省立医学院、协和医学院，而在河北省管辖地界中，只有河北省立医学院一所，其学生仅有 376 人。

1956 年河北省政府决定将河北省立医学院迁到石家庄市，建立医院及附属医院。1958 年，学院全部迁至石家庄市。② 学院迁到石家庄时，又新建了一所有 800 张床位的附属第二医院，并且将石家庄医士学校附属医院改为附属第三医院，又接管了河北省纺织局医院，改为附属第四医院。新医院的纷纷建立，给人民看病治病提供了更好的平台。新医学院选拔优秀的学生进行培养，主要招生范围为华北地区。据统计，1949～1965 年，省内普通高等医学校共招收专科生 7028 人，平均年招生 413 人，共毕业专科生 5069 人，其中医学专业 4634 人，中医专业 47 人，口腔专业 30 人，护理专业 263 人，卫生专业 95 人，平均年毕业 298 人；共招本科生 4879 人，平均年招生 287 人，"共毕业本科生 2772 人，其中医学专业 2328 人，中医专业 444 人，儿科专业 59 人，平均年毕业 163 人"。③ 同时，为解决省内高等医学院教师不足问题，省内各医学校开始四处招聘，或者与周边的高校进行合作，充实师资队伍，提高教师队伍的素质。

1954 年，高教部和卫生部联合召开了第一届全国高等医学教育会议，确定了高等医学教育下一步工作方针和任务，将高等医药院校的专业设置为医疗（后称临床医学）、口腔、儿科、卫生、药学、中药六种。④ 在中央方针的指导下，河北省内的高等医学校也相应做出了调整，于 1949～1965 年先后开设医学、中医、药学、口腔、儿科等 5 个本科专业和医疗、中医、护理、卫生等 4 个专科专业，本科学制 4～5 年，专科学制 2～3 年。普通基

---

① 朱潮主编《中外医学教育史》，第 144 页。
② 赵荣伦主编《河北医学院院志》，第 2 页。
③ 《河北省志·卫生志》第 86 卷，第 402 页。
④ 宋耀兴、杨洋编著《近现代中西医教育史研究》，中国中医药出版社，2013，第 136 页。

础课开设了 6 门（外语、数学、物理、有机化学与无机化学、分析化学、生物）共 1040 学时，专业基础课 9 门（医学概论、解剖、组织与胚胎、生理、生物化学、细菌、寄生虫、病理、药理）共 1760 学时，专业课 12 门（诊断基础、内科、外科、妇科、儿科、放射科、眼科、耳鼻喉科、皮肤科、公共卫生、法医、军事医学）共 1900 学时。① 此次对医学专业的调整、设置，以及对师资队伍的大力建设，改变了之前省内医学教育混乱的局面，树立起了一个新的标准，虽然其中也有不合理之处，如学时太长、专业划分不够细致，但能在新中国成立后短短十几年的时间内，形成一套较为完整的医学培养体系，这不得不说是河北省在医学领域取得的巨大成就之一。

（二）中等医学教育

1950 年 8 月第一届全国卫生会议上，提出"以发展中级医学教育为主，中级医学教育以培养医士为主"的方针。中等医药学校，是培养中级卫生人员的重要基地，是河北省乃至全国医学教育体系中一个不可缺少的层次。培养中级医药卫生人员有着巨大的好处，"可以既快又省的加速培养人才，又可以改变城乡缺医少药的情况"。②

河北省中等医学教育发展的基础，是原河北省卫生人员训练所，创建于 1949 年。1951 年 3 月，训练所改建为河北省保定卫生学校。同年，河北省医士学校唐山分校和河北省石家庄医士学校建立。这三所学校都由河北省卫生厅直接管理，构成了中等医学教育培养体系的框架。学校主要开设的医学专业有医士、助产士、护士三种，这一时期全省没有制定统一的教学方法和计划。1951 年 6 月 12 日至 22 日教育部召开了第一次全国中等技术教育会议，确定中等技术教育"以调整整顿为主，有条件发展"的方针。1952 年，又调整了中级卫生学校和专业的布局，确定了领导体制和管理体制，更新了教学内容，把中等医学教育纳入国家计划的轨道。③ 根据卫生部

---

① 《河北省志·卫生志》第 86 卷，第 391 页。
② 朱潮主编《中外医学教育史》，第 152 页。
③ 朱潮主编《中外医学教育史》，第 152 页。

颁发的中等医学教育计划和教学大纲，河北省有关中等医学教育的学校开始自行安排有关医学教育的课程和专业，其中有普通课程的设置，如体育、政治、语文，同时也重视医学基础课程的设立，新设了生理学、病理学、生物学等，课程体系日益丰富。

我国曾在 1954 年向苏联学习中等医学教育，但简单地照搬并不符合中国的实际，省内的中等医学教育发展出现了滞缓的局面。1958 年，受"大跃进"的影响，省内盲目发展卫校和招生，中等卫生学校有 6 所升为高等卫生学校。此外，在全省其他地区又建立了 13 所业余中等卫生学校。① 新升格或新建的学校，硬件条件都很欠缺，所培养的医学人员水平也参差不齐。1961 年，河北省贯彻"调整、巩固、充实、提高"的方针，纠正了以往违反规律的"左"的做法，使医学教育慢慢回到正轨。1966 年受"文化大革命"影响，河北省属中等卫生学校停止了招生工作，在校学生也无法继续学习。在此期间，一些卫生学校或改名或搬迁。1968 年，河北省卫生干部进修学校改为保定地区卫生学校；1969 年，唐山卫生学校划归地区领导，改称唐山地区卫生学校，校舍搬至昌黎县。② "文化大革命"结束后，招生工作也重新展开。

（三）乡村医疗教育

新中国成立初期，河北省农村人口所占的比例较大，约为 95%。农村县、乡、村三级医疗保健网、合作医疗制度及乡村医生一直被认为是中国农村医疗卫生服务的"三大法宝"。为改变农村地区的卫生环境，河北省政府和卫生厅将农村卫生机构的建立和农村医生的教育作为工作的突破口。

为解决农村地区看病治病难的问题，1958 年起河北省在农村试办教学基地。首先是在晋县试点，实习时间半年，三个月在县医院，三个月在公社医院，以后逐步扩展到束鹿县、宁晋县、赵县。农村教学基地，在当时的社会环境中具有丰富的内涵和意义，"建立农村教学基地的目的是贯彻教

---

① 《河北省志·卫生志》第 86 卷，第 411 页。
② 《河北省志·卫生志》第 86 卷，第 411 页。

育与生产劳动相结合的方针，使学生了解基层工作情况，树立为工农兵服务的思想，培养学生的阶级感情和阶级观点"。①

乡村医生在新中国成立前多处于零散分布的状态，其医学技术要么是祖辈传授，要么是自学，不成系统。为这一群体提供系统的医学教育和实践培训，对于基层群众的就诊、当地卫生机构和疾病防疫有着重要的意义。新中国成立后，政府注重对乡村医疗工作者进行培训。培训基础防疫人员，一般是由县卫生局主办，以县医院、县防疫站或县分院为培训基地，开办初级卫生学校或各种形式的卫生人员训练班。学习时间多为半年或一年，有的则为两年。河北省清河县于1952年成立了卫生工作者协会，"凡从事医药工作人员以及有一技之长的卫生工作者，都要参加这一协会。入会后发给证章、证书，按指定地点5天集中学习一上午，十天大集中学习一天，每组事先做出每月学习计划，本着急用先学、学以致用的原则做好安排，师资由医术较高的和有一技之长的人担任"。②

1965年4月，卫生部召开了全国农村医学教育会议，开始有计划地培养半农半医、卫生员、接生员。1965年6月，毛主席发布"把医疗卫生工作的重点放到农村去"的指示，农村医疗卫生事业在当时成为热点话题。为贯彻落实毛主席的指示，河北省开始把建立完善的农村医疗体系网作为工作目标。由此，大批卫生技术人员被抽调或主动下乡，其主要任务是"利用各种形式尽快为农村培养出一批半农半医的医生和不脱产的卫生员、接生员"。③城市里的医务人员响应政策号召，纷纷下乡，宣传医疗卫生知识和国家政策，这不仅有助于扫除农村病害，也为农村医务人员的日常培训提供了师资力量。据统计，1965年9月至1966年8月，深泽县共培训半农半医人员213名，卫生员1555名，节育技术人员10名，基本上实现每个大队有1～2名半农半医的医生，每个生产队有1～2名卫生员，每个村有

---

① 赵荣伦主编《河北医学院院志》，第72页。

② 刘迎祥主编《邢台市地方志丛书·清河之最》，人民日报出版社，2003，第170页。

③ 河北省石家庄专区：《农村卫生工作大队工作安排意见》（1965年9月1日），石家庄市档案局藏，卷宗号：49/1/192。

2~3 名接生员，每个公社有 1 名节育技术人员。①

20 世纪 60 年代初兴起的"半农半医"，后来逐渐演化成"赤脚医生"。1968 年，"赤脚医生"这一名称正式出现。这一年的《红旗》杂志第 3 期载文《从"赤脚医生"的成长看医学教育革命的方向——上海市的调查报告》，首次正式使用"赤脚医生"一词。② 1969 年，卫生部决定将全国农村医务人员统一改称为"赤脚医生"。该名称的改变意味着他们有着双重身份，既是医生，也是农民，有病人时行医治疗，农忙时节下地干活。这一群体的出现，既适应了中国农村缺医少药的状况，同时又是特殊历史时期的产物，带有浓厚的政治色彩。河北省 1969 年在省内各医学院为农村地区培养"赤脚医生"，到 1974 年共培养了近 11 万人。深泽县每年初训、复训"赤脚医生"数十人，至 1979 年该县"赤脚医生"总数已达 510 人，基本解决了广大农村缺医少药的问题。"赤脚医生"也因其留得住、养得起、信得过而获得广泛的社会认同，成为"农民自己的医生"。③ 到 20 世纪 80 年代，"赤脚医生"因数量膨胀、水平参差不齐等原因，慢慢淡出人们的视野，"卫生部决定停止使用赤脚医生名称，规定所有卫生人员一律进行考试，凡通过考试合格者，授予乡村医生证书，属中级职称；考试不合格及未参加考试者统称为卫生员，属初级职称"。④ 乡村医生以及卫生员活跃在广大的中国农村，在农村医疗卫生发展过程中发挥了重要作用。

---

① 深泽县农村卫生工作中队：《关于半农半医培训工作的体会》（1965 年 12 月 31 日），石家庄市档案局藏，卷宗号：49/1/161。
② 邓铁涛主编《中国防疫史》，广西科学技术出版社，2006，第 629 页。
③ 王胜：《赤脚医生群体的社会认同及原因分析——以河北省深泽县为个案》，《中共党史研究》2011 年第 1 期。
④ 李斌：《福利型新农合医疗政策研究》，经济日报出版社，2016，第 151 页。

第七章　近代河北的名医

步入近代，河北医学并未因列强入侵、中国社会性质变化而止步发展，反而涌现出许多著作，这一时期西医也在河北散播开来。进入民国后，在西医发展的同时，河北中医一度遭到打压。1912年，北洋政府教育部颁发的医学专门学校课程，将中医学排斥在外。1929年召开的中央卫生委员会第一次会议，把中医视为旧医，通过了《废除旧医以扫除医事卫生之障碍案》，妄图彻底废除中医，激起了中医界的强烈反对。中西医之争，成为民国医学史上的一个核心论题。在这一背景下，部分有识之士对中西医的结合产生了兴趣，倡导中西医会通。河北医学在近现代转型发展的过程中，涌现出一大批名家，也产生了不少蜚声中外的名作。

一　中医名家

（一）张锡纯（1860～1933）

字寿甫，河北盐山人，原籍山东诸城。少时读书，好思多问，研读经学，孜孜不倦，"于六经类多深造，而尤邃于《易》，曾衍有图说，以发前人未发之奥"。当时社会"大重算学、天元代数诸书，耐人寻味，实费人研究"，而张锡纯"一见即解"。[1] 壮年之时，他两次考取功名不仕，于是为官

---

① 张锡纯：《医学衷中参西录》，河北科学技术出版社，2017，张序，第1页。

之意渐趋淡薄，转而学医，笃信悬壶济世之学。他认为"医虽小道，实济世活人之一端。故学医者，为身家温饱计则愿力小，为济世活人计则愿力大"。① 他搜寻各种医学书籍，最终决定从古代医书出发。在他看来，"知《本经》与《内经》，诒之开天辟地之圣神，为医学之鼻祖，实即为医学之渊海也"。② 他不断学习医术，提升自身医学水平。在行医救人的过程中，他积累了丰富的经验，后在此基础上"兼采西人之说与方中义理相发明"，③ 最终纂成《医学衷中参西录》一书。

《医学衷中参西录》一书于 1918 年至 1934 年陆续分期刊行，共 8 期 30 卷，约 80 万字。前三期合编共 8 卷，以病症为纲，包括内科、儿科、妇科、外科、五官科等科，收录药方既有古方，也有张锡纯自己整理编拟的药方，其中自拟数目达 160 多个。第 4 期共 5 卷，名为《药物讲义》，顾名思义，讲解中西药物。第 5 期共 8 卷，主要为张锡纯数年来之论文集合。第 6 期共 5 卷，前四卷详细记载了张本人的治疗案例，最后一卷为张的诗文集《种菊轩诗草》。第 7 期共 4 卷，主要是以病例为据，弥补前人医术之不足。最后一期为医话、医术书评和数则临床例证等。张锡纯称此书"原以中法为宗，而间参以西法也"。

该书问世以后，颇受学界欢迎，产生较大影响，"见者争相传抄"。④ 山西《医学杂志》称此书为"医学第一书"，"近时各省所立医校多以此书为讲义"，⑤ 上海《中医杂志》载董仁清来函称此书为"济世之慈航"，并列举了依据《医学衷中参西录》医治痊愈的众多病案实例。⑥ 还有人称此书为"医学上至贵至宝之救命书也"，"使人人早知斯书之出现，生命何以虑乎"。⑦《医学衷中参西录》是张锡纯多年学术经验的总结，自问世以来流传较广，现存版本有 1909 年天津新华印书局铅印本和 1918 年天地新学社铅印

① 张锡纯：《医学衷中参西录》，自序，第 5 页。
② 张锡纯：《医学衷中参西录》，自序，第 5 页。
③ 张锡纯：《医学衷中参西录》，自序，第 6 页。
④ 张锡纯：《医学衷中参西录》，袁序，第 3 页。
⑤ 李慰农：《医学衷中参西录四期版序》，《三三医报》第 1 卷第 27 期，1924 年 4 月，第 2 页。
⑥ 董仁清：《呈张寿甫夫子书》，《中医杂志》第 7 期，1923 年 6 月，第 2 页。
⑦ 《通讯：寄张寿甫先生》，《三三医报》第 3 卷第 2 期，1925 年 8 月，第 7 页。

本、天津中西汇通社铅印本、1957 年河北人民出版社铅印本和 1985 年河北科学技术出版社铅印本等。①

作为张锡纯的代表作，《医学衷中参西录》一书集中反映了他的医学思想，主要包括如下几方面。

第一，对伤寒温病的新认识。张锡纯指出："伤寒与温病，始异而终同。为其始异也，故伤寒发表可用温热，温病发表必须辛凉。为其终同也，故病传阳明之后，无论寒温，皆宜治以寒凉，而大忌温热。"② 在认真比较伤寒与温病的特点规律后，他认为两者虽有不同，但是"始异而终同"，因而提出寒、温两法合用治疗外感病。

第二，对温病成因的概括解释。张锡纯在对温病的病理机制研究后，认为伏邪温病是温病成因之一，不能概括全部。在对温病成因研究后，他将温病分为三类，即春温、风温、湿温，并根据不同的病理列出了不同的药方。

第三，主张中西融合。通过对医书的对比研究，张锡纯认为西医虽新，但其原理却涵盖于中医之中，"西说谓人身有血脉管、微丝血管、回血管，为血脉循环之道路……然此理固寓于扁鹊《难经》中也"。③ 中西医并非水火不容，他认为"故为今最要之计，莫若以中法为本，而兼取西法以资研究"，两者相配合，才能"庶于医学有登峰造极之一日也"。④

第四，对药方的变革创新。张锡纯在对古代医书的研究过程中，对于已有药方进行了修改订正，同时他又结合自己的医学经验和临床实例，创新性地提出了一些新药方，如治伤寒之麻黄知母汤、治温病之清解汤。麻黄知母汤由麻黄、桂枝尖、甘草、杏仁、知母熬成，用以治伤寒无汗；清解汤由薄荷叶、蝉衣、生石膏、甘草熬成，"用以治温病初得，头疼、周身骨节酸痛、肌肤壮热、背微恶寒无汗、脉浮滑者"。⑤ 利用新鲜的麦苗治疗黄疸病，

① 王瑞祥主编《中国古医籍书目提要》（下），中医古籍出版社，2009，第 1558 页。
② 张锡纯：《医学衷中参西录》，第 170 页。
③ 张锡纯：《中西医理相同论》，《益世报》（天津版）1929 年 4 月 5 日，第 14 版。
④ 张锡纯：《论中医之理多包括西医之理沟通中西原非难事》，《三三医报》第 2 卷第 31 期，1925 年 6 月，第 9 页。
⑤ 杨爱东主编《温病学传承与现代研究》，上海科学技术出版社，2013，第 9 页。

使其"能疏通肝胆，兼能清肝胆之热"，进而能"导引胆汁归小肠也"。①

第五，对中医治疗方法的完善。张锡纯将自己多年对淤症和血症从医心得，概括总结为"治淤十法""治血十五法"，从而进一步丰富了我国的中医治疗方法。如在血症方面，张锡纯对于流鼻血及吐血等症状进行了详细论述，并归纳了相关药方。② 同时，他还分析了赭石的相关特性，并将其作为治疗吐血症状的主要药物之一。③

张锡纯医术高明，时人赞其"故其临证，手到病除。即病势重危，群医束手，一经诊视，立能回春"。④ 也因此，他与江西陆晋笙、杨如侯，广东刘蔚楚，同负盛名，被称为"名医四大家"；又与慈溪张生甫、嘉定张山雷一起，被称为"名医三张"。张锡纯从医严谨，治学孜孜不倦，及至晚年，即使为人开药，也是事必躬亲；对于修订书籍和回复信件也是亲力亲为；对于病重患者求治，即使深夜也必前往救治。⑤ 在行医治病的同时，张锡纯积极开设医院和学校。1918 年，他在沈阳创办立达中医院，并在东北的疫病防治中做出巨大贡献，其制作的"卫生防疫宝丹"对于疫病治疗效果明显，时人称霍乱发生后"有工人病者，按原数服药四十粒，病愈强半；又急续服四十粒，遂脱然全愈。后有病者数人皆一次服药八十粒，中有至剧者一人一次服药一百二十丸，均万全治愈。近处有此症者，争来购求此药，亦服皆愈，一方呼为神丹"。⑥ 1926 年在天津创立中西汇通医社，并办中医函授班传授各地弟子。直到晚年，他对于医学发展仍密切关注，在致友人函中提出："当今振兴医学之先务，急宜改良教科书为第一要着。"⑦ 由于对医学衰落深感痛心，他还致力于推广中医药学。1933 年春在天津设立中医函授学校，慕名前来学习者甚多。⑧

---

① 张锡纯：《麦苗善治黄疸》，《幸福报》1929 年 10 月 3 日，第 3 版。
② 张锡纯：《详论吐血衄血治法》，《益世报》（天津版）1929 年 6 月 28 日，第 14 版。
③ 张锡纯：《赭石为治吐血之主要药》，《康健报》1929 年 4 月 13 日，第 4 版。
④ 张锡纯：《医学衷中参西录》，张序，第 1 页。
⑤ 赵鸿君、张存悌主编《话说国医·辽宁卷》，河南科学技术出版社，2017，第 80 页。
⑥ 张寿甫：《卫生防疫宝丹》，《绍兴医药学报》第 10 卷第 6 期，1920 年 6 月，第 8 页。
⑦ 《天津张锡纯先生来函》，《医界春秋》第 68 期，1932 年，第 41 页。
⑧ 秦玉龙主编《明医心鉴——历代名医临床经验集粹》，中国中医药出版社，2013，第 88 页。

　　张锡纯对于医学孜孜不倦，最终因劳累过度于 1933 年病逝，享年 73
岁。其逝世后，友朋题词缅怀者众多，如"满腔热血如潮涌，到处阳春著
手成，脉案方书千万卷，慈心济世独先生""良医良相本相同，妙药功参造
化功，万里相延来塞外，活人事业遍辽东""同胞疾苦最关心，费尽精神著
等身，恍若早苗齐待雨，权将灵素化甘霖"等。① 张锡纯生活在半殖民地半
封建社会的中国，其本人早年胸怀壮志，立下"人生有大愿力，而后有大
建树"的宏愿。② 无论是个人著述还是治医态度，都堪称楷模，时人称其为
"医界革命第一人"。

（二）时之藩（1868～1941）

　　字介民，河北深州人，出身于医学世家，其祖父时华祝为清末名医，
尤其擅长骨科，"批隙导窾，神乎其技。自壮比老，持正骨以医人，垂五十
年。凡迂损伤折跌，无不治十起九。以是闻名州里，求医者踵于门"。但时
华祝对于当时的权贵嗤之以鼻，不肯趋炎附势，于是"乡人则谓之：不幸
权贵至，素有医德，州人纷纷贺匾于门庭"。③ 时之藩幼时聪明，又加之常
伴祖父左右，因而对于正骨医术兴趣浓厚。其祖父对此情形颇为高兴，曾
言"吾术将授于吾孙也"。④ 祖父对其耳提面命，指导其学习正骨医术，其
医术获得了一定的增长。有时祖父不在，赶上"迂有就医之患者"，"患者
乞求代医，时或一试，虽循墙学步，亦往往奏效"。⑤ 其后虽考到州外求学，
但他借助寒暑假期继续学习正骨医术。

　　1911 年，时之藩东渡日本，学习西方纺织工艺。在日期间，他将日本
染织工厂情况汇总上报，得到农工商部的高度评价："所呈染织样本，尚有
可观。仰再切实讲求，力图进步，以期不负所学，实于该生有厚望焉。"⑥

---

①　张锡纯：《医学衷中参西录》，题词，第 8 页。
②　张锡纯：《医学衷中参西录》，自序，第 5 页。
③　田一：《正骨名医时之藩》，中国人民政治协商会议深县委员会编《深县文史资料选辑》第
　　2 辑，1984，第 208 页。
④　田一：《正骨名医时之藩》，《深县文史资料选辑》第 2 辑，第 208 页。
⑤　田一：《正骨名医时之藩》，《深县文史资料选辑》第 2 辑，第 209 页。
⑥　《文告录要》，《北洋官报》1417 册，1907 年 7 月 10 日。

求学之余，他并未放弃医学，在西学的学习交流中进一步增强自己的医学本领。① 回国后，鉴于当时社会将骨科医术视为"生财之道"，往往秘而不发，不利于医学的交流和发展，时之藩决定编写一部骨科医书，他"慨然将积累数十年之心得经验，少时之家传，并参以西说"，② 最终于 1931 年汇集编成《时氏家传正骨术》一书。该书共分两卷，共 26000 余字。全书以正骨手法为主，介绍了全身主要骨伤病的症状及治法。同时，该书还对全身骨骼、关节、肌肉、韧带等运动系统的解剖结构做了相关介绍，部分还附有插图，从而推动了我国骨科医学的发展。③ 时之藩医术高明、医德高尚，他在故乡开办正骨诊所之时，看病从来不留后手，并且遇贫穷患者常常不收治疗费，这使其名气越来越大，四方求医者络绎不绝。④ 1941 年，时之藩逝世，享年 73 岁。

（三）袁鹤侪（1879～1958）

名琴舫，字其铭，河北雄县人。其父袁琥为清昌平学正官，幼时家教甚严，孩提时代的袁鹤侪即开始读经史著作，练习诗文写作等。14 岁时，袁氏父母以热病未得治而先后逝世。受此影响，袁鹤侪转而学医。⑤ 1903 年进入京师大学堂医学馆学习，1906 年进入太医院，曾任御医、医学馆教习、慈禧随侍御医等职。辛亥革命后，任京都内城官医院内科医长。⑥ 之后，还曾与医学同行发起成立北京第一个中医学术团体——北京中医学社，并担任副社长。1933 年任华北国医学院教授。新中国成立后，任中华医学会常务理事、中国科学普及协会理事、北京中医学会耆宿顾问、北京中医进修学校教授，并应聘任协和医院、北京医院专家教授等职。其医学贡献主要包括以下几方面。

第一，在重视传统中医理论的同时，对伤寒论等进行了发展和创新。

---

① 深州市地方志编纂委员会编《深县志》，中国对外翻译出版公司，1999，第 565 页。
② 田一：《正骨名医时之藩》，《深县文史资料选辑》第 2 辑，第 209 页。
③ 裘沛然主编《中国医籍大辞典》（下），上海科学技术出版社，2002，第 1063 页。
④ 《深县志》，第 566 页。
⑤ 徐江雁：《擅治伤寒，长于温病——记清代御医袁鹤侪》，《北京中医》2006 年第 4 期。
⑥ 《袁鹤侪》，袁立人整理，中国中医药出版社，2014，第 3 页。

他精研《伤寒杂病论》，对于某些药方提出了独到理解。如桂枝汤的汤料加减，他认为"桂枝汤以桂、芍分治荣卫，卫出下焦，太阳火弱而卫虚者则加桂；荣出中焦，脾阴不足而荣虚者则倍芍；下焦阳衰而寒甚者则加附子；中州阴虚而邪热者，则加大黄，湿盛则加苓术；荣虚则加人参；项背强则加葛根；气逆作喘则加杏、朴。加减只一两味，而所治迥异，此古方运用之妙，学者宜于此等处留意焉"。① 此外，温病的研究方面，他将传统理论和自己的观点相结合，实现了创新。

第二，对于传统的内科杂病，提倡新的治疗方法。对于麻疹，他有自己的看法："麻疹一证本为习见之病，如初起治疗得宜，则正如曲突徙薪，其隐患于无形消灭，再病者不识若何痛苦，医者亦不觉其烦难。是初病之治最为重要。"本着这个原则，他提出在临床上多以治其病发之初，所以多"经诊即愈，不待其剧而后救之"。②

第三，对于用药方面，进行了具体的划分和说明。他认为，遣方用药尤为"第一要旨者，则只求中病，力戒庞杂"。如在对参附、术附、芪附三方配伍，主治之异同；对小承气汤、厚朴大黄汤、厚朴三物汤，药同而量异，主治各殊之见解等，"其见地之精深，足以启人智慧"。③

辛亥革命后，他在北京担任内科医长时，"每日求诊者盈门，活人无算"。④ 袁氏本人不仅医术高超，而且医德高尚，颇有民族情感。他常以济世活人为宗旨，对于贫苦患者，或免费诊治，或送药送钱。他对此不以为意，认为"为医者以活人为先，断不可有商贾之为"。⑤ 他不仅对患者尽心尽责，在医学发展和民族大义面前更是毫不退让。他积极参与抗议民国时期的废止中医案活动，与国民政府抗衡；抗日战争时期更是隐居寓所，屡次拒绝日人邀请出诊，宁肯挨饿也不卖国求荣。新中国成立后，因医术高超，他多次为国家领导人诊断治疗。在治病行医的同时，他对我国医学人才的培养和长远

①　《袁鹤侪》，第 124 页。
②　袁立人整编《御医袁鹤侪医学存真》，河北科学技术出版社，2017，第 6 页。
③　袁立人整编《御医袁鹤侪医学存真》，第 8 页。
④　袁立人整编《御医袁鹤侪医学存真》，第 4 页。
⑤　袁立人整编《御医袁鹤侪医学存真》，第 4 页。

发展也有远见卓识。在北京中医进修学校任职期间，虽已七十高龄，仍负责授课任务，孜孜不倦，致力于伤寒温病的教学工作，为培养中医人才做出了贡献。1958 年，袁鹤侪病逝于北京，享年 79 岁。

（四）盛子章（1894～1968）

字朝辅，河北承德人，出身于中医兼古玩商家，1915 年迁居隆化县城。自幼学习祖传医术，1915 年拜热河名医武凤詹为师学习中医。1920 年后开始于热河当地行医。他的医学成就主要体现在治疗梅毒等疾病方面，其治梅事迹堪称"神迹"，被群众称为"神医"。① 盛子章之所以在梅毒救治方面成就突出，源于其对梅毒起因和分类的深入研究。他认为，梅毒实属防寒之症，由肺、脾、肾三经而来，可起经犯心、肝及全身各器官。按梅毒起因可分两类，即交媾不洁、精枯、接触病人用具而引起的梅毒为后天梅毒，由遗传而来的梅毒为先天梅毒。因梅毒发展期发生部位不同，分花柳37 样和疳 73 样。后期梅毒又细分为早期疳、梅及晚期疳三个发展过程，每个过程都有不同的症状，需根据病情分别用药。② 其因治梅成就突出，引起了日本人的注意，想得其秘方，被他以"看病不开方，卖药不卖医"的祖训回绝。③

1950 年，盛子章加入隆化县卫生协会，开办诊所，投身于医学事业。1957 年，他毅然献出自己的治梅秘方，并继续治梅事业。他根据秘方研制出"清血搜毒丸"和"三仙丹"，在灭梅过程中发挥了重要作用。因而，河北省成了全国第一个消灭现症梅毒的省份。当年的《河北日报》社论指出："承德专区中医盛子章用他的秘方治疗梅毒有三四十年经验，凡经他治愈的，无一人再犯；其次是，直到目前国内外还没有什么好办法使晚期梅毒血清达到百分之百治愈；再次，据省性病防治所在赤城县检查证明，盛子

---

① 于凤：《灭梅专家盛子章》，中国人民政治协商会议河北隆化县委员会编《隆化文史资料》（一），1990，第 62 页。
② 于凤、王振平：《一代名医盛子章》，《文史精华》2009 年第 2 期，第 53 页。
③ 于凤、王振平：《一代名医盛子章》，《文史精华》2009 年第 2 期，第 52 页。

章秘方的血清治愈程度，与西药青霉素相同。"① 1958 年，盛子章出席全国卫生会议做相关发言并获得了金质奖章，受到了周恩来总理的接见。1960年任承德中医院副院长，继续从事相关研究。1963 年，年近古稀之时他还亲赴甘肃，帮助当地诊治梅毒等疾病。1968 年病逝于承德，享年 74 岁。终其一生，盛子章对我国梅毒等疾病的治疗做出了巨大的贡献。

（五）岳美中（1900～1982）

原名岳钟秀，字美中，号锄云，河北滦县人。幼时记忆力颇强，"读书上口成诵，讲解亦能领悟"。② 其虽家境贫穷，但勤奋用功，经常"焚膏继晷，中宵苦读"。功夫不负有心人，他到 17 岁时便"六经而外，得读古文多卷，诗词多卷"，③ 这为以后的学习打下了坚实的基础。之后，他考入滦县师范讲习所，其间还成为一名小学教员。他孜孜不倦地学习，经常购书学习并与人交流，不断提升自己。他在《益世报》上登载了多篇文章，或是介绍医药卫生常识，或是吟诗作赋，与师友探讨学术。如 1923 年 7 月 11 日其在《益世报》上登载了《除害苗之蝼蛄方法》，介绍了根除蝼蛄（又称土狗）的一则常识，"即寻其穴，而滴以棉花子油（亦名黑油）少许，再用水将其穴灌满，俄顷蝼蛄即出，行不数步，便身体僵而死，是知此物最惧棉花子油也"。④

1925 年，岳美中在报考清华大学国学研究院失败后，因长期苦读患病住院，在层层打击下，萌发了学医自救的念头，在身患疾病的情况下学习古代医书。他感叹中医"见其察证候不言病理，出方剂不言药性，准当前之象征，投药石以祛疾，此质朴之实验学术，直通近西医科学之堂奥"。⑤他发奋研读中医之学，自学医术。1928 年秋，岳美中在滦县开设了一个小型药铺，命名为"锄云医社"，开始正式行医。此外，他还和自己的朋友合开了"尚志学社"，白天看病卖药教书，晚上研读医书病案。很快，他便闻

---

① 于凤、王振平：《一代名医盛子章》，《文史精华》2009 年第 2 期，第 53 页。
② 岳美中：《述学》，《中医新生命》第 23 期，1936 年 8 月，第 64 页。
③ 岳美中：《述学》，《中医新生命》第 23 期，1936 年 8 月，第 64～65 页。
④ 岳美中：《除害苗之蝼蛄方法》，《益世报》（天津版）1923 年 7 月 11 日，第 15 版。
⑤ 岳美中：《述学》，《中医新生命》第 23 期，1936 年 8 月，第 67 页。

名乡里。1935 年，岳美中出任山东菏泽县医院中医部主任。他在看病救人的同时，不忘提升自己，积极向上海名医陆渊雷学习，其学业作品得到老师的赞赏，"中医界有此文才，大堪吐气"。① 他认真研读古代医书《伤寒论》等，从而使自己在医术上得到了进一步提高。抗战全面爆发后，岳美中回唐山行医。抗战胜利后，他参加了全国中医考试并获得了相应的医师执照。新中国成立后一直致力于宣传中医的工作，1982 年因病去世。

岳美中的医学贡献主要体现在以下方面。

第一，对古方治病的重新考证利用。岳美中评价自己是"专用古方治病，时起大症"，"古方"主要指张仲景的经方，"大症"则指急性热证、危重症和疑难症等。② 对于相应疾病，岳美中一般是在认真分析后再下结论，并利用经方进行医治。有这么一个案例：一名 3 岁男孩，高热达40℃，小脸通红，汗出微喘，岳美中开葛根黄芩黄连汤原方，连服 3 剂，患儿热减，大便转佳，也不呕吐恶心了，继服此方，很快痊愈出院。③

第二，提出"辨证与辨病相结合、辨证论治与专方专药相结合"的观点。岳美中认为，辨证论治是中医学术特点和精华所在，辨证论治要因势利导，临症时要先辨病，后辨证，再论治。岳美中对于专病强调用专方治疗，两者并不违背辨证论治精神，且相辅相成。所谓辨证论治就是根据四诊八纲、脏腑经络辨认病症，再依据病症予以相应的方药治疗。中医治病，必须辨证论治与专方专药相结合。对于有确实疗效的专方专药，必须引起高度重视。如在对药方和疾病的筛选对应上，经过研究古代医书他发现：太阳病中风，桂枝汤主之；太阳病伤寒，麻黄汤主之；阳明病经热证，白虎汤主之；阳明病腑实证，承气汤主之；痉病属刚痉者，葛根汤主之；痉病属柔痉者，瓜蒌桂枝汤主之。皆以病概症，以症明治，治有专方，形成了病症与方药的统一。④ 对于不同疾病，他强调进行认真分析后，再做具体的专方诊治。如病人为黄疸者，用专方专药茵陈剂治疗；辨证属于阳黄者，

---

① 岳美中：《述学》，《中医新生命》第 23 期，1936 年 8 月，第 67 页。
② 《岳美中卷》，张镜源主编《中华中医昆仑》第 4 集，中国中医药出版社，2012，第 11 页。
③ 《岳美中卷》，张镜源主编《中华中医昆仑》第 4 集，第 15～16 页。
④ 《岳美中卷》，张镜源主编《中华中医昆仑》第 4 集，第 15～16 页。

茵陈蒿汤主之；阴黄者，茵陈四逆汤主之。①

第三，对急性病、慢性病的诊断治疗进行了创新。岳美中提出了"治急性病要有胆有识，治慢性病有方有守"。在认真分析古人对于急性病的治疗方法后，岳美中认为，治疗过程和治疗方法要相结合，不可偏废一方。如在分析传统药方时他指出，"方剂中白虎汤、大承气汤、大陷胸汤、大剂清瘟败毒饮、附子汤、四逆汤、干姜附子汤、桂枝附子汤等，都是猛剂峻剂，必须认准证候，掌握分寸，既不可畏缩不前，更不可孟浪从事"。② 而对于慢性病的治疗，他则强调"要注意病变质与量的变化规律，治疗时要做到有方有守。若病程较久，量变达到一定程度，不守方则难全效。有时久病沉疴，虽服数剂药病情明显好转，临床上看似痊愈，其只是病情向好的方面发展，由量变向质变的开始，此时停药，稍有诱因即可复发。即使在用药过程中，病情亦常有反复，原因就是量变尚未达到质变程度"。③

岳美中注重中医人才培养。1951 年，他曾专程赴北京向卫生部提出开办中医学校，以培养相应人才；1955 年赴任中医研究院工作后，积极参加研讨会议和考察，足迹几乎遍布整个中国；1972 年，提议开办高级中医研究班，获批后积极筹备，并在 1978 年正式开始招生；1979 年，中华中医学会在北京成立，岳美中担任副会长。另外，值得一提的是，他还致力于将中医推广到世界其他国家和地区。1962 年，印尼总统苏加诺罹患尿路结石合并左肾功能消失症，在求诊西医后，都建议他切除丧失功能的左肾。岳美中观察诊断后认为，可以采用中药药剂治疗，使其康复。苏加诺在服药一段时间后，其左肾结石消失，肾功能基本恢复。苏加诺称之为"社会主义中国中医学的奇迹"。

（六）郭可明（1902～1968）

字大德，河北正定人。6 岁入私塾学习，14 岁随父学医，20 岁时便在

---

① 《岳美中卷》，张镜源主编《中华中医昆仑》第 4 集，第 16 页。
② 《岳美中卷》，张镜源主编《中华中医昆仑》第 4 集，第 19～20 页。
③ 《岳美中卷》，张镜源主编《中华中医昆仑》第 4 集，第 20～21 页。

家乡一带独立行医。其祖上医学底蕴较为深厚，他在继承先辈医业和治疗经验的同时，博览群书，对理法方药具备的《千金翼方》、《本草纲目》、《医宗金鉴》以及历代温病著作均做潜心研究。因而，他对内科、外科、妇科、儿科均有丰富经验，尤其对诊治湿病有独特方法。他有志于振兴中医，组织了"国医砥柱社"，发行《中医杂志》，刊物才发行了几期即遭到阻挠、破坏，他只得蜗居于自办的碧云堂药店中施诊治病。①

郭可明的医学成就主要集中在温病及流行性乙型脑炎治疗方面。在温病治疗方面，首先，他在吸取前人医著《黄帝内经》《伤寒论》对温病记载研究的基础上，认为应该通过"四诊"准确区分"伤寒"与"温病"，这是辨证的首要任务。其次，他通过大量临床经验总结，提出了著名的"八辨"，即辨气、辨脉、辨渴、辨色、辨舌、辨神、辨头痛和辨汗，并根据"八辨"归纳出温病的八个特点。郭结合临床实践，从理法纲要、辨证分型、临床认证、治法及方药入手，总结出一套完整的方法，体现了其在中医温病学方面的医学贡献。② 在乙型脑炎治疗方面，他首先对该病进行了辨别和分类，将其分为卫分证、气分证、营分证、血分证四类；其次根据病情变化确定了治疗的基本原则和用药方法。后人根据郭可明以上的相关研究，编成了《流行性乙型脑炎中医的治疗纪实》一书。③

1947 年，石家庄获得解放。郭可明积极加入中医联合诊所，重新在中医领域贡献自己的力量。新中国成立后，流行性乙型脑炎症猖獗，郭可明带领自己的医学团队又投入攻克此种疾病的战斗当中。郭可明运用自己几十年的临床经验，发挥特长，于 1954～1955 年在医治流行性乙型脑炎上获得成功，治愈率达到 90% 以上。这一杰出成就使其获得了国家的高度赞扬。郭可明不仅提高了我国治疗乙脑的水平，在国际上也产生了相当的影响。以后他相继在石家庄市人民医院、传染病院工作，任主治中医师，并任河北

---

① 《正定历代名人》，中国人民政治协商会议正定县委员会文史资料委员会编《正定文史资料》第 4 辑，2002，第 230 页。

② 张照琪、刘洪德等：《郭可明先生治疗温病的学术渊源和学术思想》，《河北中医》2009 年第 11 期。

③ 张照琪、刘洪德等：《郭可明先生治疗乙脑的学术经验》，《河北中医》2009 年第 10 期。

省政协常委、河北省科协常委、石家庄中医学会理事长等职。1968 年 6 月 3
日不幸逝世。2008 年郭可明塑像在河北石家庄市第五医院落成，时人赋诗一
首以为纪念："燕赵有正定，大医郭可明；妙手愈顽疾，仁术见慈心；风雪夜
赴诊，为医不嫌贫；乙脑冀中虐，'白虎''清瘟'平；友人沉疴起，主席赞
口吟；疫病遇国手，医名垂杏林；先贤尊像立，大道得弘铭。"①

（七）　邢锡波（1906～1977）

　　河北青县人，少时攻读私塾和简易师范，勤奋好学，读书期间接触了
一些医学著作，对于医学的兴趣也萌发于此。1925 年，他师从著名中医刘
润卿，在其熏陶和帮助下广泛阅读医药启蒙读物，如《医学三字经》《药性
赋解》《本草备要》《汤头歌诀》《濒湖脉学》等，后又进一步系统研读了
《内经知要》《伤寒论》《金匮要略》《脉经》等医药经典著作。邢锡波聪明
好学，医药知识水平大有长进。②

　　随着医学研究的深入和个人实践经历的不断丰富，邢锡波的医术得到
了进一步提升。1935 年，他参加北平的中医资格考试，以优异成绩通过。
之后，受邀赴天津行医，任职于天津鸿济堂大药房。行医期间，他还兼职
中医教学，积极参加中医的学术活动。他对于妇女疾病多有关注，曾对妇
女闭经问题和带下问题进行研究。在他看来，"考经闭之原因，厥由多端，
而其要不外内因、外因、不内不外因三者而已。其内因者，由于七情之伤；
外因者，由于六淫之袭；不内不外因者，由于卵巢本体之萎缩，其致病之
因虽不同，而其酿成经闭则一也"。③ 根据不同的原因，他确定了不同的治
疗方法和药方，《中医科学》1937 年第 1 卷第 11 期就登载了多个案例。关
于"带下病"，他对其病理和原因进行了分析，将其归纳为"带证初起，多
从六淫外侵，责之在实。故叶天士治带，必以黄柏为佐也。侵淫既久，脾
气下陷"。他对西医治疗带下病的方法进行了分析，"近观西医方书，谓

①　《王琦诗文方笺集》，中国中医药出版社，2012，第 140～141 页。
②　邢锡波：《中医临床传薪集》，中医古籍出版社，2004，第 1057 页。
③　邢锡波：《经闭的研究和疗法》，《国医砥柱》第 1 卷第 6 期，1937 年 6 月，第 35 页。

'大肠病则流白痢，子宫病则流白带'。其说与中法同，其治法，则以儿茶白磐石榴皮没石子等水洗之"。① 他认为中西医对于带下病的治疗方法较为相近，并提供了具体中医疗法，列举相关的病案作为例证说明。此外，他还对癫痫病、脑膜炎、中风等疾病进行了研究。②

1939 年邢锡波被北平《国医砥柱》月刊聘为撰述主任，1942 年又被北平《中国医药月刊》杂志社聘为撰述主任。新中国成立后，他参加了天津市传染病医院预防训练班及中医进修学校学习。1954 年起，先后在天津总医院（即天津医学院附属医院）、天津中医研究班（西医离职学习中医班）、天津中医学院、河北医学院等单位从事医疗、教学和科研工作。1977 年病逝，享年 71 岁。

邢锡波去世后，纪民育、邢汝雯整理邢氏的医学实践《伤寒论临床实验录》，1984 年由天津科学技术出版社出版。全书共三部分，总论部分主要对《伤寒论》的源流、六经分析、伤寒传经、辨证论治，以及对合病、并病与兼证的认识等进行了概括；六经病概论部分则对每一经病的定义、性质、病因病机、脉证、类型、治疗、兼证和变证等进行了分述；各论部分包括六经病、霍乱病及阴阳易差后劳复病等。每条原文分校勘、提要、词解、阐述、方药、选注、临床体会、病案举例等项，逐一加以剖析和验证，较详细地提出该经方的具体用法。③

邢锡波的医学贡献，主要体现在以下几个方面。

第一，对《伤寒论》的阐发和整理以及对其的考证运用。邢锡波认为，张仲景的《伤寒论》既总结了古人经验，又结合了个人临床实验，并通过整理归纳写成，对医学贡献巨大。但历代注释理论晦涩，脱离实际，因而导致历代注释家见解不同，相互争执。针对许多悬而未解的问题，邢锡波根据个人的临床实践经验加以分析和阐述，从而得到符合实践的注释。他

---

① 邢锡波：《带下的原因和治疗》，《光华医药杂志》第 2 卷第 9 期，1935 年，第 17 页。
② 邢锡波：《癫痫证之探讨》，《文医半月刊》第 1 卷第 12 期，1936 年，第 6 页；《脑膜炎之病理和疗法》，《中国医药月刊》第 1 卷第 6 期，1940 年，第 8～9 页；《中风证之研究和疗法》，《国医求是月刊》第 1 卷第 1 期，1941 年，第 39～42 页。
③ 陈荣、熊墨年、何晓晖主编《中医文献》上册，中医古籍出版社，2007，第 471 页。

认为只有这样，才能使这部医典更好地为人民服务。在这种思想的指引下，他对该书进行了重新整理和阐释，在之前的许多问题上阐发了自己的新思考。比如在六经和八纲上，他认为："辨证以症状及脉来分析六经和辨认八纲。因此在脉、证的体察上，必须审慎，方不致在诊断上发生错误，如太阳病发热、恶寒、自汗、脉浮缓者为中风；发热、恶寒、无汗、脉浮紧为伤寒。"其症状同是发热、恶寒、脉浮，不同点是一个有汗，一个无汗，一个脉浮紧，一个脉浮缓。"于相同中找出它的不同之点，在诊断治疗上，有着重要意义。"① 这些都体现了邢锡波在传统医学上的创新和开拓。

第二，对于不同肝病做了具体划分，并制定了不同的诊治方案。邢锡波首先根据不同病理对肝病做了具体划分，将其细分为急性、慢性、重型等不同种类。同时，他还严格区分了中西医对于肝病的不同定义。他认为，在中西医并存的情况下，要注意区别这些概念，以避免因中西医说法不同而造成的混乱，从而对西医诊断的难治病进行中医的辨证论治，取得可靠的治疗方法。② 他根据不同类型的肝炎，进一步区分了其成因和治疗方法。在他看来，传染性肝炎的成因与"外感时邪""饮食不节""情志所伤""体虚劳倦"等因素有关。急性和慢性肝炎脉象一般不同："急性肝炎，脉多弦滑、弦大、弦数，左部大于右部。适病势减轻，则脉沉敛，弦象渐柔。至病情稳定，则脉呈弦细、弦虚、偏沉。若脉弦，是有力而浮，多是病势发展之征象。慢性肝炎，如病情稳定期，脉象弦细、弦虚，或弦细数，多左脉大于右脉。总之，脉象偏沉，是病势稳定之象。如脾胃恢复正常，脉因损伤而气弱，常右脉大于左脉。"③ 其对肝病的划分和诊断，打破了以往认识的误区，体现了邢锡波严谨的治学态度。

第三，对传统脉学观点、诊脉方法以及脉象与疾病关系进行了丰富和发展。邢锡波脉学理论研究以《内经》为基础，对历代各家学说进行了发

① 邢锡波：《伤寒论临床实验录》，纪民育、邢汝雯整理，天津科学技术出版社，1984，第5~6页。
② 马新云、王其飞主编《河北历代名医学术思想研究》，中国科学技术出版社，1990，第279页。
③ 邢锡波：《中医临床传薪集》，第1077~1078页。

展和总结。他认为，"正常脉象是机体阴阳基本平衡的表现，呈现不浮不沉，不急不徐，一息四至，从容和缓，节律一致之象"，"正常脉象应有胃气，当有脉神，当有脉根"。① 在诊脉方法上，应该做到"分明阳、达机理、明偏胜、知平衡、晓转化"。而脉象也与疾病本身关系密切，掌握常见病的脉象变化规律，对于治疗相应的疾病具有重要的意义。如他指出，"六经辨证并非单纯在证候上的分析，更主要的是在脉象上的识别"，"发热恶寒，头痛项强，为太阳病，其脉必浮，如脉不浮而反沉，虽现发热恶寒之太阳表证，因其脉沉，而称为少阴病"。②

第四，如何择医。选择合适的医生诊病极为关键，邢锡波在《择医要言》一文中阐发了他的看法。在邢锡波看来，"选医者，第一必知其学问如何，以学问为医学之基础，基础不固，则医学必不贤彻"；其二，"医术是否纯熟，学问不过为医术之根基，有学问再行博览群籍，自然胸有成见，临症始知用方之变化"；其三，"经验宏富，治病之把握，全凭于经验……品验既多，则胸中自有成见也"；其四，"性情中和，医者学术虽佳，而有乖僻性情者不可以临大症"。在他看来，"此四者乃选医之大要，具表面观之，似属简单易行，及实地去做，亦非易事，必须具医学常识和阅历超群者不能知也"。在现实中，往往不乏"乖僻奸诈"之徒，文章对此也进行了一一列举，包括"庸而诈者""庸而妄者""庸而迂者""庸而陋者""庸而取巧者""庸而恶者""庸而丧心者""庸而无志者"，"以上所述八者，乃医生乖僻不轨以情形，如能洞悉中，则如铸鼎燃犀，使医者之怪象，无所遁其形矣"。③

此外，近现代河北的著名中医，还有牛泽华、滕宣光、陈西源等。牛泽华（1897～1964），河北涞水人，针灸专家。其医术师承舅父郑文甫，1935年到北平挂牌行医，曾受"京城四大名医"之一施今墨之邀，在华北国医学院任针灸教授。他擅长内科、外科、妇科、儿科疾病的治疗，常用"放血疗法"

① 《邢锡波脉学阐微》，邢汝雯整理，人民军医出版社，2011，第85页。
② 《邢锡波脉学阐微》，第86页。
③ 邢锡波：《择医要言》，《国医砥柱》第2卷第1～2期合刊，1939年2月，第11页。

"水罐方法"治病，享有"京城四小名医"之誉。滕宣光（1926～2000），河北枣强人，自幼喜爱中医，1944年拜老中医孔牧民为师学习中医经典，博览苦读，打下了坚实的中医理论基础。新中国成立后进入北京市中医进修学校学习，毕业后留校任教，边教学边临床。1959年调入北京中医医院，任儿科医师。在临床工作上，他积累了丰富的儿科疑难杂症治疗经验，尤其对呼吸、消化系统疾病的治疗更为擅长，深受病者欢迎。陈西源（1912～1988），河北南宫人，弱冠之年始读医书，1938年迁居北平，从师于前清太医吴廷耀，兼从事中医诊疗。新中国成立后，在北京医院、协和医院任职。其学识渊博，医术精湛，长于针灸，对于疑难病症每有独到见解，遣方用药寓意精妙，疗效甚佳，受到病人尊敬。[①] 贺普仁（1926～2015），字师牛，号空水，河北涞水人。14岁师从针灸名医牛泽华，1948年开设贺普仁中医诊所，1956年调入北京中医医院，任针灸科主任近30年之久。贺普仁尤擅长针灸，提出了"病多气滞，法用三通"的学术见解，创造出"贺氏针灸三通法"——微通法、温通法、强通法，其《针灸治痛》《针具针法》等论著成为针灸医学的宝贵财富。

二　西医名家

（一）吴肇春（1881～1970）

原名吴三元，河北故城人。幼时家贫，读完私塾即辍学在家。16岁（一说11岁）时，为谋生计，到枣强县肖张镇基督教会英国人办的医院当清洁工。他天资聪慧，诚恳朴实，劳作勤快，深得院长的喜爱。工作期间，吴氏积累了一定的医学知识，为其以后从医打下了一定的基础。1906年，北京协和医学堂成立，吴肇春以优异成绩考取，于1911年获医学博士学位。因家境贫寒，学费由肖张教会医院缴纳。按校方规定，毕业后须回院工作五年才能自谋职业。由此，吴肇春回到资助其学医的肖张教会医院，成为

---

①　袁立人：《忆陈西源先生》，《北京中医杂志》1993年第2期。

该院第一位中国籍医生，从事眼科、妇产科、外科等工作。①

1930 年，衡水建立了桃城医院，这是该地有史以来第一所公立的西医医院，也是附近各县第一所由中国人经营的西医医院。吴肇春担任该院首任院长。桃城医院共有 12 间病房，设病床 20 多张，除门诊外一般可收 20 多个病号。医务人员开始只有吴肇春和傅金宝、骆洪荣三人，不久又先后增加了杨洪范、周新山、李大六、朱凤怡等，以后人员也常有变动，一般保持在 6~8 人。由于人手少，医院不分科室，吴肇春行医兼教学，其他人员则一面学习一面实践，来院就诊的除一般常见病病人外，眼科、妇产科和腹外科病人居多，虽然设备比较简陋，但在吴先生的主持经营下，医院可做白内障、剖宫产、阑尾切除以及膀胱结石等外科手术，这在当时来说，可算是衡水医疗史上一个大的飞跃。② 抗战期间，面对日本人的封锁控制，吴肇春不顾个人安危，为八路军提供药品，秘密培养医务人员，以解决药品紧缺和医务人员不足问题，间接支持了抗日战争的胜利。1942 年，日军占领衡水后，医院搬迁并改名为"春仁医院"，医院的业务受到了很大的影响。抗战胜利后，"春仁医院"改名为"吴大夫医院"。国民党想要将他的医院纳入编制，实现为其服务的目的，但遭到吴肇春的严词拒绝。1947 年，吴肇春调赴冀南行署医院工作。新中国成立后，又调往邯郸行署医院任副院长。1956 年后，任河北省人大代表、中华医学会理事等职，1970 年逝世。

吴肇春不仅医术高明，而且医德高尚。他在衡水任职期间，城北有一农妇难产，他夜间带病出诊，整整忙了一夜。到天明婴儿出生，产妇得救，可他却因劳累过度而病倒。他经常对家人和同人说："医院为病人而设，医生因病人而存在。救护伤病乃医生之天职。如果医院、医生不竭力为患者服务，或置患者不理不顾，也就降低或完全失去了自身存在的价值。"③ 正是基于这个思想和信念，在设备简陋、药品短缺的困难条件下，其凭借精湛的医术、惊人的毅力和责任感，施行了许多高水平的手术。据其家属及

① 文史办：《爱国西医吴肇春博士在衡水》，中国人民政治协商会议河北省衡水市委员会编《衡水市文史资料》第 4 辑，1989，第 82 页。
② 文史办：《爱国西医吴肇春博士在衡水》，《衡水市文史资料》第 4 辑，第 82 页。
③ 文史办：《爱国西医吴肇春博士在衡水》，《衡水市文史资料》第 4 辑，第 86 页。

同人介绍，他在治疗白内障手术方面，成功率达 99%，这在当时堪称奇迹。

（二）　朱宪彝（1903～1984）

字良初，祖籍直隶天津，家境较为殷实，高祖父、曾祖父都以经商为业。祖父志在科举，但屡试不第，50 岁时去世，以后家道逐渐衰落。其父是清末秀才，后毕业于天津政法学校，曾任家庭教师和文书。[①] 朱宪彝 1912 年入直隶模范小学读二年级，该小学以管理严格而闻名，校长刘竺笙是日本东京高等师范学校的毕业生，对学生既爱护又严格。每班有班长，学校有学长，因勤勉好学、成绩超群，朱宪彝被推选为该校的第一任学长。在这里他受到了良好的教育，为其以后的学习打下了良好的基础。[②]

1917 年，朱宪彝考入直隶官立一中。当时的校长王梦臣倡导新学，邀集许多北洋水师学校毕业生和留学生来校任教。学校学制四年，学校课程除了国文、中国历史、中国地理是中文课本外，数学、物理、化学、生物、世界历史、世界地理都是英文课本。朱宪彝勤勉努力，"他给自己规定了这样的作息制度：每晚 8 时入睡，每晨 4 时起床，坚持晨读；无论严寒酷暑，年节假日，坚持不懈。这个制度，从初一开始，一直坚持到了大学毕业前夕"。[③] 1922 年，朱宪彝遵从父亲建议考入北京协和医学院。在校期间，他继续苦读，成绩优异，于 1930 年完成学业。1934 年，他担任协和医学院的内科总住院医师，协助科主任处理全院内科教学和医疗工作，不久被提升为科学助教讲师。1936 年秋，朱宪彝以生化研究生身份赴美国哈佛大学医学院进修一年。1937 年，晋升为内科学副教授。1941 年太平洋战争爆发，协和医院停办，朱宪彝应邀到唐山开滦煤矿医务部任内科主任医师。1951 年创办天津医学院，任院长、教授。1958 年，兼任河北医学科学院院长。1978 年，创建天津市内分泌研究所，兼任所长。[④] 1984 年于天津逝世。

---

① 朱宪彝：《我的中小学时代》，中国人民政治协商会议天津市委员会、南开区委员会文史资料委员会合编《天津老城忆旧》，天津人民出版社，1997，第 267 页。
② 朱宪彝：《我的中小学时代》，《天津老城忆旧》，第 268 页。
③ 王家驰编著《朱宪彝医案》，天津科学技术出版社，2000，第 29 页。
④ 《内分泌学家　朱宪彝》，崔月犁等主编《中国当代医学家荟萃》第 1 卷，吉林科学技术出版社，1987，第 167 页。

朱宪彝的医学贡献主要体现在以下几方面。

其一，首次阐明了软骨病和佝偻病发病机制中钙磷和维生素 D 的变化规律，证实了钙和维生素 D 缺乏是软骨病和佝偻病的基本成因；"确定了维生素 D 的最小维持量和最佳治疗方案，第一次证实了维生素 D 可由母乳泌出并可治愈婴儿佝偻病"。① 其间，朱宪彝和刘士豪发表了 30 余篇钙磷代谢的论文，其中《骨质软化症中钙与磷之新陈代谢》通过对相关实例的分析，得出"化学检查与新陈代谢研究之结果，并按著者以往研究经验，则以复原期骨质软化症为最恰当之诊断"的检测结果并进而做出治疗。② 鉴于朱宪彝在钙磷方面的巨大贡献，他被加拿大专家称为"钙磷代谢知识之父"。

其二，朱宪彝对于一般临床内分泌的研究以及重点对地方性甲状腺肿与地方性克汀病的防治、发病机理的研究做出了巨大贡献。在朱宪彝的组织指导下，1961～1965 年在承德地区进行了地方性甲状腺肿和地方性克汀病的防治和系统研究工作，为我国在这一领域的深入研究奠定了基础。20 世纪 70 年代以来，他重新组织基础医学、临床医学等 20 多个学科的近百名科技人员参与研究，并取得了非常突出的成绩。最终，成功"建立了下丘脑－垂体－甲状腺轴系激素的放射免疫测定方法，提高了甲状腺疾病的诊断水平和研究能力，使我国在地方性甲状腺肿与克汀病观察指标的科学性方面接近国际先进水平"。③

其三，对地方性氟中毒问题的关注和探索。朱宪彝在取得已有成就的基础上并未止步，而是继续探索。在中央的号召下，他针对地方氟中毒这一难题展开了探索。他指导自己的研究生引进代谢性骨病的新实验研究方法，建立骨计量学实验室、骨细胞培养实验室、微量元素测定实验室、维生素 D 测定实验室等。"他总结了国内外关于氟中毒研究的经验与教训，借鉴地方性甲状腺肿与克汀病研究的经验，提出了'结合钙磷代谢、从氟的代谢及人体组织积氟与脱氟入手，通过实验研究来制定地方性氟中毒防治

① 《内分泌学家　朱宪彝》，崔月犁等主编《中国当代医学家荟萃》第 1 卷，第 168 页。
② 朱宪彝等：《骨质软化症中钙与磷之新陈代谢》，《中华医学杂志》第 21 卷第 11 期，1935 年 11 月，第 1240～1241 页。
③ 《内分泌学家　朱宪彝》，崔月犁等主编《中国当代医学家荟萃》第 1 卷，第 168～169 页。

规划的新的研究方案，并亲自组织基础和临床十几个科室的研究人员，同时进行现场调查，经过短短几年的努力，已在地方性氟中毒的早期诊断、发病机制以及治疗方法等方面取得明显成绩。"①

　　除了上述成就外，朱宪彝还注重科普知识的传播与普及，相关成果登载在《医学周刊集》《中国卫生杂志》上，如《空气与卫生》《营养与维生素》《军阵卫生》等。他对龋齿、伤风、耳漏、淋症尿道炎等进行探讨，以"唤醒大家，引起大家对于显而易见的传染病焦点的特别注意"。他提醒广大民众"凡是我们主观能感觉到的病象，无论大小轻重，都要'防微杜渐'，赶紧就医治疗，以除祸根。未发生以前，尤宜实行个人卫生，预防他们的存在"。② 他对某些传染病如梅毒、疟疾、天花等还做了线索梳理，发表了相关科普文章。③

　　朱宪彝在生活中平易近人、节俭奉公，平时省吃俭用，自己和家人的衣服、鞋子大部分是妻子缝制。当国家提出对其生活进行额外补贴时，他坚决拒绝；他嗜书如命，对自己喜欢的书从不吝啬。他对自己的旧房子倍加喜爱，只因它距市医学图书馆较近，方便自己查阅资料。朱宪彝将自己的一生贡献给了医学事业，去世后家人遵照其遗嘱将他的遗体捐献给医学事业，从而实现了他"春蚕到死丝方尽，蜡炬成灰泪始干"的人生信条。

（三）马文昭（1886～1965）

　　河北保定人，早年因家庭贫困，曾在基督教会学校半工半读。1905年由教会资送河北省通县协和大学学习。毕业后升入北京协和医学院深造，于1915年毕业。之后相继在山西省汾阳医院和河北省通县医院担任医师。1919年回到协和医学院，在细胞学家考德里（E. V. Cowdry）教授指导下学习组织学。翌年被选送到美国芝加哥大学解剖学科，师从细胞生

---

① 《内分泌学家　朱宪彝》，崔月犁等主编《中国当代医学家荟萃》第 1 卷，第 170 页。
② 朱宪彝：《防微杜渐：几种常为人忽略的传染病焦点》，《医学周刊集》第 2 卷，1929 年，第 181 页。
③ 朱宪彝：《二十世纪梅毒病史》，《新中华报副刊》第 106 期，1929 年；《天花与冉纳氏（Jenner）》，《医学周刊集》第 3 卷，1930 年，第 49～52 页；《疟疾小史》，《医学周刊集》第 4 卷，1931 年，第 120～125 页。

物学家本斯莱（R. R. Bensley）教授。1921年回国，在协和医学院解剖学科任教。1928年再度赴美芝加哥大学进修，回国后升任助理副教授。1942年马教授应北京大学医学院聘请，担任解剖学科教授，从事组织学的教学和研究工作。1945年抗战胜利，原北京大学医学院大多数教师和医师因是日籍而被遣送回国，学院面临解散的危机。医学院改为"补习班"，马教授毅然出任班主任，并聘请原协和医学院的同事，建立起一个新型的医学院，他担任第一任院长。在他和继任者沈隽祺、胡传撰及各科室主任共同努力下，北大医学院在短短几年内发展成一个七年制的全国第一流的医学院，为现在的北京医科大学奠定了坚实的基础。① 新中国成立后，北京大学医学院为马文昭建立了细胞学研究室。1956年他被选为全国先进工作者，同年当选为中国科学院生物学地学部委员。他是中国解剖学会创始人之一，曾任学会理事长和常务理事。

马文昭的学术贡献，主要集中在研究线粒体及高尔基体在细胞中的作用等方面。他通过不断实验研究最终得出结论，"线粒体和高尔基体是细胞各种机能代谢最主要的结构，它们随着细胞机能的亢进和衰退而增长或减少。并从这两种细胞器的染色反应推断其主要成分为卵磷脂，如增加机体卵磷脂的摄入可以增强两种细胞器的结构和机能，从而提高细胞的生命力"。② 在此基础上，他还在显微镜下观察各种条件下细胞内线粒体和高尔基体的变化，并从磷脂类增强细胞器的机能的论点出发，探讨磷脂对皮肤增生、创伤愈合以及临床皮肤病、神经衰弱等疾病的作用，并取得了一定的成果，为卵磷脂的临床应用开阔了途径。1963年，他编写了《磷脂类对于组织的作用》一书，总结了磷脂在细胞的组成部分、作用以及这一学说在临床上的意义。③

马文昭关注蛋黄素（又称卵磷脂），并在应用于戒烟方面有重大突破。早在留学期间，他"即喜专攻微生物，对于人体之细胞组织，尤有独到之

---

① 《马文昭教授百年诞辰纪念》，《解剖学杂志》1986年第2期。

② 徐延香、张学勤主编《河北医学两千年》，第492页。

③ 李肇特：《勤奋工作数十年如一日——纪念马文昭教授》，《北京医学院学报》1982年第4期。

见解。返国以还，执教北平协和医大。授课之余，益喜研究。又以吾国烟
毒弥漫，虽为社会变态，然就医学眼光观之，方幸有此丰富之材料也"，①
经过多年研究，最终发现使用蛋黄素戒除烟毒之办法。《国货月报》进行了
报道，"禁烟委员会委员马文昭，发明以蛋黄素治愈鸦片烟瘾之方法，因人
体细胞内，被鸦片破坏之高基氏体，服用蛋黄素，可渐复原，方法简单。
每日吸烟后，服用二十至三十公分之黄豆蛋黄素，经相当时日，即能将烟
瘾戒除"。② 马文昭将发明过程在《大公报》《中央日报》《上海报》《苏
报》等媒体上宣传。《中央日报》对使用效果的宣传报道极具吸引力，
"该法系一种滋补品，使烟民食后，身体强健，饮食增加，对于烟瘾无论
深浅，均可不思再吸，完全忘去"，据烟民称，服用后"身体非常舒适，
胃口大佳，饭量激增，精神尤觉愉快，完全不思再吸鸦片"。③ 时任禁烟
委员会委员长刘瑞恒称："马文昭之研究，悉依科学，患烟瘾者其细胞内
缺乏蛋黄素，再以临床实验证明，确实洵为一种重要之发明，因试验注射
吗啡于鼠类，均有定时，故寒暑不辍，中夜而兴，其在戒烟医院研究时，
适用伏暑，自朝至夜，均在斗室，先后五年，始克成功，研究之毅力，良
可钦佩，其发明之自动戒烟方法，对于我国解决禁烟问题，有裨益尤多，
洵为医学上重要之贡献。"④ 当然，对于这项发明不乏质疑之声，其实际效
果也并非立竿见影。不可否认，此项研究对民国时期的烟毒戒除起到了一
定的积极作用。

　　马文昭将其一生精力都贡献在医学研究上，对于医生医德更是有着严
苛的要求。他曾说："博爱是医术的基础。只有敬畏上帝，不自私的人能成
为良医。"⑤ 这句话真切地反映了其治病救人的高尚情怀。

　　纵观河北省医学卫生事业的发展，上起先秦，下迄近代，其历史发展
颇为悠久。进入近代，随着西方势力的入侵，医学发展也随着社会性质的

---

① 《禁烟委员会马文昭医师发见蛋黄素可戒除烟瘾》，《中华医学杂志》第21卷第1期，1935
　　年，第101～102页。
② 《马文昭发明蛋黄素》，《国货月报》第1卷第12期，1934年12月，第41页。
③ 《戒烟医院试验新法戒烟成功》，《中央日报》1934年8月30日，第7版。
④ 《蛋黄素可戒鸦片》，《广西卫生旬刊》第2卷第25期，1935年1月，第23页。
⑤ 马文昭：《题词》，《山西省立川至医学专科学校校刊》，1947年7月，第13页。

变化呈现出不同的特征。西医的出现虽冲击了传统中医的地位，但总体来看，中西医呈现出相互促进、融合发展的态势。不论是作为传统医学的中医，还是作为"舶来品"的西医，都为近代国人的健康做出了巨大的贡献，甚至对我国的医学发展产生了不可忽视的影响。

第八章　多力量、多手段合力防疫

——以张家口市鼠疫防治为例

鼠疫原名"百斯笃"，又名"黑死病"，在各种急性传染病中，是最危险的一种，其传播快、死亡率极高。[①] 据不完全统计，1900～1949 年中国鼠疫流行达到最高峰，全国共有 20 个省（区）的 501 个县、旗（市）流行鼠疫，发病人数达 1155584 人，死者达 1028408 人。[②] 新中国成立前后，张家口市遭遇了一次严重的鼠疫。这次疫情主要暴发在察哈尔省察北专区及张家口市等地，后统称为"察北鼠疫"。此次疫情发展迅猛、波及范围广，对察哈尔、绥远、河北、北京等地造成了严重的影响，对新中国来说是一次严峻的考验。在党和政府的统一领导下，新中国集中多方力量，采取多种措施，迅速控制了此次鼠疫。

目前从医疗卫生史和社会史的角度研究中国近现代鼠疫的成果颇为丰富，但对鼠疫发生地域的研究并不均衡，对河北鼠疫的研究相对较少。察北鼠疫是新中国成立初期河北暴发的一次重大疫情，以往对此研究的成果不多，且大多停留在疫情的介绍和过程的描述上，对于政府、社会各界在疫情中的不同角色的揭示不多。本章就此进行考察，旨在呈现察北鼠疫救治过程中多力量、多手段的合力抗疫。

---

① 察哈尔人民出版社编《什么叫鼠疫》，察哈尔人民出版社，1952，第 1 页。
② 纪树立主编《鼠疫》，人民卫生出版社，1988，第 11 页。

一　鼠疫的发生蔓延

此次察北鼠疫最早并非暴发在察北，而是与之相邻的内蒙古察哈尔盟①
地区。1949 年 7 月 13 日，内蒙古察哈尔盟前因土村②出现了首例腺鼠疫患
者，该患者后来虽然痊愈，但传染了多人，他们均在 7 月 20 日前后死亡。③
由于当地地处牧区，交通不便，人员来往较少，疫情并未进一步扩散，也
未出现新增鼠疫病例。④ 这一阶段是察北鼠疫的小流行时期。

8 月初，前因土村附近的察汗崩崩村再次暴发原发性腺鼠疫。⑤ 该村因
缺乏基本的医疗卫生常识和技术条件，未能及时查明发病原因并采取措施，
致使腺鼠疫在该村蔓延开来。到 9 月底，察汗崩崩村相继有 11 人发病死亡。
10 月初，察汗崩崩村暴发的腺鼠疫转化为肺鼠疫，进而造成肺鼠疫流行。
疫区民众纷纷逃往外地，至此鼠疫进入大流行时期。疫情迅速蔓延到附近
的后因土村、龙王庙村、沈万青营子村，并继续向南传播到察哈尔省察北
专区康保县南井沟村、北沙城村、李占地村。10 月 24 日，一患者由察汗崩
崩村返回张家口市近郊的姬家坊村⑥，于 10 月 25 日死亡，其妻、长女先后
发病死亡，其次子亦发病。至此，鼠疫蔓延至张家口市。下面是此次疫情
传染地区的基本情况（见表 8 - 1）。

---

① 察哈尔盟，内蒙古旧盟名。1936 年设置，1949 年辖 5 旗，公署驻明安太右联合旗，1950 年
增辖 3 县，行政公署迁驻宝昌县，1956 年又迁驻太仆寺旗。1958 年撤销察哈尔盟，所辖各
县旗划归锡林郭勒盟。详见崔乃夫主编《中华人民共和国地名大词典》第 5 卷，商务印书
馆，2002，第 7789 页。
② 后文所用到的资料中出现"前因土"的不同音译，比如"前音口""前音土""前英图浩
特""前因图浩特"等，为方便行文，一概称作"前因土"。
③ 亢杰：《察省鼠疫是怎样扑灭的》，《新华月报》第 1 卷第 3 期，1950 年 1 月，第 759 页。
④ 《察哈尔省防治鼠疫工作总结》（1949 年 12 月），张家口市档案馆藏张家口市卫生局档案，
卷宗号：80/1/3。
⑤ 《察哈尔省防治鼠疫工作总结》（1949 年 12 月），张家口市档案馆藏张家口市卫生局档案，
卷宗号：80/1/3。
⑥ 后文所用到的资料中出现"姬家坊"的不同音译，比如"姬家房""吉家房"等，为方便
行文，一概称作"姬家坊"。详见《察哈尔省防治鼠疫工作总结》（1949 年 12 月），张家
口市档案馆藏张家口市卫生局档案，卷宗号：80/1/3。

表 8 - 1　1949 年察北鼠疫传染地区及患者情况统计

单位：人

地区	村别	患者数	死亡数	治愈数	发病开始日期
内蒙古察哈尔盟	前因土村	4	3	1	7 月 15 日
	察汗崩崩村	34	34	0	8 月 8 日
	后因土村	3	3	0	9 月 18 日
	龙王庙村	6	6	0	10 月 7 日
	沈万青营子村	6	6	0	10 月 12 日
察哈尔省察北专区康保县	南井沟村	1	1	0	10 月 11 日
	北沙城村	7	7	0	10 月 17 日
	李占地村	3	3	0	10 月 21 日
张家口市	姬家坊村	4	3	1	10 月 24 日
总计		68	66	2	

资料来源：《察哈尔省防治鼠疫工作总结》（1949 年 12 月），张家口市档案馆藏张家口市卫生局档案，卷宗号：80/1/3。根据档案整理而成。

　　察北鼠疫的暴发和蔓延严重地损害了人民群众的生命健康和财产安全，并造成了严重的社会危机。如何在短时间内控制鼠疫的发生及蔓延，成为摆在中央政府和鼠疫发生地各级政府面前的一大考验。

二　建立健全鼠疫防治组织

（一）建立防疫网络体系

　　察汗崩崩村鼠疫暴发后，当地政府立即将疫情向上级政府汇报并请求援助。察哈尔省政府得知疫情消息后极为重视，成立防疫组织抗击鼠疫的蔓延，并上报中央人民政府。到 10 月中下旬，察哈尔省、专区（市）、县三级政府成立了防疫组织。[①] 21 日，察北专区成立防疫指挥部，各县、区、村也陆续建立防疫组织，统一指挥当地的防疫工作。24 日，察哈尔省党政军各有关部门在张家口市召开紧急会议，中共察哈尔省委书记杨耕田、省

---

① 尤杰：《察省鼠疫是怎样扑灭的》，《新华月报》第 1 卷第 3 期，1950 年 1 月，第 759 页。

府主席张苏、军区司令员王平均参加。会上成立察省防疫灭疫委员会，张苏任主任，军区卫生部部长欧阳竞和省府卫生厅局长江涛任副主任；决定察北专区及其所属各县皆成立指挥部，察哈尔省防疫委员会作为察哈尔省防疫的领导中心和指挥部，统一筹划指挥全省防疫工作。[①]

10月25日，张家口市成立防疫委员会，由市长孙敬文担任防疫委员会主任，动员市区内的干部参加防疫工作。[②] 在张家口市防疫委员会的统一领导下，市内各区相继建立防疫站和防疫分站，作为市防疫委员会的下级机构，"由区委、区公所，公安分局及卫生股各抽一人组成之，分局长任站长"；各区下辖派出所组成防疫分站，由派出所所长任防疫分站站长。[③] 疫情期间，各防疫站和防疫分站在市防疫委员会领导下负责基层的卫生防疫工作。张家口市逐步建立了市防疫委员会—防疫站—防疫分站的三级防疫指挥体系。

10月27日晚，中央人民政府政务院召开紧急防疫会议，决定成立中央防疫委员会，由董必武、聂荣臻、滕代远、陆定一、李德全、贺诚、杨奇清组成，董必武任主任，统一领导组织防疫工作，同时决定采取封锁交通、调拨医疗防疫人员与药品、开展广泛宣传等措施。防疫会议结束后，该委员会举行第一次会议，决定成立办公室、封锁处、防疫处、宣传处、秘书处，建立经常办公制度。[④] 10月28日，中央防疫委员会召开第二次会议，确定中央防疫委员会下设四处一办公室，封锁处由聂荣臻负责，防疫处由贺诚负责，宣传处由新闻总署负责，秘书处及主任办公室由朱涟负责；察哈尔、绥远、山西、热河四省及北京、天津两市，设省市防疫委员会，县、区、村亦分别设立县、区、村防疫委员会。各处又设置若干科，并确定各科人选。[⑤] 中央防疫委员会包括军队、铁道、宣传、卫生等多个部门，通过整合各方人力、物力资源，集中扑灭鼠疫。随后，各地相继建立了各级防

① 《鼠疫侵袭察北　察省紧急防治》，《人民日报》1949年10月27日，第4版。
② 吕光明：《张市紧急防疫》，《人民日报》1949年10月30日，第1版。
③ 《张市防疫工作报告》（1949年11月25日），张家口市档案馆藏张家口市卫生局档案，卷宗号：80/1/3。
④ 新华社：《政务院召开紧急防疫会议》，《人民日报》1949年10月28日，第1版。
⑤ 《组织力量扑灭察北鼠疫　中央防疫委员会集会》，《人民日报》1949年10月29日，第1版。

疫委员会，形成以防疫委员会为中心的防疫指挥体系。

11月1日，为便于察哈尔地区疫情防控工作的开展，察哈尔省防疫委员会第五次会议决定，"察省、张市两防疫委员会合并，在省防疫委员会下，设封锁指挥部、防疫处、宣传组织处、交通处、总务处、办公厅。各部均周密的分工负责"，防疫处设防疫科、材料科、办公厅、宣传组织处，并设能容纳 200～300 人的隔离病院。① 经过此次调整合并，察哈尔省防疫委员会直接领导张家口市的防疫工作。

可以看出，察北鼠疫暴发后不久，从中央到基层建立起一套自上而下的防疫领导和组织体系，从而形成了严密的防疫网络。各级防疫指挥体系的建立，为调动各方力量、推动防疫工作的顺利展开奠定了制度基础。

（二）组建专业防疫力量

鼠疫的检查、诊断、治疗等必须依靠专门医疗卫生人员方能完成。为迅速扑灭鼠疫，在中央和各级政府的组织下，各地抽调医疗卫生人员组成防疫队赶往疫区开展医疗救治工作。10月19日，察哈尔省卫生局派出医疗卫生人员前往龙王庙村进行检查诊断，经检查，认为该地病例高度"疑似鼠疫"，从而为政府决策提供了重要参考。10月26日，首批支援察哈尔省的防疫队抵达张家口市。该防疫队共77人，系由东北和华北防疫队混合组成，携带有可供 5 万人使用的注射疫苗。② 10月29日，中央军委卫生部医务人员与察哈尔省军区卫生部及省卫生局派出的防疫人员共计17人，由张家口市前往察北康保一带的疫区开展封锁、调查工作。③

10月30日，为集中力量统一领导各防疫队，中央防疫委员会决定成立中央防疫总队，由蒋耀德任总队长，欧阳竞为第一副总队长，江涛为第二副总队长。总队下设 3 个大队：第一大队共80余人，由中央军委卫生部防疫人员及东北、华北联合防疫队组成；第二大队共150人，由东北防疫队、

---

① 吕光明：《集中统一防疫力量》，《人民日报》1949 年 11 月 3 日，第 4 版。
② 《华北局发出通知　紧急防鼠疫》，《人民日报》1949 年 10 月 28 日，第 2 版。
③ 《华北医务人员及医科学生四百人参加防疫大队》，《人民日报》1949 年 10 月 30 日，第 1 版。

内蒙古防疫队、华北大学防疫队、河北省军区与河北省政府卫生厅合组的防疫组以及丰台兽医学校组成；第三大队由华北医科大学、人民医院、华北人民政府防疫队、第一助产医院等医务干部及学员组成。① 中央防疫总队第一、第二大队进入察北专区等疫区开展防疫工作，第三大队主要在张家口市内及郊区姬家坊等地进行防疫工作。察哈尔省及张家口市等疫区纷纷组织当地医务人员及学员参与防治鼠疫的相关工作。事后统计，在察哈尔省工作的医疗卫生人员 1126 人，其中参加张家口市防疫工作的医务人员和学生有 689 人。② 这些医疗卫生工作人员利用其专业知识和技术，为战胜鼠疫发挥了重要作用。

鉴于抗击鼠疫的医疗人员和物资不足，中央政府开始积极争取国际援助和帮扶。10 月 28 日，毛泽东向斯大林发电报请苏联给予医疗帮助。10 月 29 日，斯大林回电表示同意提供相关援助，并派苏联防疫队携带大批药品前往疫区。11 月 3 日，四位苏联防疫医学专家抵达北京，并携带有 30 万份生菌疫苗。4 日，在中国东北工作的以马意斯基为首的苏联防疫队抵达张家口，指导张家口察北等地的鼠疫防控工作。③ 苏联防疫专家与苏联防疫队的指导与帮助，有力推动了抗疫工作的开展。

（三）动员广大群众

防疫工作既是政府工作，也是群众工作，必须充分发挥群众的创造性和自觉性，动员疫区的广大群众参与其中，特别是建立健全群众性的基层卫生组织。察北鼠疫暴发前，张家口市原有的一些基层卫生小组存在覆盖率低、防控意识差等问题，难以应对突如其来的疫情，建立健全张家口市基层卫生防疫组织显得尤为重要。张家口市在原有卫生小组的基础上，按片按街道"以每十户划分为一卫生小组选出组长，自然村里卫生员行政村

---

① 《中央防委会集中大批医务人员　组成强大防疫总队》，《人民日报》1949 年 10 月 31 日，第 4 版。
② 《察哈尔省防治鼠疫工作总结》（1949 年 12 月），张家口市档案馆藏张家口市卫生局档案，卷宗号：80/1/3。
③ 《中苏医务人员组成防疫队　赶赴察哈尔疫区工作》，《人民日报》1949 年 11 月 5 日，第 1 版；《苏联防疫人员抵张市》，《人民日报》1949 年 11 月 7 日，第 4 版。

设卫生委员（城市里每间设卫生委员一人）"。① 卫生小组主要负责全组全村
的卫生防疫工作，检查并报告所属居民的健康状况。据统计，在疫情期间，
张家口市一区划为 1209 组，二区建立了 1113 组，三区为 1461 组，② 从而覆
盖了张家口市内的所有群众。为更好地发挥基层卫生小组的作用，苏联防
疫专家和中央防疫队的负责人举办训练班，对参加防疫工作的卫生小组长、
卫生员、卫生委员、小学教员、地方医务工作者及学生等进行有针对性的
疫情防控工作培训。11 月 8 ~ 10 日张家口市短期训练情况见表 8 - 2。

表 8 - 2　1949 年 11 月 8 ~ 10 日张家口市短期训练人数统计

单位：人

	训练人数	训练内容	训练时间	教授者
一二三区卫生委员及小组长	4172	群众防疫小组的责任	1 天	苏联防疫队
市各医院医务人员	310	鼠疫的流行病学及临床诊断	2 天	
市各医院注射人员	61	生菌疫苗配合法及使用法	半天	中央防疫总队
察哈尔省立张家口师范学校	200	怎样进行检诊工作	1 天	中央防疫总队一中队
察哈尔省立第一中学	100	怎样捕鼠	1 天	中央防疫总队一中队
总计	4843			

资料来源：《察哈尔省防治鼠疫工作总结》（1949 年 12 月），张家口市档案馆藏张家口市卫生
局档案，卷宗号：80/1/3。

通过短期培训和学习，卫生小组长和卫生委员等对鼠疫的危害、鼠疫
的防治有了一定的了解，他们向群众宣传讲解相关鼠疫知识，使群众加深
了对鼠疫的了解，并积极参加和配合卫生小组长的工作，如发现疑似鼠疫
情况能够及时向卫生小组长汇报，从而为鼠疫防治提供了有力的保障。③ 张
家口市经过培训的医疗卫生人员，对鼠疫患者的诊断与注射工作也更为熟

① 当时张家口市一区、二区、三区为市区，四区为市郊，包括自然村和行政村。间为当时张
　家口市的一种居民组织单位，一般是以 25 家为一间。《察哈尔省防治鼠疫工作总结》
　（1949 年 12 月），张家口市档案馆藏张家口市卫生局档案，卷宗号：80/1/3。
② 《张市防疫工作报告》（1949 年 11 月 25 日），张家口市档案馆藏张家口市卫生局档案，卷
　宗号：80/1/3。
③ 《张市防疫工作报告》（1949 年 11 月 25 日），张家口市档案馆藏张家口市卫生局档案，卷
　宗号：80/1/3。

练。此外，张家口还对市内学生开展检查诊断鼠疫、如何捕鼠等方面的培训，培训后的这些中学生积极参与防治鼠疫工作，成为医务工作者的得力助手。总之，张家口市通过动员组织群众、医务人员、学生等群体健全了该市的基层卫生防疫体系。

三 防疫措施的推行

（一）隔离联防

疫情在察汗崩崩村暴发后，引起村民的极大恐慌，村民四处逃散以躲避鼠疫。10月7日，当地政府召开紧急会议，决定立即派人对察汗崩崩村实行隔离，并向上级政府汇报。① 但因缺乏人力物力，当地隔离并不严密，少数患者仍逃离疫区。鼠疫蔓延到察北和张家口市后，当地政府采取就地隔离的措施，动员广大干部群众对患者本人及家庭进行隔离监督。② 鉴于疫区当地许多干部不了解如何开展隔离工作，华北人民政府、华北军区发布命令予以详细告知，并规定"凡发生鼠疫患者地区一律封锁十至十四日，如在此期间内未发生新患者，可以解除封锁，但仍须在防疫人员检验后认可放行"。③ 10月下旬，各地防疫队先后到达张家口，防疫力量大为增强，遂将之前的就地隔离方式转变为建立专门的隔离所和隔离病院来接收、隔离疑似鼠疫患者和密切接触者。④ 表8-3是张家口市隔离所隔离情况。

---

① 于连科：《察盟的人间鼠疫》，中国人民政治协商会议锡林郭勒盟委员会文史资料研究委员会编《锡林郭勒盟文史资料》第2辑，1985，第59~60页。
② 《察哈尔省防治鼠疫工作总结》（1949年12月），张家口市档案馆藏张家口市卫生局档案，卷宗号：80/1/3。
③ 《华北人民政府暨军区联合发布命令 紧急布置防疫工作》，《人民日报》1949年10月30日，第1版。
④ 《张市防疫工作报告》（1949年11月25日），张家口市档案馆藏张家口市卫生局档案，卷宗号：80/1/3。

表 8 – 3　1949 年张家口市隔离所隔离情况统计

单位：间，人

区	隔离所人员配备					隔离人数	释放人数
	地址	房间	容量	医务员	管理员		
一区	商务街	8	24	3	1	2	2
二区	教坊坡街	130	200	3	1	4	
三区	平门救济院	15	50	3	2	46	39
四区	大境门	3	9	3	1		
市郊	姬家坊		10			6	6
总计		156	293	12	5	58	47

资料来源：《张市防疫工作报告》（1949 年 11 月 25 日），张家口市档案馆藏张家口市卫生局档案，卷宗号：80/1/3。根据档案整理而成。

10 月 24 日，张家口市姬家坊疫情暴发后，当地政府立即对该村进行隔离封锁。同日，察哈尔省党政军领导干部召开紧急会议，决定采取更为严密的措施，主要有：（1）建立东起多伦西至化德（沿内蒙古与察北专区交界线）与沿外长城的两道防线，两防线之间的地区严禁通行，必要进出的人，要领取特别通行证。（2）张家口与察北各地来往的汽车、大车立即停止运。（3）隔离疫区、疫村、疫户，周围村庄施行疫苗注射。（4）发动群众，实行村与村、户与户的联防和检举，保证不与外来人接触，不留宿外人。[①] 10 月 27 日，为防止鼠疫通过火车蔓延到其他地区，京津铁路局将京张、京包间的 421 次、422 次、423 次、424 次、425 次、426 次列车停运。[②] 同日，察哈尔省防疫委员会第二次会议决定，将张家口市内各公共娱乐场所、澡堂、露天市场一律停业，学校也一律停课，以减少传染的机会。[③]

10 月 29 日，察哈尔省防疫委员会召开第四次会议，决定成立防疫封锁指挥部。察哈尔省军区司令员王平任防疫封锁指挥部主任，统一指挥察哈尔省的部队，实行严密隔离措施，共设立四道防线，"全察省东起赤城县独

---

① 《鼠疫侵袭察北　察省紧急防治》，《人民日报》1949 年 10 月 27 日，第 4 版。
② 《京张京包间六班列车停运》，《人民日报》1949 年 10 月 28 日，第 2 版。
③ 《察哈尔省防治鼠疫工作总结》（1949 年 12 月），张家口市档案馆藏张家口市卫生局档案，卷宗号：80/1/3。

石口沿外长城西至阳高县守口堡，从怀仁大同经宣化镇到赤城县云州，由宣化县化稍营到延庆黄峪口以及察、冀边境"。在疫区和非疫区之间还设立多条防线，严防疫区与非疫区之间的人员物资流动。① 同时，决定在张家口市周围及姬家坊村等疫区实行严格的交通管制，除因防疫工作的医务和工作人员持证件可以出入外，其他人严禁出入。②

　　经过半个多月的严密隔离，鼠疫蔓延的趋势被遏制住。为保障人民群众的生产与生活，张家口等疫区开始逐步解除隔离。11 月 11 日，察哈尔省防疫委员会第六次会议决定，"察北察南雁北两道封锁线之间地区，除对疫村（姬家坊）严密封锁外，其他一切城镇村庄，一律解除封锁，自由往来，但出入张市仍须特许"。③ 在疫情稳定的前提下，张家口市逐步恢复生产生活。11 月 14 日，苏联专家经过调查研究，认为张家口市鼠疫已经得到控制，于是察哈尔省防疫委员会决定于 11 月 16 日解除对张家口市的隔离，"市内公共娱乐坊所、露天市坊、澡堂等即日复业，小学立即复课"。④ 市民的生产和生活恢复到正常状态。经中央批准，停运 10 多天的张家口铁路分局管辖区段康庄至大同的客货车得以恢复通车。⑤ 11 月底，察哈尔省已 20 余天未出现新增鼠疫病例，察哈尔省防疫委员会第八次会议决定，张家口市除姬家坊仍继续隔离外，其他均予以取消。⑥ 12 月初，鉴于内蒙古、察北及张家口市姬家坊等疫区半月来未发现鼠疫患者，中央防疫委员会决定自 12 月 5 日起除在疫区仍保留部分防疫人员外，全部恢复正常活动。⑦ 至此，张家口市的人民生产和生活完全恢复正常。

---

① 《察省防疫封锁指挥部组成　决设四道封锁线》，《人民日报》1949 年 10 月 31 日，第 4 版。
② 《察哈尔省防治鼠疫工作总结》（1949 年 12 月），张家口市档案馆藏张家口市卫生局档案，卷宗号：80/1/3。
③ 《察哈尔省防治鼠疫工作总结》（1949 年 12 月），张家口市档案馆藏张家口市卫生局档案，卷宗号：80/1/3。
④ 《察哈尔省防治鼠疫工作总结》（1949 年 12 月），张家口市档案馆藏张家口市卫生局档案，卷宗号：80/1/3。
⑤ 张家口市档案馆编《张家口市大事记（1948～1980）》，档案出版社，1988，第 51 页。
⑥ 《察哈尔省防治鼠疫工作总结》（1949 年 12 月），张家口市档案馆藏张家口市卫生局档案，卷宗号：80/1/3。
⑦ 吕光明：《察省疫区解除封锁》，《人民日报》1949 年 12 月 11 日，第 3 版。

（二）检诊检疫

面对突如其来的疫情，张家口市医疗卫生力量薄弱，只能采取"动员群众教育群众，有病即报派出所，主动了解调查，并向防委会报病者，立即派人外出诊治"① 的方法，对疑似鼠疫患者进行检查诊断。这种方式无法做到对全市疫情的整体控制，仍然存在很大的疏漏。直到10月底，各地前来支援的防疫队相继抵达张家口市，并在中央防疫总队和苏联防疫队的统一指导下开展检诊工作，这一局面才得以改变。防疫队改变之前的检查诊断方式，深入市区基层和郊区的村户进行主动检诊。起初由中央防疫总队第二中队（华北、东北联合队）分成的4个组进行检诊，后又重新划分为3个组，分派到张家口市各区开展检诊工作。② 检诊组发现疑似鼠疫病例后，及时向防疫队专家进行汇报，由专家组成的中心小组进行最终的确诊。如果发现疑似鼠疫尸体，则通知解剖组进行解剖检查。③ 除主动检查外，中央防疫总队还广泛发动群众通过自查和他查的方式对疑似鼠疫病例进行汇报，由中央防疫总队及时派出医生进行科学的检查诊断。同时察哈尔省防疫委员会还抽调察哈尔省立张家口师范学校200名学员，培训后派到张家口市各区所辖的派出所，在卫生小组长的领导下每日挨门挨户进门检查，及时了解全市市民的健康情况。11月10日，中央防疫总队又增派5名医生参加检诊组，并抽调90名学员分配到各区的防疫分站，④ 进一步加强了检查诊断的力量。在广大干部群众的努力下，防疫委员会通过检查诊断对张家口市的群众健康情况进行了全面的了解和掌握，为随后的消毒和注射等工作的开展创造了必要条件。

11月16日，张家口市逐步解除隔离，火车也恢复通车。但是为防止外

① 《察哈尔省防治鼠疫工作总结》（1949年12月），张家口市档案馆藏张家口市卫生局档案，卷宗号：80/1/3。
② 《张市防疫工作报告》（1949年11月25日），张家口市档案馆藏张家口市卫生局档案，卷宗号：80/1/3。
③ 《察哈尔省防治鼠疫工作总结》（1949年12月），张家口市档案馆藏张家口市卫生局档案，卷宗号：80/1/3。
④ 《张市防疫工作报告》（1949年11月25日），张家口市档案馆藏张家口市卫生局档案，卷宗号：80/1/3。

地疫情通过火车和其他渠道输入张家口市，中央防疫总队在张家口车站派出检疫组成立检疫所加强对鼠疫的检查诊断。张家口车站检疫以"检查各地疫情，开展宣传教育，组织基层组织，协助所在地方行政上开展清洁卫生捕鼠灭蚤工作为任务，尤以检查当地及来往行人货物，以防疫病发生或传染为目的"。① 该所由防疫队、注射组等 26 人组成，一部分工作人员负责检查旅客身体健康状况，另一部分工作人员负责检查货物情况。对于前来购票乘车赴外地的旅客，工作人员检查乘客是否携带鼠疫预防疫苗注射证，并在注射证盖章后才允许购票乘车；另一部分医务人员则严格检查乘客是否存在发热的状况，如发现有体温异常或其他病症的旅客则禁止其乘车。② 11 月 16 日至 18 日，张家口车站共检查乘车者 1816 人，下车者 1068 人，其中进行详细诊断者 35 人，均未发现有鼠疫之病可疑者。③ 通过严格的检诊检疫，切断了鼠疫流通传播的途径。

（三）消毒解剖

10 月底，各地防疫队和苏联防疫队陆续抵达张家口市。在苏联防疫专家的建议下，防疫委员会和防疫总队采取了科学有效的杀菌消毒方式。④ 医务人员对鼠疫患者和密切接触人员的住所、用具、衣服等进行全面喷雾消毒，以期阻断鼠疫传播的途径。11 月 3 日至 16 日，张家口市对疑似鼠疫病人消毒 241 人，房屋消毒 134 间，被服消毒 318 件，消毒体积 12382 立方米。⑤ 防疫队还在张家口市内交通要道和街市建立了 4 所消毒站，各消毒站设有 3 名医务人员，对出入张家口市区的人员、货物、牲畜等施行喷雾消毒。广大群众对这种消毒方式非常支持，工作开展得也较为顺利。以下是

---

① 《察哈尔省防治鼠疫工作总结》（1949 年 12 月），张家口市档案馆藏张家口市卫生局档案，卷宗号：80/1/3。
② 《张市防疫工作报告》（1949 年 11 月 25 日），张家口市档案馆藏张家口市卫生局档案，卷宗号：80/1/3。
③ 《张市防疫工作报告》（1949 年 11 月 25 日），张家口市档案馆藏张家口市卫生局档案，卷宗号：80/1/3。
④ 萧离：《察北鼠疫是怎样停止蔓延的》，《新建设》第 1 卷第 7 期，1949 年 12 月，第 28 页。
⑤ 《察哈尔省防治鼠疫工作总结》（1949 年 12 月），张家口市档案馆藏张家口市卫生局档案，卷宗号：80/1/3。

张家口市消毒站 11 月 8 ~ 18 日消毒情况（见表 8 - 4）。

表 8 - 4　张家口市消毒站 11 月 8 ~ 18 日消毒统计

地点	人（人）	车（辆）	货物（车）	牲口（只）
一区宣化大道	4084	1196	174	887
二区南茶坊	3800	1300		
三区平门、大境门	1541	2475	70	
总计	9425	4971	244	887

资料来源：《张市防疫工作报告》（1949 年 11 月 25 日），张家口市档案馆藏张家口市卫生局档案，卷宗号：80/1/3。根据档案整理而成。

　　11 月 16 日，京绥铁路恢复通车后，张家口车站随即成立检疫所，对运载的牲畜货物等实行严格的药物消毒。限于消毒药品缺乏，无法实现对整个疫区的全面消毒，主要针对政府机关、学校、工厂、军队等单位及疫情严重的地区比如姬家坊村开展全面消毒。广大群众也积极采取抹房子、烧跳蚤、捕鼠等方法进行消毒。[①]

　　解剖化验也是防疫中的重要工作之一。中央防疫队在检诊过程中遇到疑似鼠疫患者的尸体时，派医务人员对尸体进行解剖。疫情初期，张家口市缺少化验室和解剖室，无法开展解剖化验工作。10 月底，中央防疫总队携带较为完整的化验设备进驻张家口市，在市内建立了一所设施比较完备的隔离病院，在收纳治疗鼠疫患者的同时，进行化验、解剖、消毒等科学研究。为慎重起见，防疫委员会规定，在征得患者家属同意后，对死亡者尸体进行解剖，以查清疫情传播状况。通过解剖和化验利于鼠疫溯源、研究、防治工作的开展。

（四）宣传动员

　　察哈尔省地区经济文化较为落后，许多群众存在浓厚的迷信思想。鼠疫暴发初期，不少群众因缺乏医疗卫生常识迷信鼠疫为"瘟神下界"；[②] 在疫区

[①] 《察哈尔省防治鼠疫工作总结》（1949 年 12 月），张家口市档案馆藏张家口市卫生局档案，卷宗号：80/1/3。

[②] 《张市防疫工作报告》（1949 年 11 月 25 日），张家口市档案馆藏张家口市卫生局档案，卷宗号：80/1/3。

的干部大多缺乏防疫方面的工作经验，对疫情的严重性和危害性也认识不足。因此，在干部群众中做好鼠疫的宣传教育工作显得尤为重要。10 月 29 日，中央防疫委员会召开会议，决定成立宣传处，由新闻总署负责，下设宣教科和编辑科。① 宣传处成立后积极动员各地的报纸、广播电台、电影放映队参与抗疫，并组织成立宣传队。11 月 1 日，察哈尔省防疫委员会召开会议，决定在省防疫委员会下设宣传组织处，专门负责察哈尔省的防疫宣传工作。张家口市政府也抽调各宣教工作部门人员组成张家口市防疫宣教委员会。② 在防疫宣教委员会的统一领导下，市各区各部门投入防疫宣传工作中。

　　张家口市政府和中央防疫总队采取多种措施，有针对性地加强对群众的卫生防疫和消毒防护的宣传工作。《察哈尔日报》首先发表《扑灭鼠疫，抢救人命》的社论，号召共产党人和革命工作者充分发动群众，统一领导，集中力量，为消灭鼠疫而斗争。③ 10 月 25 日，察哈尔省主席张苏在张北县城召开会议，号召党政军民"紧急动员起来，当作战斗任务，把鼠疫就地歼灭！"④ 11 月 7 日，中央防疫委员会发布防疫口号，如"鼠疫是最危险的疫病，大家动员起来，坚决消灭它""防鼠疫要齐心，不齐心害己又害人""预防鼠疫，人人有责"等。⑤ 这一时期《人民日报》等主流报纸几乎每日都在发布与鼠疫相关的信息，发挥舆论媒介的宣传作用。11 月初，各地防疫队陆续抵达疫区后，中央防疫委员会主任董必武指示防疫队将宣传工作放在重要地位，并提出了具体工作要求。各防疫队在中央防疫总队的统一指挥下，对疫区群众进行了广泛的卫生防疫等方面的宣传教育。

　　当时的宣传方式多种多样。张家口市政府将复查户口与检查卫生相结

---

① 《组织力量扑灭察北鼠疫　中央防疫委员会集会》，《人民日报》1949 年 10 月 29 日，第 1 版。
② 《张市防疫工作报告》（1949 年 11 月 25 日），张家口市档案馆藏张家口市卫生局档案，卷宗号：80/1/3。
③ 《察哈尔省防治鼠疫工作总结》（1949 年 12 月），张家口市档案馆藏张家口市卫生局档案，卷宗号：80/1/3。
④ 吕光明：《察省张苏主席亲赴察北　号召把鼠疫就地歼灭》，《人民日报》1949 年 10 月 30 日，第 1 版。
⑤ 《中央防疫委会发布防疫标语口号》，《人民日报》1949 年 11 月 7 日，第 4 版。

合，逐家逐户进行宣传教育。如张家口市三区组织了 110 个小学教员进行训练，之后组织这些小学教员深入各户居民家中，进行防疫知识的宣传讲解。[1] 相关部门还通过连环画、黑板报、标语等方式进行宣传教育。防疫宣教委员会除转发中央和察哈尔省卫生局的宣传资料外，还多次翻印、编印了宣传材料，具体情况详见表 8 – 5。

表 8 – 5　张家口市宣传品印发数目统计

单位：份

	宣传品内容	印刷份数	发张市份数	备注
文字宣传品	群众防疫小组长应做些什么	6500	3500	编印
	可怕的鼠疫	12000	5000	翻印
	卫生委员的责任	5000	3500	苏联专家演讲稿
	宣传大纲	2300	800	编印
	合计	25800	12800	
图书宣传品	个人防疫法	3000	800	翻印
	严防鼠疫	8000	1100	翻印
	打针防疫	3000	600	翻印
	合计	14000	2500	

资料来源：《张市防疫工作报告》（1949 年 11 月 25 日），张家口市档案馆藏张家口市卫生局档案，卷宗号：80/1/3。

除图书、文字、标语等宣传品外，各地还广泛利用广播电台对市民进行防疫知识宣传教育。10 月 31 日至 11 月 5 日，新华广播电台每晚播放半小时的防治鼠疫特别节目，介绍防治鼠疫的经验方法和各地相关的疫情信息。中央广播事业管理处要求张家口等地人民广播电台进行联播，介绍怎样扑灭鼠疫，"谈谈鼠疫的病源、病状和预防"。[2] 张家口市还特别邀请苏联防疫专家和中央防疫总队的负责人通过广播电台向全市民众进行防疫宣传，围绕"论预防鼠疫""卫生委员应尽的责任""与鼠类做斗争"等主题宣讲

---

[1]　吕光明：《张市百余医务人员防治鼠疫　近十万人受注射》，《人民日报》1949 年 11 月 11 日，第 4 版。

[2]　《北京新华广播电台增播防治鼠疫节目》，《人民日报》1949 年 10 月 31 日，第 4 版。

鼠疫的危害、预防的方法、如何开展防疫工作等，共计广播演讲 6 次，听众达 1.5 万余人次。① 通过形式多样的宣传，广大群众加深了对防治鼠疫的认识，积极投身于抗疫工作。

（五）预防注射

疫苗是防控疫情输入和传播扩散的重要手段。注射鼠疫疫苗对控制鼠疫的发生、流行和减轻病人症状等至关重要。察北鼠疫暴发后，疫区并无鼠疫疫苗，无法对群众进行预防注射。不久，各地防疫队携带大批鼠疫疫苗陆续进入张家口市。10 月 26 日，东北与华北防疫队 77 人到达张家口市，携带了足够 5 万人使用的注射疫苗。② 10 月 31 日，中央防疫委员会防疫总队第二大队 150 人，携带足够 23 万人注射使用的鼠疫疫苗等药品，开始对群众进行普遍的预防注射。③ 卫生部要求天坛防疫处等机构赶制鼠疫疫苗，并从北京、上海等地采购疫苗和血清等药品。毛泽东主席还致电斯大林，请苏联空运生菌疫苗和血清给予帮助。④

10 月 31 日，防疫队组织 6 个注射组，重点对机关、部队、工厂、学校的人员进行疫苗注射。⑤ 11 月 1～2 日，中央防疫总队与张家口市医务人员相互配合工作，将注射组扩大为 10 个小组。11 月 3 日至 10 日，防疫队又将注射组扩大到 26 个小组，每小组成员 5 人，从而能够对疫区的广大群众进行普遍注射。⑥ 张家口市组织本市医务人员开展疫苗注射训练工作，以配合防疫队开展预防注射工作。在此过程中，防疫队和张家口市的医务工作人员采取说服动员与行政力量相结合的办法对广大群众进行宣传教育。大

---

① 《张市防疫工作报告》（1949 年 11 月 25 日），张家口市档案馆藏张家口市卫生局档案，卷宗号：80/1/3。
② 《华北局发出通知　紧急防鼠疫》，《人民日报》1949 年 10 月 28 日，第 2 版。
③ 吕光明：《防疫队抵察展开工作　张市开始普遍注射》，《人民日报》1949 年 11 月 1 日，第 4 版。
④ 《董必武传》撰写组编《董必武传（1886～1975）》，中央文献出版社，2006，第 687 页。
⑤ 《张市防疫工作报告》（1949 年 11 月 25 日），张家口市档案馆藏张家口市卫生局档案，卷宗号：80/1/3。
⑥ 《察哈尔省防治鼠疫工作总结》（1949 年 12 月），张家口市档案馆藏张家口市卫生局档案，卷宗号：80/1/3。

多数市民认识到鼠疫的危害后积极要求注射，注射工作进展较为顺利。截至 11 月 10 日，张家口市的 162000 余名的人口中，除部分不适于注射者外，已有 13 万余人注射鼠疫生菌疫苗。[①] 此后，医务人员陆续对张家口市郊 30 里内的村民进行鼠疫疫苗预防注射。截至 12 月 1 日，张家口市彻底完成鼠疫疫苗的预防注射工作，前后累计注射达 148092 人次。[②] 鼠疫疫苗的注射提高了张家口市等疫区民众对鼠疫的免疫能力。

（六）清洁卫生运动

鼠疫的传染媒介主要为老鼠和跳蚤，灭鼠灭蚤对于切断鼠疫的传染媒介、控制鼠疫流行具有明显的作用。[③] 10 月 25 日，察哈尔省政府主席张苏召开会议，强调要在"疫区非疫区均展开清洁卫生运动，广泛地消灭疫菌媒介——老鼠、跳蚤"。[④] 10 月 30 日，《人民日报》发表专题社论提出，"应发动群众，捕鼠灭蚤"。[⑤] 为彻底战胜鼠疫，察哈尔省召开会议决定在张家口市发动一场"灭鼠灭蚤"运动，号召全省特别是察北及张家口市等疫区的广大干部群众广泛参与这一运动。

张家口市政府通过报纸、广播等媒介向群众宣传灭鼠、灭蚤的重要性和必要性。11 月初，张家口市正式发动群众性的灭鼠灭蚤运动。11 月 8 日，苏联防疫队向张家口市一区各街间的卫生小组长、卫生委员及市民等 2000 余人讲解"彻底预防鼠疫"知识，着重强调捕鼠灭蚤、清除垃圾等卫生清洁可以有效防治鼠疫。[⑥] 11 月 9～10 日，张家口市组织由 120 人组成的 10 个捕鼠小组深入张家口市各区，挨家挨户检查与堵塞鼠洞，并宣传捕鼠灭蚤的重要性。据统计，两天共检查了 2897 座房屋，查出 4033 个鼠洞。[⑦] 张

---

① 吕光明：《察北鼠疫停止蔓延》，《人民日报》1949 年 11 月 13 日，第 4 版。
② 《张家口市大事记（1948～1980）》，第 50 页。
③ 伍连德等编《鼠疫概论》，上海海港检疫所，1937，第 112 页。
④ 吕光明：《察省张苏主席亲赴察北　号召把鼠疫就地歼灭》，《人民日报》1949 年 10 月 30 日，第 1 版。
⑤ 《展开防治鼠疫的斗争》，《人民日报》1949 年 10 月 30 日，第 1 版。
⑥ 吕光明：《张市百余医务人员防治鼠疫　近十万人受注射》，《人民日报》1949 年 11 月 11 日，第 4 版。
⑦ 吕光明：《察北鼠疫停止蔓延》，《人民日报》1949 年 11 月 13 日，第 4 版。

家口市在一段时间内曾采取收买老鼠的办法，即通过物质奖励，鼓励群众积极捕鼠灭蚤。① 其间，中央防疫队和苏联防疫队赶制捕鼠器、捕蚤器、捕鼠药和灭蚤药，有力地推动了灭鼠灭蚤运动的开展。

在灭鼠灭蚤的基础上，察哈尔省和张家口市进一步在疫区和非疫区广泛地开展清洁卫生运动，以彻底地消灭鼠疫传播媒介。11 月 7 日，中央防疫委员会发布防疫口号，提出"家家进行清洁卫生运动"。② 在这一号召下，疫区与非疫区的大部分地区群众积极行动起来。张家口市的许多机关、部队、学校、工厂都进行了大扫除，使用滴滴涕（DDT）、苯酚等进行喷雾消毒，有的在地面撒苯酚。部分机关门口还设立专门的消毒人员，对出入机关的人员与车辆进行喷雾消毒；工人、学生等均普遍佩戴口罩，穿高腰袜子；对于车辆、货物、文件等物品，需要提前消毒方可进行装卸运输。③ 广大群众积极进行大扫除、堵老鼠洞、刷房子、撒石灰、清除垃圾、修建厕所、晾晒用具和被褥，参加灭鼠灭蚤运动。④ 张家口市二区政府提出"屋净、院净、街道净"的"三净"口号。不少商人采购口罩及高腰袜子分发给张家口市的人民群众来预防鼠疫。据统计，共有 10067 人佩戴了口罩，1697 人穿高腰袜子。⑤ 具体情况详见表 8 - 6。

表 8 - 6   1949 年张家口市卫生运动统计

捕鼠					清洁卫生		
制捕鼠器（个）	检查房数（间）	堵鼠洞（个）	下药数（袋）	捕鼠数（只）	刷房数（间）	清除垃圾数（车）	撒石灰（斤）
1200	44830	50862	97978	2374	14330	2729	14895

资料来源：《张市防疫工作报告》（1949 年 11 月 25 日），张家口市档案馆藏张家口市卫生局档案，卷宗号：80/1/3。

---

① 《察哈尔省防治鼠疫工作总结》（1949 年 12 月），张家口市档案馆藏张家口市卫生局档案，卷宗号：80/1/3。

② 《中央防疫委会发布防疫标语口号》，《人民日报》1949 年 11 月 7 日，第 4 版。

③ 《察哈尔省防治鼠疫工作总结》（1949 年 12 月），张家口市档案馆藏张家口市卫生局档案，卷宗号：80/1/3。

④ 《察哈尔省防治鼠疫工作总结》（1949 年 12 月），张家口市档案馆藏张家口市卫生局档案，卷宗号：80/1/3。

⑤ 《张市防疫工作报告》（1949 年 11 月 25 日），张家口市档案馆藏张家口市卫生局档案，卷宗号：80/1/3。

在政府的动员和广大群众的积极参与下，张家口的卫生情况得到了极大的改善。据当时的群众反映，30 年来积存的垃圾在这次运动中被基本清理完毕。①

（七）稳定物价，保障人民生活

隔离初期，生活物资未能及时运往疫区，导致物价上涨，对广大市民的正常生活造成了影响。

10 月 29 日，张家口市政府为解决物价上涨和市场混乱等问题召开省、市各经济部门联席会议，会上要求"防疫期间保证市民生活必需的供给，并由政府严格防止与取缔少数奸商乘机囤粮居奇"。② 张家口市政府积极动员广大私营企业和商人维持市场与物价稳定，多次召开各行业商人会议，号召私营企业和商人"保卫自己，保卫张家口，保卫首都，保卫全体利益"，③ 采取实际行动协助政府渡过防疫期间的经济难关。根据政府的要求，张家口市内各企业联合行动起来，根据各区规定的价格销售物资和生活必需品。国营和合作经济单位也采取一系列措施稳定物价和保障物资供应。10 月 30 日至 11 月 15 日，张家口市粮食公司通过市供销合作社向广大市民出售各类粉面达 259231 斤，配售职工粮食 353765 斤；张家口市供销合作社总计销售各种粉面 55053 斤，其他公司及省市供销社前后销售煤炭 5655914 斤，还有各种洋布、火柴、香烟、毛巾、纸张等日用品，合计金额 2 亿余元。④ 上述措施有力地保障了市民的正常生活需要，也稳定了市场秩序。

为保障张家口市及整个疫区的物资供应，中央防疫委员会决定"在一定时间内运送日用必需品至封锁区，并由封锁区运回粮食"。⑤ 张家口市陆

---

① 《察哈尔省防治鼠疫工作总结》（1949 年 12 月），张家口市档案馆藏张家口市卫生局档案，卷宗号：80/1/3。
② 吕光明：《张市经济部门决议　保证防疫期间供应》，《人民日报》1949 年 10 月 31 日，第 4 版。
③ 《张市防疫工作报告》（1949 年 11 月 25 日），张家口市档案馆藏张家口市卫生局档案，卷宗号：80/1/3。
④ 《张市防疫工作报告》（1949 年 11 月 25 日），张家口市档案馆藏张家口市卫生局档案，卷宗号：80/1/3。
⑤ 《防疫区、安全区物资交流》，《人民日报》1949 年 11 月 11 日，第 2 版。

续从其他地区调运大量生活物资供应本地市场。11 月 10 日，首列装有日用必需品和燃料的火车由北京开往张家口市。① 随后，张家口市粮食公司陆续从大同运来粮食 140 万斤，张家口市煤炭公司从下花园和大同运来煤炭 4580 吨，张家口市百货公司从天津运来工业品 50 车。② 政府通过大量采购、转运使疫区内物资供应逐渐充裕，物价也逐步趋于平稳。

针对因市场停业和物价上涨而生活困顿的人民群众，政府也采取了一系列的救济措施。11 月 7 日，张家口市政府召集各区长、公安分局局长等开会，决定在疫情封锁期间出借一部分粮食给生活困难的市民，解决其基本生活问题。困难市民每人每次可向政府借 5 日口粮，在解除隔离后 1 个月内归还粮食。③ 11 月 9～19 日，"共贷粮 3017 户，11649 人，粮食 722091 斤，社会局直接贷给被封锁在市内机关、部队、行人、难民及贫民等……2511 人，粮食 2996 斤"。④ 通过政府实行的粮食借贷政策，大部分生活困难的人解决了疫情期间的生活问题。

总之，在党和政府的统一领导下，张家口市采取隔离封锁、检诊检疫、消毒解剖、广泛宣传、预防注射、灭鼠灭蚤清洁卫生运动，以及稳定物价保障人民生活等多种措施，全力防控鼠疫的发展与蔓延，保护人民群众的生命健康。在政府、医疗卫生工作人员、广大群众的合力下，11 月初张家口市等疫区未出现新增病例，至 12 月初察哈尔省全部解除封锁，鼠疫防控胜利结束。

* * *

这次鼠疫发生在新中国成立前后，是一场危害严重、影响巨大的疫情，

① 《防疫区、安全区物资交流》，《人民日报》1949 年 11 月 11 日，第 2 版。
② 《张市防疫工作报告》（1949 年 11 月 25 日），张家口市档案馆藏张家口市卫生局档案，卷宗号：80/1/3。
③ 《张市防疫工作报告》（1949 年 11 月 25 日），张家口市档案馆藏张家口市卫生局档案，卷宗号：80/1/3。
④ 《张市防疫工作报告》（1949 年 11 月 25 日），张家口市档案馆藏张家口市卫生局档案，卷宗号：80/1/3。

它给新成立的人民政权带来了严峻的考验。面对疫情，新生的人民政权在防治鼠疫的过程中，采取多力量、多手段合力防疫。具体表现为在党和政府统一领导下，调集防疫队和医疗卫生人员进行防治，坚持防疫和群众动员相结合，形成了强大合力，成功扑灭了鼠疫，留下了许多值得总结的经验教训。具体来说：第一，坚持党和政府对卫生防疫工作的统一领导，是战胜鼠疫的政治和制度优势。鼠疫暴发后，新生的人民政权发动各方防疫力量，建立起从上到下的防疫组织体系，统一领导防疫，通过开展隔离封锁、检诊、注射、宣传动员等工作，成功防治鼠疫。第二，集中专业的医疗卫生工作人员，组建专门的防疫队，是取得防疫胜利的组织保障。察北鼠疫发生后，中央和各地政府调集广大医务人员和工作者，前往疫区开展检诊治疗、消毒解剖、预防注射等工作，对扑灭鼠疫起到了重要作用。中苏防疫队和防疫专家在张家口市对当地医务人员进行业务培训，使得防疫力量不断壮大。察北鼠疫结束后，新中国继续加大对医疗卫生系统的建设，逐步建立起新型的防疫体系和防疫机制，形成中央、省、市、县四级防疫机构，专门负责卫生防疫工作。第三，社会各界积极参与，是取得抗击鼠疫胜利的一个重要因素。察北鼠疫期间，各级政府、医疗卫生人员、媒体、广大群众在内的各种社会力量积极介入鼠疫防控工作中，为消灭鼠疫发挥了自己应有的作用。

总之，在1949年察北鼠疫的防治过程中，以张家口市为代表的疫区城市，在党和政府的统一领导下建立健全防疫网络体系，加强基层防疫力量，调动专业的医疗人员和工作者，动员广大群众共同参与到鼠疫的防治中，取得抗击察北鼠疫的最终胜利。在此次危机中，新中国初步建立起党和政府统一领导、专业优先、卫生防疫与群众动员相结合的卫生防疫机制，为日后新中国的防疫工作提供了重要参考和借鉴。

结　语

　　20 世纪以来的河北医疗卫生事业，走过了百余年的发展历程，其间历经清末、民国时期、新中国等不同时期和阶段。百年间河北医疗卫生事业取得了突出成绩，亦有一些不足或缺陷。

一　20 世纪以来河北医疗卫生发展成绩

（一）从无到有：医疗卫生体系不断健全

　　民国以前，直隶并无专管卫生的机构，实际负责卫生事业的是地方警察机构。民初，直隶因毗邻京师，在遇到重大卫生问题时后者往往直接介入，"就近管控"。1928 年 7 月河北省政府成立后，卫生行政事宜由民政厅主持办理。抗战胜利后，国民政府在北平成立河北省卫生处，还设立了防疫委员会、检疫站、医疗防疫队、流动卫生所等卫生组织。1949 年 8 月，河北成立省人民政府卫生厅，负责全省的医疗卫生事业，1955 年改为河北省卫生厅，其组织建制不断健全。根据河北省卫生厅颁发的《建立各级卫生机构组织方案》，各地、市、县也逐步建立起卫生行政组织。

　　伴随卫生机构体系不断得以构建的，首先是医疗卫生制度法规的不断健全。清末、北洋时期的制度法规较少，且主要侧重防疫。卫生部成立后，陆续颁布了一系列卫生法规。河北省在贯彻卫生部指令的同时，陆续制定了许多法令，涉及卫生机构、人员管理、传染病防治与检疫、食品卫生等方面。抗战结束后，河北省在注重疫情防治的同时，加强对饮食品和公共场所卫生的管理。新中国成立后，河北省卫生厅及各地方卫生组织又陆续建立了许多卫生法规，为河北省加强医疗卫生管理提供了重要依据。其次，医疗卫生基础设施不断完善。清末，京师设立官医院，直隶设有育黎堂、妇婴医院和时症医院。北洋时期，北洋防疫处借助临时的检验所、卫生队、防疫医院开展医疗卫生建设。南京国民政府成立后，河北的医院、诊所、助产所均有所增加。新中国成立后，防疫检疫、地方病防治、药检、妇幼卫生等各类医疗卫生机构陆续得以创建，医疗卫生服务设施进一步完善。截至1952年，河北省已有县级以上医院（卫生院）173所，疗养院11所，门诊部（所）463所，专科防治所（站）3所。①

（二）由单一到多元：宣传手段走向多样化

近代中国，民众缺乏医药卫生知识。要改变这一状况，需要大力开展卫生宣传教育，使民众学习卫生知识与疾病预防、应对的基本方法，转变落后观念。清末，传播卫生知识主要是通过报刊载文、发布公告等方式。进入民国后，宣传手段逐渐趋于多样化，如通过文章、书籍、卫生小册、卫生电影、广告、图画、戏剧、标语等。由于大多数民众的知识水平有限，宣传者在宣传方式上往往追求简易生动、形式多样、贴近民众。当时的很多报刊重视卫生知识的宣传，特辟"卫生栏"，集中登载医疗卫生知识。卫生部提倡设置"卫生布告栏"，展示内容包括卫生宣传品、政令通告等，图文并茂，通俗易懂。布告栏设立在街道、公园、体育场、图书馆、学校、工厂、车站、码头、戏园、游艺场等公共场所或娱乐场所附近。② 为使一般民众能深刻了解卫生常识，滦县组织卫生宣传队，"到处演讲，并散发图画及传单"。③ 保定青年会举办保定市卫生展览会，"装潢布置，极为周备"。④ 这些做法起到了宣传、普及医疗卫生常识的作用。

① 《河北省志·卫生志》第86卷，第35页。
② 《卫生部训令》（第293号），《卫生公报》第10期，1929年，第4～5页。
③ 《滦县小学生组卫生队游街宣传》，《益世报》（天津版）1935年7月31日，第4版。
④ 《保定举办卫生展览会》，《北平医刊》第5卷第6期，1937年6月，第56页。

为了改善卫生环境问题，卫生部倡议每年举行污物扫除及卫生运动大会，以"唤起民众注重卫生"，① 要求各地切实举办，并将办理卫生运动大会情况及时上报。1929 年 7 月 12 日，河北省政府工商厅要求唐山、临榆、保定、石门、塘大举办工人卫生运动大会，强调"此项运动与工人卫生工人生活及工厂改善均关重要"。② 随后又拟订了工人卫生运动举行大纲，通知各县参考执行。河北省宛平县、安次县、宝坻县、顺义县、密云县等 40 余县举办了工人卫生运动，邀请医界人士讲授医疗卫生知识，散发传单，组织工人游行。开展卫生运动大会成了河北省一些地方每年的固定节目。20世纪 50 年代初期，河北省开展的爱国卫生运动也在宣传医疗卫生知识、改变民众卫生观念等方面起到了重要作用。

（三）民众生命健康水平有所提高，传染病得到遏制

医疗卫生体系的不断健全、医疗卫生人才的不断增加，以及先进医学技术和医药的不断进步，为河北省医疗卫生事业的开展创造了条件。20 世纪以来河北省医疗卫生建设在摸索中不断前行，全省卫生环境逐渐改善，医疗水平不断提高，体现在医疗设备引进、医药管理、临床诊疗技术、传染病防治、妇婴卫生、国境检疫等方面，民众的生命健康水平随之逐渐提高。历史上的河北是一个疫病多发的省份，黑热病、疟疾、霍乱、天花、麻疹等疾病长期侵害人民健康，但到新中国初期大都有所减少乃至消亡。据统计，河北 1951 年上半年发现天花病例 244 例，1952 年上半年仅发现 13例，到 1953 年仅发现 1 例，此后未再发现天花病例。③ 河北结束了天花流行的时代。

（四）民众的旧观念得以破除

中国早期对疾病的认识，多与鬼神致病观念相关，与此相应的是各种

---

① 《呈卫生部遵令举行污物扫除及卫生运动大会一案饬属遵办情形由》，《河北民政汇刊》第 4编 "公牍·卫生"，1929 年，第 1 页。
② 《令各县县长暨唐山保定等五公安局长仰于文到十日内将举办工人卫生运动经过及成绩具报核转令》（第 577 号），《河北工商月报》第 1 卷第 10 期，1929 年 8 月，第 3 页。
③ 《河北省志·卫生志》第 86 卷，第 204 页。

驱逐疫鬼之法。这种情况至明清时期仍然存在。近代以来，随着卫生近代
化步伐的不断加快，广大民众的观念也在潜移默化地发生变化，一些落后、
迷信观念不断被摒弃。20 世纪二三十年代，平教会在河北定县围绕卫生建
设开展了大量的工作，使当地医药设施得到逐步改善。受家庭收入、医疗
条件、传统观念等因素所限，过去定县村民生病后很少及时就医。有了三
级卫生保健系统后，普通疾病由保健员进行直接救治，实现了"乡村普通
病症治疗有人"的目标，超出保健员治疗范围的病人送至保健所、保健院。
民众对卫生产生了新的认识，开始接受并相信疾病可以预防，并无疫病发
现时也情愿接受预防注射，防病意识明显增强。[①] 同一时期，河北宛平县清
河卫生试验区开展的卫生工作，使民众医疗卫生观念得到明显改观，在获
知试验区计划开办医院这一消息后踊跃捐款。[②]

二 积累的经验教训

20 世纪河北医疗卫生事业发展过程中也积累了许多经验教训，这些经
验教训是今后繁荣河北医疗卫生事业的宝贵财富，需要充分借鉴汲取。依
我们看来，最为主要的有以下三点。

（一）多力量、多手段的合力

河北医疗事业的发展，离不开各方力量的合作"互动"。其中，既有中
央的组织领导，也有基层的各级政府；既有卫生领导机构，也有卫生服务
机构，亦有各类的医疗卫生设施；既有政府的组织领导，亦离不开各新闻
媒体的鼓噪宣传，也离不开民间组织、医学校、医家的积极参与。近现代
河北在成功应对各类疫情的过程中，各方力量合作、互动的范例处处可见。
北洋时期，直隶政府与中央相配合进行疫病防治。在日常宣传、预防方面，

---

① 《定县乡村卫生实验报告》（二），《民间》第 3 卷第 8 期，1936 年 8 月，第 15 页。
② 朱邦仁：《清河试验区卫生股六个月事业之自我批判》，《卫生月刊》第 4 卷第 8 期，1934
年 8 月。

北洋政府积极派遣中医前往直隶进行宣传、舆论动员；在临时防治中，北洋政府派遣卫生组织与地方政府积极联络，商讨解决办法，并制定有效的防疫计划。① 清末民初直隶的两次重大防疫成功均是国家与地方通力配合的结果。在中央与直隶的通力配合下，鼠疫和霍乱的蔓延势头被遏制，直隶也一度恢复了往日宁静。南京国民政府成立后，在卫生部及相关机构的组织下，河北省各级卫生机构不断完善，有媒体的积极宣传与监督，平教会、壬申医学社、红十字会等民间组织的积极参与，以及河北医学院等医学院校提供的人才保障，河北医疗卫生事业次第展开，成绩斐然。1949 年暴发的张家口鼠疫，是对新中国的一大考验，政府和社会各方力量密切配合、彼此互动在此次鼠疫防治过程中体现得淋漓尽致，其成功也主要得益于此。

（二）破立并举

河北省医疗卫生建设，并非传统与现代的彻底割裂，而是注重破立并举。比如，考虑到民众观念转变的渐进性，民国时期对接生婆并非彻底废止，而是"再造"。接生婆是旧时妇产工作的主要承担者，其接生时不讲究卫生，造成许多产妇不幸留下后遗症，严重者身亡。即使出现这一恶劣后果，产婆大多数也未被追究责任。1928 年、1929 年卫生部制定出台了《管理接生婆规则》（17 条）、《开办接生婆训练办法》等，加强对接生婆的管理和培训，以提升其接生水平。《开办接生婆训练办法》规定了培养接生婆的课程、教职员、经费、教授方法，还将北平接生婆所用之接生篮的具体情形列出以做参考。训练经费因各省经济情形及接生婆之多少而异。考虑到接生婆的文化水平，训练尽量使被教授者理解并接受所传授之接生知识。② 河北省各市县开设接生婆训练班，培训通过的产婆颁给营业执照。这些被改造的产婆，成为乡村助产的一支重要力量。与此同时，卫生部出台《助产学校立案规则》《助产士条例》《助产士考试规则》等文件，倡议各

---

① 马重韬：《戊午廊坊防疫与北京中医》，《廊坊市文史资料》第 4 辑，第 86 页。
② 《通令各县局奉卫生部令抄发开办接生婆训练班办法仰遵办报候转呈由》，《河北民政汇刊》第 9 编"公牍·卫生"，1930 年，第 3 页。

地设立助产士培训学校，培养合格接生人员。河北省各地陆续建立助产传习所、助产学校，或在医院内开设助产班、妇产科。到正规的医院或助产所生产，逐渐为民众所认同。再如，民国时期开展卫生宣传、卫生实验，其内容和形式逐渐多样化，也往往注重结合传统民情，既依靠传统，但又试图对传统进行改造，使之逐渐纳入现代化的轨道。

（三）中西医结合

步入近代，河北中医的发展并未因列强入侵、中国社会性质变化而止步，反而涌现出许多著作，其中又以内科、方书、儿科、妇科者居多。这一时期，西医开始在河北散播开来。进入民国后，在西医发展的同时，河北的中医发展一度遭到打压。1912 年，北洋政府教育部颁发的医学专门学校课程，将中医学排斥在外。1929 年召开的中央卫生委员会第一次会议，把中医视为旧医，通过了《废除旧医以扫除医事卫生之障碍案》，妄图彻底废除中医，激起了中医界的强烈反对。中西医之争，成为民国医学史上的一个核心论题。河北也不例外，有识之士对中西医结合产生了兴趣，倡导中西医会通，这在近现代报刊媒体上比比皆是。事实证明，河北医疗卫生建设的发展，既不能单纯依靠中医，也不能只靠西医，中西医不可偏废，需要协调发展，彼此互补。河北医学在近现代转型发展的过程中，涌现出一大批名家，其中中医名家如张锡纯、时之藩、袁鹤侪等，西医名家如吴肇春、朱宪彝、马文昭等，为河北医疗卫生事业的发展与繁荣做出了突出贡献。

三　展望未来

随着社会经济的发展和人们生活水平大幅度提高，人们越来越关注健康问题，健康意识不断增强，多层次、多样化健康需求快速释放、增长迅猛。与此需求相应，河北医疗卫生建设仍存在诸多不足或薄弱环节，主要有：医疗服务体系建设发展迅速，但布局还不均衡，医疗服务需求与供给的矛盾依然存在；医疗保障体系还不够健全，存在医疗消费把关不严、经费浪费等问题；卫生监督体系建设相对滞后，卫生监督人员和基础设施不足，预防性卫生监督相对滞后；突发公共卫生事件应对机制尚需完善，应急能力有待进一步提高；中医药事业发展不平衡，管理体系有待完善；对于"亚健康"、慢性病以及肝炎、结核病等传染性疾病，尚缺乏有效的根治手段；等等。近年来，依据京津冀协同发展、雄安新区规划建设、北京冬奥会举办、健康中国等重大战略，河北省提出了"健康河北"战略，这一战略的提出为河北卫生事业的发展再次明确了方向。依笔者看来，今后河北医疗卫生事业的发展需要从以下几方面着手。

一是扎实推进健康河北行动。2019 年，国家健康中国行动推进委员会印发《健康中国行动（2019～2030 年）》，细化了 15 个专项行动，具体是：健康知识普及行动，合理膳食行动，全民健身行动，控烟行动，心理健康促进行动，健康环境促进行动，妇幼健康促进行动，中小学健康促进行动，职业健康保护行动，老年健康促进行动，心脑血管疾病防治行动，癌症防治行动，慢性呼吸系统疾病防治行动，糖尿病防治行动，传染病及地方病防控行动。这 15 个行动中，前 6 个是一个板块，主要针对影响健康的前期因素；中间 4 个是一个板块，主要针对重点人群；后面 5 个是一个板块，主要针对现阶段威胁健康的重大疾病。三个板块聚焦到一点，就是"以人民健康为中心"。健康河北行动要坚持大卫生、大健康理念，强化以人民健康为中心。健康河北行动是一项大工程，需要强有力的领导、狠抓落实的决心、有效的工作机制，既要有组织、有机构，又要有监测、有考核，才能确保行动取得良好成效。

二是健康管理关口前移，强化健康教育。建立有效机制，推进健康知识普及，提升民众健康素养和自我健康管理能力，可采取以下措施：其一，设立专项经费，对特定群体定期免费体检。卫生部门与单位联合，定期监测不同群体健康状况，把监测结果向大众公布，以引起重视和关注，从而形成各部门的联动机制。其二，发挥大众传播媒介作用。充分利用大众媒介资源，建立健康科普网站及微信公众号，定期、适时在网上推出健康保健和技能知识宣传，普及健康知识。其三，健康教育从源头抓起，在学校开设健康素养课程，潜移默化培养学生的良好生活习惯，一点一滴地促进其健康素养的提升，促进其形成健康生活习惯、掌握健康生活。

三是深化医疗卫生服务体系改革。强化顶层设计，创新体制机制，推进医疗服务体系建设。其一，优化医疗资源配置，对区域内公立医院的数量、分布、床位规模以及大型设备进行优化配置，加快推进县域医联体建设，发挥乡镇卫生院和社区卫生服务中心的功能定位，构建覆盖城乡、分工协调、密切协作、高效运行的优质医疗服务体系；其二，依托区位优势，打造北京非首都卫生健康功能疏解的重要承载区、全国卫生健康发展的引领区、国家生命健康产业发展的示范区、国家中医药创新发展和医养结合的先行区，与京津形成相互促进、协调联动、协同发展的河北卫生健康大产业；其三，加强医疗服务管理，提高医疗服务意识。规范医疗机构设置与审批流程，有序推进建立现代医院管理制度，健全医疗服务质量管理控制体系。

四是建立有效卫生监督机制。具体来说：其一，加强网络平台管理，发挥公众卫生监督作用。强化卫生监督系统政府网站的管理及服务功能，畅通在线服务渠道，及时更新国家卫生监督法律法规，增强卫生监督组织的公信力，使卫生监督工作公开、公正、透明。其二，创新监督体制机制，提高综合监督执法能力。建立健全省、市、县、乡的四级卫生监督管理体系，形成管理体系健全、科学、多元化的工作机制。实行卫生监督人员准入机制，建立专业的卫生监督执法队伍，同时经过严格的任职培训提升监督执法能力。其三，完善卫生监督执法工作的考核评价体系，逐级建立卫生监督机构评价体系，指导监督执法机构的监督管理、执法裁量、信息管理和综合评估，持续改进全方位、分层级管理模式，促进卫生监督执法能力的提升。

五是深入开展医疗保障制度改革。建成防治并举的重特大疾病保障体系，将防控重特大疾病风险的关口前移，采取"疫病预防、妇幼保健、环境改善、提高食品药品质量、健康体检、全民健身、健康生活"等综合措施，为防控与化解重、特大疾病风险创造条件；完善医疗保障立法，优化"职工＋居民"的基本医疗保障制度框架设计。加强医疗保险基金监管能力和体系建设，实施常态化监督与大数据实时、动态、智能监控相结合的创新监管方式，建成高质量、高效率的医疗保障体系，人民更有获得感、幸福感和安全感的医疗保障体系。建成全省统一的社会保险公共服务平台，实现各类数据集中共享，进而为及时参加医疗保险、无缝衔接医疗保险权益、及时得到相应医疗服务提供技术支撑。

六是大力发展中医药事业。进一步健全中医药管理体制，完善中医药工作跨部门协调机制，强化统筹职能，制定中医药发展规划、标准制定、质量管理等工作，促进中医中药协调发展。完善中医药服务监管机制，建立健全中医药管理体系，合理配置人员力量。同时，推进中医药教育，将中医药教育发展纳入教育、卫生健康、中医药发展规划，进一步推动中医学教育改革。此外，加强中医药法治体系建设，规范中医药行业管理，建立系统完整的与中医药发展相适应的法律体系。

进入 21 世纪，在经济迅速发展的大背景下，河北省医疗卫生体系不断健全与完善，人民健康水平稳步提升。展望未来，在党中央的坚强领导下，河北省贯彻落实国家相关文件精神，破解制约河北省医学发展的诸多问题，迎难而上，扎实推进医疗卫生体制的全方位改革，促进河北医疗卫生事业再上新台阶，为建设现代化经济强省、美丽河北做出更大的贡献。

<h1 style="text-align:center">参考文献</h1>

一　档案

河北省档案馆藏革命历史档案

河北省档案馆藏河北省卫生厅档案

山西省档案馆藏革命历史档案

张家口市档案馆藏张家口市卫生局档案

中国第一历史档案馆藏档案

二　民国报刊

《北方文化》《北平市公安局第一卫生区事务所年报》《北平医刊》《北洋官报》《大公报》《妇女共鸣》《妇女生活》《公共卫生月刊》《光华医药杂志》《广西卫生旬刊》《国医砥柱》《河北工商月报》《河北民政汇刊》《河北省滦县教育公报》《河北省卫生公报》《河北省政府公报》《冀南教育》《晋察冀日报》《京兆通俗周刊》《康健杂志》《抗敌报》《内政公报》《热河省政府公报》《人民日报》《壬申医学》《三三医报》《社会学界》《社会学杂志》《申报》《市政通告》《顺天时报》《太岳日报》《卫生公报》《卫生月刊》《医药学》《医药杂志》《益世报》《政府公报》《中国医药月

刊》《中华医学杂志》《中医新生命》

三　档案汇编、文集、日记、文史资料等

北京军区后勤部党史资料征集办公室编《晋察冀军区抗战时期后勤工作史
　　料选编》，军事学院出版社，1985

陈可冀主编《岳美中全集》，中国中医药出版社，2012。

《陈虁龙全集》，李立朴等编校，贵州民族出版社，2014。

陈明光主编《中国卫生法规史料选编（1912~1949.9）》，上海医科大学出
　　版社，1996。

陈志潜：《中国农村的医学——我的回忆》，端木彬如等译，四川人民出版
　　社，1998。

池子华、崔龙健主编《中国红十字运动史料选编》第1辑，合肥工业大学
　　出版社，2014。

池子华、丁泽丽主编《中国红十字运动史料选编》第5辑，合肥工业大学
　　出版社，2016

池子华、丁泽丽主编《中国红十字运动史料选编》第2辑，合肥工业大学
　　出版社，2015。

池子华、李欣栩主编《中国红十字运动史料选编》第6辑，合肥工业大学
　　出版社，2016。

甘厚慈辑《北洋公牍类纂正续编》，罗澍伟点校，天津古籍出版社，2013。

高时良、黄仁贤编《中国近代教育史资料汇编：洋务运动时期教育》，上海
　　教育出版社，2007。

光绪《畿辅通志》（三），商务印书馆，1934。

郭秉瑢：《从北洋军医学堂到陆军军医学校》，政协文史资料委员会编《文
　　史资料存稿选编》（军事机构，下），中国文史出版社，2002。

哈恩忠：《清末金韵梅任教北洋女医学堂史料》，《历史档案》1999年第
　　4期。

何正清主编《刘邓大军卫生史料选编》，成都科技大学出版社，1991。

河北省妇女联合会编《河北妇女运动史资料选辑》第 4 辑，内部印行，1986。

河北省社会科学院历史研究所、河北省档案馆编《晋察冀抗日根据地史料
选编》，河北人民出版社，1983。

《华北五省卫生概况》，中央人民政府卫生部编印《全国卫生情况参考资
料》，1950。

华中师范学院教育科学研究所主编《陶行知全集》第 6 卷，湖南教育出版
社，1985。

《建国以来毛泽东文稿》第 3 册，中央文献出版社，1989。

《建国以来毛泽东文稿》第 1 册，中央文献出版社，1987。

姜书阁：《定县平民教育视察记》，察哈尔教育厅编译处，1932。

晋察冀北岳区妇女抗日斗争史料编辑组编《晋察冀北岳区妇女抗日斗争史
料》，中国老年历史研究会，1985。

晋察冀边区北岳区妇女抗日斗争史料编辑组编《晋察冀边区妇女抗日斗争
史料》，中国妇女出版社，1989。

《晋察冀抗日根据地》史料丛书编审委员会编《晋察冀抗日根据地》第 2
册，中共党史出版社，1991。

李景汉编《定县社会概况调查》，中华平民教育促进会，1933。

李文波编著《中国传染病史料》，化学工业出版社，2004。

立波：《晋察冀边区印象记》，生活·读书·新知三联书店，2012。

马重韬：《戊午廊坊防疫与北京中医》，中国人民政治协商会议廊坊市委员
会编《廊坊市文史资料》第 4 辑，1987。

苗得雨：《解放区少年的歌》，中国少年儿童出版社，1980。

民国教育部编《第一次中国教育年鉴》丙编《教育概况》，开明书店，1934。

南京第二历史档案馆编《北洋政府档案》第 155、173、174 卷，中国档案
出版社，2010。

内政部年鉴编纂委员会编《内政年鉴·卫生篇》，商务印书馆，1936。

《聂荣臻回忆录》，解放军出版社，1986。

全国中西医结合研究工作经验交流会议秘书处编《全国中西医结合研究工
作经验交流会议资料选编》，人民卫生出版社，1961。

山西省妇运史编纂筹委会办公室编《山西省妇运史资料》，内部印行，1982。

《鼠疫斗士——伍连德自述》，程光胜、马学博译，湖南教育出版社，2011。

宋恩荣主编《晏阳初全集》第 1 卷，湖南教育出版社，1992。

《唐县志》卷 2《建置志·坊表》，清乾隆五十二年刻本。

天津图书馆、天津社会科学院历史研究所编《袁世凯奏议》（上、中、下
　　册），廖一中、罗真容整理，天津古籍出版社，1987。

田一：《正骨名医时之藩》，中国人民政治协商会议河北省深县委员会编
　　《深县文史资料选辑》第 2 辑，1984。

汪寿松等编校《八国联军占领实录——天津临时政府会议纪要》，倪瑞英等
　　译，天津社会科学院出版社，2004。

王道瑞编选《清末东北地区爆发鼠疫史料（上）》，《历史档案》2005 年第
　　1 期。

王尔昌：《抗战胜利后至建国前的我县医药卫生状况》，中国人民政治协商
　　会议山西省盂县委员会文史资料研究委员会编《盂县文史资料》第 5
　　辑，1986。

王家驰编著《朱宪彝医案》，天津科学技术出版社，2000。

文史办：《爱国西医吴肇春博士在衡水》，中国人民政治协商会议河北省衡水
　　市委员会编《衡水市文史资料》第 4 辑，1990。

谢忠厚主编《日本侵略华北罪行档案》（五），河北人民出版社，2005。

新教育学会编《解放区群众教育建设的道路》，东北书店，1948。

邢锡波：《伤寒论临床实验录》，邢汝雯、纪民育整理，天津科学技术出版
　　社，1985。

邢锡波：《邢锡波脉学阐微》，邢汝雯整理，人民军医出版社，2011。

徐世昌：《退耕堂政书》卷 7《奏议》，沈云龙主编《近代中国史料丛刊》
　　第 23 辑，台北：文海出版社，1968。

延龄辑《直隶省城办理临时防疫纪实》，夏明方点校，清宣统三年铅印本，
　　李文海等主编《中国荒政书集成》第 12 册，天津古籍出版社，2010。

杨志本主编《中华民国海军史料》，海洋出版社，1987。

于凤：《灭梅专家盛子章》，中国人民政治协商会议河北省隆化县委员会编

《隆化文史资料》第 1 辑，1990。

于连科：《察盟的人间鼠疫》，中国人民政治协商会议锡林郭勒盟委员会文
　　史资料研究委员会编《锡林郭勒盟文史资料》第 2 辑，1985。

《袁鹤侪》，袁立人整理，中国中医药出版社，2014。

袁立人整编《御医袁鹤侪医学存真》，河北科学技术出版社，2017。

詹一之编《晏阳初文集》，四川教育出版社，1990。

张焘：《津门杂记》，丁绵孙、王黎雅点校，天津古籍出版社，1986。

张剑倜：《对 50 年代河北消灭性病的回忆》，《河北文史资料》1992 年第
　　1 期。

张镜源主编《中华中医昆仑》第 4 集，中国中医药出版社，2012。

张锡纯：《医学衷中参西录》（上、下），河北科学技术出版社，2017。

张侠等编《北洋陆军史料（1912～1916）》，天津人民出版社，1987。

张侠等编《清末海军史料》，海洋出版社，1982。

章元善、许仕廉编《乡村建设实验》第 1～2 集，中华书局，1934～1935。

《正定历代名人》，中国人民政治协商会议正定县委员会文史资料委员会编
　　《正定文史资料》第 4 辑，2002。

中共灵丘县委党史研究室编《晋察冀日报（抗敌报）选录》，《灵丘党史资
　　料》2005 年第 6 辑。

中共中央文献研究室、中国人民解放军军事科学院编《建国以来毛泽东军
　　事文稿》（上、中、下），军事科学出版社、中央文献出版社，2010。

中国红十字总会编《中国红十字会历史资料选编（1904～1949）》，南京大
　　学出版社，1993。

中国人民解放军历史资料丛书编审委员会编《后勤工作·回忆史料》（1），
　　解放军出版社，1994。

中华平民教育促进会秘书处编《定县实验二十年度工作概略》，教育编辑
　　馆，1933。

中华全国妇女联合会妇女运动历史研究室编《中国妇女运动历史资料
　　（1937～1945）》，中国妇女出版社，1991

中央人民政府法制委员会编《中央人民政府法令汇编（1949～1950）》，人

民出版社，1952。

朱有瓛主编《中国近代学制史料》第 1 辑（上），华东师范大学出版社，1983。

庄文亚编《全国文化机关一览》，世界文化合作中国协会筹备委员会，1934。

四　著作

〔美〕阿林敦：《青龙过眼》，叶凤美译，中华书局，2011。

〔英〕阿绮波德·立德：《穿蓝色长袍的国度》，王成东等译，时事出版社，1998。

《白求恩医科大学校史》编辑委员会编《白求恩医科大学校史（1939 ~ 1989）》，四川人民出版社，1989。

保定市政协文史委员会编《保定近代教育史略》，河北大学出版社，1992。

蔡景峰等主编《中国医学通史·现代卷》，人民卫生出版社，2000。

曹树基、李玉尚：《鼠疫：战争与和平——中国的环境与社会变迁（1230 ~ 1960）》，山东画报出版社，2006。

察哈尔人民出版社编《什么叫鼠疫》，察哈尔人民出版社，1952。

陈海峰编著《中国卫生保健史》，上海科学技术出版社，1993。

陈海峰主编《中国卫生保健》，人民卫生出版社，1985。

池子华、郝如一主编《中国红十字历史编年（1904 ~ 2004）》，安徽人民出版社，2005。

《当代中国的医药事业》编辑委员会编《当代中国的医药事业》，当代中国出版社，2009。

邓铁涛、程之范主编《中国医学通史·近代卷》，人民卫生出版社，2000。

邓铁涛主编《中国防疫史》，广西科学技术出版社，2006。

《董必武传》撰写组编《董必武传（1886 ~ 1975）》，中央文献出版社，2006。

董纯才等主编《中国革命根据地教育史》第 2 卷，教育科学出版社，1991。

〔美〕E. A. 罗斯：《变化中的中国人》，公茂虹、张皓译，时事出版社，1998。

〔日〕饭岛涉：《鼠疫与近代中国——卫生的制度化和社会变迁》，朴彦等译，社会科学文献出版社，2019。

冯世斌主编《1928～1949 河北省大事记》，河北人民出版社，2012。

阜平县地方志编纂委员会编《阜平县志》，方志出版社，1999。

顾卫民：《基督教与近代中国社会》，上海人民出版社，2010。

何江丽：《民国北京的公共卫生》，北京师范大学出版社，2016。

何界生主编《中国国境卫生检疫学》，人民卫生出版社，1991。

河北省保定市地方志编纂委员会编《保定市志》，方志出版社，1999。

河北省地方志编纂委员会编《河北省志·妇女运动志》第 59 卷，中国档案
    出版社，1997。

河北省地方志编纂委员会编《河北省志·建置志》第 2 卷，河北人民出版
    社，1993。

河北省地方志编纂委员会编《河北省志·卫生志》第 86 卷，中华书
    局，1995。

河北省地方志编纂委员会编《河北省志·宗教志》第 68 卷，中国书籍出版
    社，1995。

《河北卫生计生年鉴》编纂委员会编《河北卫生计生年鉴（2014）》，河北
    科学技术出版社，2015。

《河北卫生年鉴》编辑委员会编《河北卫生年鉴（2002）》，方志出版
    社，2002。

《河北卫生年鉴》编辑委员会编《河北卫生年鉴（1989～1999）》，河北科学
    技术出版社，2005。

《河北卫生年鉴》编辑委员会编《河北卫生年鉴（2008）》，河北人民出版
    社，2008。

《河北卫生年鉴》编辑委员会编《河北卫生年鉴（2005）》，河北人民出版
    社，2005。

《河北卫生年鉴》编纂委员会编《河北卫生年鉴（2011）》，河北科学技术
    出版社，2011。

《河北卫生年鉴》编纂委员会编《河北卫生年鉴（2013）》，河北科学技术
    出版社，2013。

《河北卫生准年鉴》编辑委员会编《河北卫生年鉴（2004）》，河北人民出版社，2005。

纪树立：《鼠疫》，人民卫生出版社，1988。

《井陉县志》编纂委员会编《井陉县志》，河北人民出版社，1986。

廊坊市志编修委员会编《廊坊市志》，方志出版社，2001。

李公朴：《华北敌后——晋察冀》，生活·读书·新知三联书店，1979。

梁其姿：《面对疾病——传统中国社会的医疗观念与组织》，中国人民大学出版社，2012。

刘春梅、卢景国主编《抗战时期晋察冀边区卫生工作研究》，研究出版社，2018。

陆江、李浴峰主编《中国健康教育史略》，人民军医出版社，2009。

〔美〕罗芙芸：《卫生的现代性——中国通商口岸卫生与疾病的含义》，向磊译，江苏人民出版社，2007。

马伯英：《中国医学文化史》，上海人民出版社，1994。

马金生：《发现医病纠纷——民国医讼凸显的社会文化史研究》，社会科学文献出版社，2016。

马新云、王其飞主编《河北历代名医学术思想研究》，中国科学技术出版社，1990。

民国《清苑县志·职官》卷2，1934年铅印本。

《内分泌学家　朱宪彝》，崔月犁等主编《中国当代医学家荟萃》第1卷，吉林科学技术出版社，1987。

彭佩云主编《中国计划生育全书》，中国人口出版社，1997。

彭善民：《公共卫生与上海都市文明（1898～1949）》，上海人民出版社，2007。

皮国立：《近代中西医的博弈——中医抗菌史》，中华书局，2019。

皮国立：《虚弱史——近代华人中西医学的情欲诠释与药品文化（1912～1949）》，台湾商务印书馆，2019。

齐武：《晋冀鲁豫边区史》，当代中国出版社，1995。

《秦皇岛市卫生志》编纂委员会编《卫生志》，河北人民出版社，1990。

秦玉龙主编《明医心鉴——历代名医临床经验集粹》，中国中医药出版社，2013。

裘沛然主编《中国医籍大辞典》（下），上海科学技术出版社，2002。

《人民教育》社编《老解放区教育工作经验片断》，上海教育出版社，1979。

任继远：《河北天主教史》，宗教文化出版社，2016。

山西省史志研究院编《山西通志》第41卷，中华书局，1997。

深州市地方志编纂委员会编《深县志》，中国对外翻译出版公司，1999。

〔美〕史明正：《走向近代化的北京城——城市建设与社会变革》，王业龙、周卫红译，北京大学出版社，1995。

宋耀新、杨洋编著《近现代中西医教育史研究》，中国中医药出版社，2013。

孙柏秋主编《百年红十字》，安徽人民出版社，2003。

太行革命根据地史总编委会编《太行革命根据地史料丛书之八：文化事业》，山西人民出版社，1989。

王胜：《河北农村医疗卫生与合作医疗制度研究（1949～1984）》，社会科学文献出版社，2018.

王省良主编《展开中医原创的翅膀——中医药科技创新体系的现状与未来》，中国医药科技出版社，2015。

王瑞祥主编《中国古医籍书目提要》（下），中医古籍出版社，2009。

魏宏运主编《二十世纪三四十年代冀东农村社会调查与研究》，天津人民出版社，1996。

吴郁琴：《公共卫生视野下的国家政治与社会变迁——以民国时期江西及苏区为中心》，中国社会科学出版社，2012。

谢忠厚、肖银成主编《晋察冀抗日根据地史》，改革出版社，1992。

《新中国预防医学历史经验》编委会编《新中国预防医学历史经验》第1卷，人民卫生出版社，1991。

徐延香、张学勤主编《河北医学两千年》，山西科学技术出版社，1992。

杨爱东主编《温病学传承与现代研究》，上海科学技术出版社，2013。

杨念群：《再造"病人"——中西医冲突下的空间政治（1832～1985）》，中国人民大学出版社，2006

杨善发编《中国农村合作医疗制度变迁研究》，南京大学出版社，2012。

余新忠：《清代江南的瘟疫与社会——一项医疗社会史的研究》，中国人民大学出版社，2003。

余新忠：《清代卫生防疫机制及其近代演变》，北京师范大学出版社，2016。

张伯礼主编《津沽中医名家学术要略》第 1 辑，中国中医药出版社，2008。

张大庆：《中国近代疾病社会史（1912～1937）》，山东教育出版社，2006。

张家口市档案馆编《张家口市大事记（1948～1980）》，档案出版社，1988。

张泰山：《民国时期的传染病与社会——以传染病防治与公共卫生建设为中心》，社会科学文献出版社，2008。

张妥主编《河北科学技术志》，中国科学技术出版社，1993。

张仲民：《出版与文化政治：晚清的“卫生”书籍研究》，上海书店出版社，2009。

赵鸿君、张存悌主编《话说国医·辽宁卷》，河南科学技术出版社，2017。

赵荣伦主编《河北医学院院志》，河北科学技术出版社，1995。

赵秀山主编《抗日战争时期晋冀鲁豫边区财政经济史》，中国财政经济出版社，1995。

政协北京市委员会文史资料研究委员会编《话说老协和》，中国文史出版社，1987。

《中国地方病防治四十年》编委会编《中国地方病防治四十年》，中国环境科学出版社，1990。

朱潮主编《中外医学教育史》，上海医科大学出版社，1988。

朱慧颖：《天津公共卫生建设研究（1900～1937）》，天津古籍出版社，2015。

朱克文等编著《中国军事医学史》，人民军医出版社，1996。

朱文通、王小梅：《河北通史·民国上卷》，河北人民出版社，2000。

五　论文

白金艳：《清末直隶西医教育研究》，硕士学位论文，河北大学，2010。

曹树基：《国家与地方的公共卫生——以 1918 年山西肺鼠疫流行为中心》，

《中国社会科学》2006 年第 1 期。

陈婉燕：《近代直隶（河北）天主教会医疗卫生事业研究》，硕士学位论文，河北师范大学，2011。

杜丽红：《1930 年代的北平城市污物管理改革》，《近代史研究》2005 年第 5 期。

杜丽红：《知识、权力与日常生活：近代北京饮水卫生制度与观念嬗变》，《华中师范大学学报》2010 年第 4 期。

范铁权、秦国攀：《壬申医学社与〈壬申医学〉研究》，《医学与哲学》（人文社会医学版）2010 年第 8 期。

范铁权、单伟彦：《南京国民政府时期河北省的"卫生实验"：以定县、清河为中心的考察》，《民国研究》2018 年第 1 期。

冯志平：《保定医学堂的初创》，《中华医史杂志》1995 年第 2 期。

哈恩忠：《清末陆军部兴办军医学堂》，《历史档案》1999 年第 1 期。

郝红暖：《1918 年流感的中国疫情初探——以直隶获鹿县为中心》，《安徽史学》2015 年第 5 期。

何小莲：《冲突与合作：1927～1930 年上海公共卫生》，《史林》2007 年第 3 期。

何燕：《华北乡村医疗卫生事业的起步——以河北省昌黎县为例（1949～1968）》，《河北广播电视大学学报》2012 年第 6 期。

侯永乐：《抗战时期晋察冀边区医疗卫生事业研究》，硕士学位论文，河北大学，2011。

胡成：《"不卫生"的华人形象：中外间的不同讲述——以上海公共卫生为中心的观察（1860～1911）》，《中央研究院近代史研究所集刊》（台北）第 56 期，2007 年。

胡成：《检疫、种族与租界政治——1910 年上海鼠疫病例发现后的华洋冲突》，《近代史研究》2007 年第 4 期。

黄虹：《抗战时期重庆的公共卫生法规研究》，《江西社会科学》2011 年第 3 期。

贾鸽：《1946～1948 年河北的疫情及其防治》，硕士学位论文，河北大学，2008。

贾健鹏：《危机与应对：北洋时期直隶防疫活动述论》，《河北广播电视大学学报》2020 年第 5 期。

靳冬、于铁成：《战国至清代河北医学的发展概况》，《中国民族民间医药》2010 年第 16 期。

李洪河、程舒伟：《抗战时期华北根据地的卫生防疫工作述论》，《史学集刊》2012 年第 3 期。

李娇娇：《抗战期间贵州现代医疗卫生事业的发展》，《徐州师范大学学报》2009 年第 5 期。

李素枝、于向辉：《农村医疗卫生保障体系构建中的公共投入问题——以河北省为例》，《人民论坛》2012 年第 35 期。

李晓晨、陈婉燕：《近代西方传教士在河北地区的医疗卫生活动》，《河北学刊》2012 年第 5 期。

李肇特：《勤奋工作数十年如一日——纪念马文昭教授》，《北京医学院学报》1982 年第 4 期。

李忠萍：《民国时期合肥城市公共卫生事业述论》，《安庆师范学院学报》2011 年第 4 期。

刘俊凤：《近代公共卫生体系的建立与社会生活变迁——以民国时期陕西防疫处的活动为考察中心》，《社会科学评论》2008 年第 3 期。

刘雨晨：《南京国民政府时期河北省医疗卫生研究》，《河北广播电视大学学报》2020 年第 2 期。

刘仲翔：《20 世纪 30 年代定县的卫生保健运动》，《河北学刊》2006 年第 4 期。

陆肇基：《中国最早的官立西医学校》，《中国科技史料》1991 年第 4 期。

路彩霞：《天津卫生局裁撤事件探析：清末中国卫生管理近代转型的个案考察》，《史林》2010 年第 3 期。

马广全：《略论近代以来基督教在华北兴办的社会事业——以直隶省为中心进行考察》，《河北广播电视大学学报》2013 年第 3 期。

孟文科：《民国时期河北省定县的卫生保健制度研究》，硕士学位论文，北京师范大学，2006。

孟文科：《平教会定县实验中的农村卫生工作之考察》，《西华大学学报》
　　2006 年第 1 期。

庞向南：《近代河北红十字运动研究》，硕士学位论文，苏州大学，2016。

邵丹丹：《1937～1949 年晋察冀边区疫病问题研究》，硕士学位论文，河北
　　师范大学，2006。

宋永林：《近代以来河北医疗卫生事业发展的历史考察（1840～1949）》，
　　《河北青年管理干部学院学报》2021 年第 4 期。

苏智良等：《公厕变迁与都市文明——以近代上海为例》，《史林》2006 年
　　第 3 期。

孙诗锦：《现代卫生观念在乡村的移植——以 20 世纪 20、30 年代平教会的
　　定县卫生实验为例》，《广东社会科学》2013 年第 6 期。

谭晓燕：《民国时期的防疫政策（1911～1937）》，硕士学位论文，山东大
　　学，2006。

王宝芝：《1952～1953 年河北省爱国卫生运动述论》，硕士学位论文，河北
　　大学，2008。

王丽歌、秦国攀：《学生群体的抗日宣传与抗战救护活动——以〈壬申医
　　学〉为中心的考察》，《山西档案》2016 年第 3 期。

王丽君等：《定县模式村卫生员运行机制探讨》，《医学与哲学》（人文社会
　　医学版）2010 年第 7 期。

王胜：《新中国最大一次伤寒疫情及其社会成因——以河北省为例》，《河北
　　学刊》2013 年第 4 期。

王胜、张彦台：《我国集体化时期农村医疗卫生制度研究述评》，《高校社科
　　动态》2010 年第 3 期。

吴云峰：《华北抗日根据地与陕甘宁边区的医疗卫生事业研究》，《西北工业
　　大学学报》2014 年第 4 期。

徐江雁：《擅治伤寒，长于温病——记清代御医袁鹤侪》，《北京中医》2006
　　年第 4 期。

尤敬民：《1911 年直隶鼠疫防治研究——以媒体的相关报道为中心》，硕士

学位论文，河北师范大学，2012。

于凤、王振平：《一代名医盛子章》，《文史精华》2009 年第 2 期。

岳谦厚等：《山西省稷山县农村公共卫生事业述评（1949～1984 年）——以太阳村（公社）为重点考察对象》，《当代中国史研究》2007 年第 5 期。

曾雪兰：《1964～1965 年河北副霍乱流行与社会应对研究》，硕士学位论文，河北师范大学，2010。

张海英：《乡村建设中的卫生保健工作——定县实验中建立的模式》，《北京航空航天大学学报》2002 年第 3 期。

张瑞静：《晋察冀边区医疗卫生工作体系及其完善》，《重庆社会科学》2013 年第 10 期。

张瑞静：《抗日战争时期晋察冀边区的医疗卫生工作》，《军事历史研究》2014 年第 2 期。

张静、李慧慧：《1911 年保定城市鼠疫防治研究》，《河北广播电视大学学报》2014 年第 6 期。

张静：《晚清北洋女医学堂研究》，《教育评论》2011 年第 5 期。

张玲：《抗日战争与西部内陆省份公共卫生事业的现代化——以四川省为中心的考察》，《抗日战争研究》2011 年第 2 期。

张德明：《教会大学与民国乡村建设——以燕京大学清河实验区为个案的考察》，《北京社会科学》2013 年第 2 期。

张美莹等：《抗战时期晋察冀边区疾病流行原因及防治措施探析》，《继续医学教育》2017 年第 1 期。

张永刚、杨红星：《近代视野下的定县卫生实验区》，《历史教学》2008 年第 3 期。

张照琪等：《郭可明先生治疗温病的学术渊源和学术思想》，《河北中医》2009 年第 11 期。

张照琪等：《郭可明先生治疗乙脑的学术经验》，《河北中医》2009 年第 10 期。

张照青、赵颖：《论定县农村卫生实验及其历史地位》，《保定师范专科学校学报》2007 年第 3 期。

张志斌:《古代疫病流行的诸种因素初探》,《中华医史杂志》1990 年第 1 期。

张宗光:《河北省卫生资源配置现状、存在问题与发展对策》,《中国卫生事
业管理》2001 年第 4 期。

左家文:《近代天津西医群体研究》,硕士学位论文,天津师范大学,2017。

后　记

　　本书系河北省教育厅人文社会科学研究重大课题攻关项目"20 世纪以来河北省医疗卫生体系变迁与当前发展路径研究"（ZD201817）的最终研究成果。

　　回首课题从立项到成书的过程，心中不免生出许多感慨。一项研究能够顺利完成，既得益于课题组的团结协作，也得益于很多同行的帮助。2018年课题成功立项后，课题组成员分工协作，按照研究计划开始搜集相关资料，并着手资料的梳理和研究思路的具体化。在课题开题会上，答辩专家张大庆教授、余新忠教授、张昭军教授、杨学新教授、把增强研究员提出了很多建设性意见，使课题的研究更加全面、方向更加明确。在此基础上，课题组成员多次讨论，反复打磨，不断细化研究方案。正是在这个思想交锋过程中，写作提纲得以基本确定。新冠肺炎疫情的发生，给外出查阅资料带来一定的困难，线下的资料搜集、学术交流活动一度中断。课题组积极开拓线上交流形式，多方寻求数据库资源，充分运用电子科技助力，使得课题研究能在最艰难的日子里继续进行。

　　本书的写作是集体合作的成果，课题组成员按照分工承担书稿的写作任务。其中第四章、结语由乔艳华负责，第三章第五节、第七章分别由天津城建大学贾鸽、保定市第一医院郝建章撰写，其余部分由范铁权负责撰写。全书最后由范铁权负责统稿。研究生贾健鹏、刘雨晨、高雪、薛永强、罗文、宋永林、曹艳芳、王烁、支立朋、秘晓峰等同学或协助搜集资料，或参与部分章节初稿的撰写。河北医科大学席彪主任多次联系河北省卫健委职能部门，为课题研究提供了相关资料。河北大学社会科学处、党委研究生工作部/研究生院、历史学院等对本书的写作和出版予以关注和大力支持。社会科学文献出版社允诺出版本书，编辑李丽丽和李蓉蓉老师为审读书稿付出了辛勤汗水，修正了书稿中的一些疏漏，她们细致、认真而又严谨的工作态度和风格令我感佩不已。在此一并表示感谢！

范铁权

2022 年 10 月

图书在版编目（CIP）数据

河北近代医疗卫生事业发展史略 / 范铁权，乔艳华
著. -- 北京：社会科学文献出版社，2022.12
ISBN 978 - 7 - 5228 - 0856 - 7

Ⅰ.①河…　Ⅱ.①范…②乔…　Ⅲ.①医疗保健事业
- 研究 - 河北 - 近代　Ⅳ.①R199.2

中国版本图书馆 CIP 数据核字（2022）第 186106 号

河北近代医疗卫生事业发展史略

著　　者 / 范铁权　乔艳华

出 版 人 / 王利民
责任编辑 / 李丽丽
文稿编辑 / 李蓉蓉
责任印制 / 王京美

出　　版 / 社会科学文献出版社·历史学分社（010）59367256
　　　　　地址：北京市北三环中路甲 29 号院华龙大厦　邮编：100029
　　　　　网址：www.ssap.com.cn
发　　行 / 社会科学文献出版社（010）59367028
印　　装 / 三河市尚艺印装有限公司

规　　格 / 开　本：787mm × 1092mm　1/16
　　　　　印　张：18.75　字　数：286 千字
版　　次 / 2022 年 12 月第 1 版　2022 年 12 月第 1 次印刷
书　　号 / ISBN 978 - 7 - 5228 - 0856 - 7
定　　价 / 108.00 元

读者服务电话：4008918866